U0200417

中医药古籍珍善本点校丛书

医家赤帜益辨全书

[明] 吴文炳 著

李敬华 李新芳 邢雁辉 李明 点校

中华人民共和国科学技术部科技基础性工作专项资金项目
中医药古籍与方志的文献整理 （课题号：2009FY120300）

学苑出版社

图书在版编目（CIP）数据

医家赤帜益辨全书/（明）吴文炳著；李敬华等点校.
—北京：学苑出版社，2015.3
　ISBN 978 - 7 - 5077 - 4733 - 1

　Ⅰ.①医… Ⅱ.①吴…②李… Ⅲ.①中国医药学—中国—明代
Ⅳ.①R2 - 52

中国版本图书馆 CIP 数据核字（2015）第 036488 号

责任编辑：陈　辉
出版发行：学苑出版社
社　　　址：北京市丰台区南方庄 2 号院 1 号楼
邮政编码：100079
网　　　址：www.book001.com
电子信箱：xueyuanpress@163.com
销售电话：010-67601101（销售部）、67603091（总编室）
经　　　销：新华书店
印　刷　厂：北京广内印刷厂
开本尺寸：890×1240　　　1/32
印　　　张：19
字　　　数：390 千字
版　　　次：2016 年 5 月北京第 1 版
印　　　次：2016 年 5 月北京第 1 次印刷
定　　　价：86.00 元

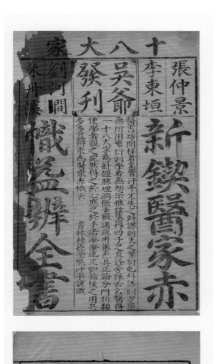

張仲景　十李東垣　八吳爺　大發刋
家劉河間　朱丹溪
新鍥醫家赤
懺盤辨全書

縣以壽死生而壹世躋於仁壽之域歟
圉不大乎上古伏羲以民庇如人始為
也經折此神農親嘗百州藥明佃床也
自是而雷之炮炙盧之難經華之妾叢
孫之手宝玉之術數諸聖賢相繼代作

北葉以邕其庶北人而南新以擄其神
甚矣葉性之難睿而人壽之雖亦也余
少辟于醫自邕仕而窒成圉敢惢手醫
凡海內醫家精手針灸開于内外長
手幼科優手瘍器裖于眼目一耳其名
未嘗不志幣而徵臇禮之為際傳迓之

為上賓師目哄之上下其謙誨務究業
理而入于毫苦即夜分而志乎其寐斯
豈予之好办也私善致办之旣妁妁方
之为定而冢之為爸子世也余自傷應
代之名亦未兎鬻一日之長矣人余獲
大參手闓覽金正教䬼入圉尚哄之同

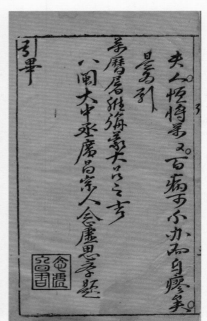

夫人恒將其子，百病予不將而自癒矣。

是為引

舉壓居雅編家大口口之吉

八閩大中丞廬昌宗人念廬思孝題

引畢

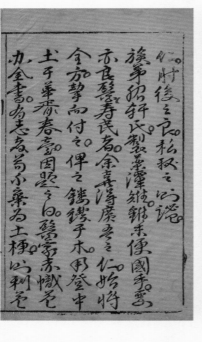

仁肘後之良秘孰之以詭。

族事招軒氏製藥澤雜輯宋便國手云。

市良髦壽民者余喜淂廣云之仁始將。

全方摯而付之。俾之鑱鑽于木界登中。

土于華春臺困題之。曰醫宗赤懺也。

办全書為志友。苟不棄為土棟以利也。

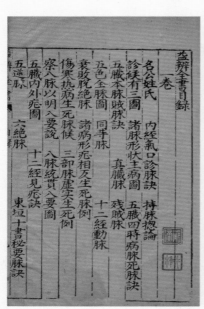

新刊十八大家泰軒名醫方考暨□□證辨全書　一卷

命脈發刊

吳命發刊　　建武南城　紹軒　吳文炳　光甫父　輯

潭邑森林　冲宇　熊成冶　種德堂　梓

○名公姓氏

張機字仲景……

李東垣……

朱震亨……

劉全備……

陶華……

閻孝忠……

孫思邈……

皇甫謐……

建武南城　紹軒　吳文炳　光甫父　輯
閩建書林　中宇　熊成冶　種德堂　梓
景菴發刊

咳嗽門

○咳嗽總論

夫肺居至高之上主持諸氣屬金而畏火者也清虛高燥譬諸五
藏乾金之象外主皮毛司腠理開闔衛護一身如天之覆物耶
之至輕清者也或外因六淫之邪相侵內因七情之氣相干則
肺金受傷為咳而清絕之氣擾乏妄動為火為嗽矣人病從茲
作夫故咳嗽有因風寒暑濕之邪傷肺首必顯形兆于外此外
因也有火欎于肺而嗽者有聲而无痰者有濕痰嗽者有痰

○內經氣口診候脈訣

經脈別論篇曰食入于胃散精於肝淫氣于筋食氣入于胃濁氣歸
心淫精于脈脈氣流經經氣歸于肺肺朝百脈輸精于皮毛毛
脈合精行氣於府府精神明留于四藏氣歸于權衡權衡以平
氣口成寸以決死生此氣口謂兩手而言之脈獨拮一寸手
而言此也飲入于胃游溢精氣上帰于脾脾氣散精上帰于肺通
調水道下輸膀胱水精四布五經並行合于四時五藏陰陽揆
度以為常也

褚澄字彥道通河南崔氏人官尚書論僧僧曰通尼姑也
淳于意字倉公西漢文帝時太倉長篤
華陀字元化漢末譙人名醫漢書內照圖
吳竛和人如楊寒指凅元化之封倉公之封也
竛乙字仲陽宋人嬰幼之醫
楊士瀛字登父三山人
龐宗立雞峯賦脈訣集節尉脈訣集詳註解
辭已見太醫局使著料揣要方

○五藏六腑氣口成寸圖

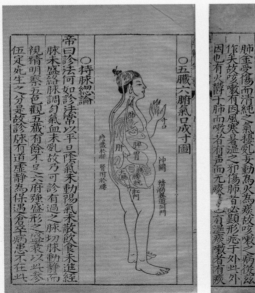

○持脈總論

帝曰診法何如診法常以平旦陰氣未動陽氣未散飲食未進經
脈未盛絡脈調勻氣血未亂故乃可診有過之脈切脈動靜而
視精明察五色觀五藏有餘不足六府強盛形之盛衰以此參
伍定死生之分是故診脈有道虛靜為保遇飯至病患不在此

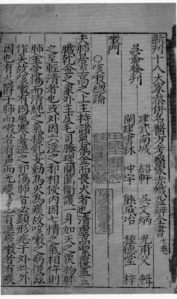

○回聖散　治小兒瘡疹出不快透及倒靨一切惡候

紫草茸　木通　甘草　枳殼各等分

每服二錢水煎服

○加味四聖散　治同前

紫草　木通　黃芪　川芎　木香

甘草炙減半　大便閉加枳殼　大便如常加糯米百粒

為粗末水煎服

○黍粘子湯　治斑子已出稠密身表熱毒盛此藥以防已后青

乾黑陷

青木子成香當歸

甘草各一錢柴胡

黃芪各一錢半地骨皮

連翹　黃芩　黃芪各一錢半　地骨皮二錢

新刊十八大家薈幷名醫方考醫家赤幟益辨全書十二卷

吳命發刊

建武南城　吳文炳　光甫父　輯

紹軒

閩建栱林　沖宇　熊成冶　種德堂　梓

婦人門

經候論

　臨候　赤白帶下　產后　胎前眾候

夫經者常也於衝任二脉為經脉之海與氣之行外循經絡內榮臟腑氣血調適運行不息一月之間衝任血溢而行經云月事以時下此常經也其或太過不及或前或后或多或火或紫或淡則失其正常候候而為之病也故有虛實冷熱之殊姜治者必審其因而調之務令元氣先充其元氣以後其初斯无病患也

○備用諸方

人齒　猵齒　狗齒　猪齒各二錢半

○砂鍋固濟火煅通紅為末每五分热酒調服

○安胎獨聖散　治孕娠出痘動胎

砂仁炒為末酒調下五分

○安胎散　治同上

用入珍湯去地黃加黃芩砂仁香附紫蘇陳皮大腹皮東煎

○麻疹附餘

夫麻疹之證瘄瘄始而終殊形而疹異瘄瘄发于五臟麻疹出于六腑然疹麻疹一炁先動陽分而后歸干陰經經故標屬陰而本屬陽其热也氣血分相摶故血多虛耗其治也先發散行

氣而後滋陰補血九動氣煊悍之藥慎不可用也

水煎空心溫服休與乳食

○人牙散　治痘瘡不起及陷

人牙好者燒存性為末加麝香少許調下

○母豬散　治斑瘡不出黑陷干死者

人猵豬火腸晨燒　少許微將蜜水調

○百祥丸　治痘里陷甚者

紅牙大戟去骨不拘多火陰乾

燥水煮極軟去骨日中曝乾約原汁煮汁尽焙為末水九如粟

米大每服二三十九研亦多麻湯下

○四齒散　治痘不紅不起發色灰白或黑陷而焦取效如神

余　序

　　在当前弘扬中医药文化的历史时期，核心工作之一是收集、整理、研究历代中医药的典籍。在多种医著中，寓有儒、理、释、道和杂家等诸多论述，这无疑是极可珍视的优秀传统文化内容。"中医古籍珍善本点校丛书"的编纂，在古籍图书（包括若干优选的古抄本）的精选方面多所致意。整理者针对所选的每一种医著，撰写《导读》，提示该书的学术精粹，运用古今哲学思想，结合学术临床，指导读者阅习的重点，使该丛书在规范传承的基础上，具有更高的学术品位。

　　这套丛书的主编曹洪欣教授，是中医名家，曾在中国中医科学院担任院长，多年来一直从事学术与临床研究。他十分重视中国中医科学院图书馆收藏的中医药珍本、善本的整理与研究，并与相关专家合作有宏编刊行于世。

　　"中医古籍珍善本点校丛书"所选录的医籍只有符合"淹贯百家"、世传刊本少、学术临床独具特色的特点方能入编，同时，通过整理、研究和撰写《导读》，使读者从中选阅、借鉴，这是整理者们对弘扬中医药文化所做出的积极贡献。

中医药古籍珍善本

　　清代医家京师叶天士曾告诫后世学者：学习先贤的学术经验，不能"越规矩，弃绳墨"（《叶选医衡》），而古籍珍本善本的学术优势，就是它比较完整地保存了传统医药文化中的规矩、绳墨，后世学者通过精选、整理、研究古代医籍，为中医药学的传承、创新，指导读者阅习书中的学术精粹，更好地为大众医疗保健服务而有所贡献。

　　我毕生从事中医古籍、文献的学习与研究，力求与临床诊疗相融合。我很赞赏原人大副委员长许嘉璐先生在2013年北京国子监召开的"中医养生论坛"上说的一段话："中医药最全面、最系统、最具体、最切实地体现了中华文化。""中医古籍珍善本点校丛书"的编辑出版，是对弘扬中华文化做出的新建树，故在泛览该丛书之余，感奋、欣喜，并乐为之序。

中国中医科学院

余瀛鳌

2014 年 9 月

前　　言

　　中医古籍是中医学术的重要载体，蕴涵着丰富的中医文献资料和宝贵的医学精华。几千年来，中医古籍在流传过程中，或因家传秘授，或因战火兵燹，或因乏资刊刻等原因而为世人罕见，部分古医籍甚至成为孤本或绝版，其中大量历代医家的学术经验未获充分发挥与运用，几近淹没。中医珍稀古籍不可再生，对其整理和研究是实现抢救性保护与发掘的重要手段，对于中医药学术传承和发扬具有重要意义。

　　60 年来，党和政府高度重视中医药事业发展，陆续开展了多个中医古籍整理出版项目，取得很大成绩，但仍然有许多珍稀中医药古籍有待发掘和利用。针对中医药珍稀古籍濒危失传严重的现状，2009 年，国家科技部基础性工作专项基金资助了"中医药古籍与方志的文献整理"项目，旨在对中医古籍和方志文献中具有重大学术价值的中医文献予以整理和挖掘。

　　该项目研究中的一项重要内容，是以《中国中医古籍总目》为基础，参考其他相关书目资料，按照选书标准，选择 40 余种未系统研究或整理、具有较高学术价值的珍本医书点校整理出版。这些珍稀中医古籍是从 200 种珍本医籍（均为稀有版本，仅存 1~2 部）中遴选而来，并通过实地调研、剖析内容、核实版本、详查书品，从学术价值、文献价值、版本价值、书品状况等方面进行综合评价，选择其中学术价值和文献价值较高者。除按照现行古籍整理方法予以标点、校对、注释外，为突出所选古籍学术特色和价值，由点校整理者在深入研究原著的基础上，对每一种古籍撰写导读，包括全书概述、作者简介、学术内容与特色、临床及使用价值等，对于读者阅读掌握全书大有裨益。几易寒暑，书凡 40 余册，结集出版，名为"中医古籍珍善本点校丛书"，以飨读者。

本套丛书的出版，对于中医古籍的整理与研究仅仅是阶段性成果，通过项目培养团队和专业人才也是我们开展课题研究的初衷之一。希望此项工作能为古医籍的研究和挖掘起到抛砖引玉的作用，以使中医学术薪火永续，为人类的健康和医疗卫生事业做出贡献。

限于水平，整理工作中难免有不足之处，敬祈同道指正。

中国中医科学院

曹洪欣

2014 年 9 月

《医家赤帜益辨全书》导读

1. 全书概述

医家赤帜益辨全书共十二卷，由明代吴文炳编辑刊行。是书发行于万历年间，其内容丰富，分类清晰合理，涵盖脉理、运气、经络、针灸、本草、伤寒、温暑、杂病、女科、小儿、外科等。所辑内容皆源自历代医家名手，是方、论相结合的综合性医书。其论多选辑张仲景、李东垣、刘和间、朱丹溪等四家之言，其方多选用临床效果明显的经方、时方与验方，所记载的多种医学歌括，尤适合初学医者习诵。

2. 作者简介

吴文炳，字邵轩，号光甫。生卒年月不详，盱江（今江西南城）人。吴氏自少年开始即酷爱医学，后虽身入仕途，于医亦不敢怠慢，海内医家，凡有一技之长者，必亲自拜访，礼为上宾，历经数年，资料渐丰。从吴氏所收集的内容来看，极具临床实用价值，由此可见吴氏在当时也是名医圣手，另著有《食物本草》、《神医秘诀尊经奥旨针灸大成》。绍轩"制药潭难",亦有良医"便国寿民"之愿,因此将全书镂刻于木,刊行于世,益于后学。

3. 学术内容与特色

吴氏尽览历代名家之著,遍访当今名医圣手,历经数年,方告功成。其所纂以某家为主,兼以他说,力求翔实全面。书中有论有方,论多精辟,方多效验。现将本书特色列述于下。

避繁就简,学有所宗

吴氏感世间流传之医书种类繁多,学者无从下手,因此删繁就简,以张仲景、李东垣、刘和间、朱丹溪四子之说作为医家之真诠、后世之效法,旁采古今名医之论,分门别类,条分缕析,使后学者心中了然,学有所宗。

图文并茂,论述精详

书中吴氏将各种晦涩难懂之条文以图画的方式绘制出来,如第一卷中五运六气部分,第二卷中经脉循行皆以图画描绘出来,这样使后学者在检校点读时,图文相照,易于学习。

辅以歌诀,易于学习

书中收录了许多歌诀,如"十干化五行歌"、"六气司天在泉主病歌",尤其在经络部分,十四经脉皆有循行歌诀,使学者易于习诵。在针灸部分,有"补泻雪心歌"、"金针赋"、"拦江赋"等。在本草部分,有"不读本草歌"、"十九畏歌"、"十八反歌"、"六陈歌"。这些歌诀不但方便后人学习，也有利于其传承，对中医文献学的继承起到重要作用。

内外并治，以效为验

吴氏在各科杂病治疗中，注重内服与外敷相结合的方式，其选用的各种方法以临床取效为原则。如在治疗大便不通时，其选用了润燥通幽汤、润燥汤、居血润燥丸、半硫丸、麻仁丸、脾约丸、清凉引子、当归龙荟丸、润肠丸、润肤生血饮、小麻仁丸、参仁丸、槟榔丸、单槟榔散、古苁沉丸、导气除燥汤等 16 首内服方药，同时选用蜗牛掩脐、香油导法等外治法来治疗便秘。

单方验方，详尽论述

吴氏在选用方子时遇到时方验方，凡是有临床效验者，尽收囊中，详加描述。如其在治疗哮喘时，分别选用了①治哮积方，方用鸡子一个，略敲碎壳，膜不损，浸尿缸内三四日夜，取出煮熟，食之神效。②青金丸，方用萝卜子淘净，蒸熟晒干为末，姜汁浸蒸饼为细丸，每服三十粒津下。③久喘良方，用青皮一枚，展开去穰，入江子一个，将麻线系定，火上烧尽烟，留性为末，生姜汁和酒一大，呷服之。

临床验案，选录入册

吴氏在整理历代文献时，遇到自己的临床治疗验案会记录在册。所录医案皆众医难疗，经过吴氏细心辨证，精当用药，皆能转危为安者。如其诊治咳嗽，"一人患痰嗽喘

中医药古籍珍善本

热，左足肿痛，日轻夜重，每年发一二次，已经三十年，遍医弗效。予诊左脉微数，右脉弦数，此血虚有湿痰也，以四物汤加苍术、黄柏、木瓜、槟榔、木通、泽泻，空心服，以治下元，以茯苓补心汤临卧服，以治下焦，各三服而愈，后以神仙飞步丸，空心服，清气化痰丸临服各一料，永不再发"。

诊治哮喘，"一人患上气喘急，其脉寸口洪滑，此痰喘胸膈也。予令先服稀涎散二钱，更以热水频频饮之，则溢而吐其痰如胶，内有一长条裹韭叶一根，遂愈"。

诊治积食，"一人腊月赐食羊肉数斤，被羊肉冷油冻住，堵塞在胸膈不下，胀闷而死。诸医掣肘，予诊六脉俱沉，用黄酒一大坛，温热入大缸内，令患人坐于中，众手轻轻乱揉胸腹背心，令二人吹其耳，及将热烧，酒灌之，次服万亿丸得吐泻而愈"。

4. 临床及使用价值

吴氏之书，可以说是对明代之前医学经验的小规模总结，其书十二卷包括了脉学、运气学、针灸学、中药学、内伤杂病、伤寒暑湿、外科、妇科、儿科等。其所选入的内容多有所宗，有源可溯。如其在开篇中讲到"脉理为医之首务，病症由脉洞彻其情，故辑内经正脉及叔和脉经参各名家以证之。运气理微，一遵素问灵枢及各名家要括。十二经络绘图定穴，修明堂歌括及内经导引法及本草用药赋以明之。针灸遵内经奥旨及窦太师徐氏针灸子午流注灵龟八法及诸名公补泻手法。本草用捷径六书，药条下各载制度并依古法。伤寒以陶氏六书为主，参仲景全书活人图诀。温暑修刘河涧原病式。杂病用丹溪心法附余为主，次仁斋直指及今各名公得效方书。女科以妇人良方为主。小儿以陈氏钱氏活幼全书为主，痘疹以丹溪心法陆氏金镜录为主。外科以外科枢要为主"。因此在研读本书时可以同时参阅多名医家的心得经验，便于结合自身实际情况进行重点的学习与掌握。

综上可见，吴氏治学严谨，学识丰富，此书是对前人论述与经验的良好总结。通过吴氏的整理分类，使后学者易于查看，学有所攻，而且对于中医文献的传承与积累做出了重要贡献。

点 校 说 明

1. 《医家赤帜益辨》，全书共十二卷，由明代吴文炳编辑刊行。是书发行于万历年间，本书根据中国中医科学院图书馆藏线装书整理。

2. 原书中出现的异体字、古今字、通假字，一律改为现行通用简化汉字编排，不再出注。

3. 对文中涉及典故，生僻、古奥字词，以及晦涩难解之句适当在页脚予以注释。

4. 书中方位词"左""右"依现在习惯并改为"上""下"。

5. 书中标点采用现代规范新式标点。

6. 书中所引古籍文献，均以书名号标示。所引古籍文献原文均加引号，所引古籍文献的大意则不加引号。

7. 原书使用序号与现行标准不一，点校时按现行语体文规范一并改正。

8. 原书的编排方式即正文用大字，铺陈、阐释和释义用小字编排，本书一仍其旧，不做更改。

9. 原书目录与正文标题不符，点校时做了更正。

点校者

目　录

医家赤帜益辨全书

中医药古籍珍善本

中医药古籍珍善本

医家赤帜益辨全书

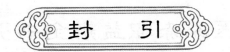

　　医书坊间梓者，奚啻汗牛！不失之舛谬，则失之繁衍也。舛谬则方药无所用，繁衍则学者无所宗。惟兹集得四子之真诠，旁采古名医得一十八大家焉。针经脉理洞彻素难，诸症用药悉具正论，分门析类使学者观之，宛然得之于心，应之于手。活泼泼地正如韩侯之用兵，多多益辨，永为医家赤帜云。

书林种德堂熊冲宇谨识

医家赤帜益辨全书引

　　医以寄死生，而令世跻仁寿之域，厥功罔不大哉。上古俗浑浑，民仳仳，人始有凶短折，此神农亲尝百草，医所自来也。自是而雷之炮炙，卢之难经，华之青囊，孙之千金，王之脉数，诸圣贤相继代作，无非欲为斯人永年计。故腾腾录方以垂世，乃所以祛病者之风寒暑湿，调病者之虚实浮沉也。虽然，泥纸上之言则陈，运心上之机则活。人分而阴阳，脉分而表里，矧人有七十二品，而脉亦有七表八里，可一途而概治之哉？倘南人而北药，则益其疾；北人而南剂，则损其神。甚矣，药性之难齐，而人寿之难永也。余少癖于医，身噬仕而宦成，罔敢怠于医。凡海内医家，有精于针灸，娴于内外，长于女科，优于保婴，裕于眼目，一闻其名，未尝不走币而征聘。礼之为严傅，迎之为上宾，终日与之上下其议论，务究药理而入于毫芒，即夜分而忘乎其寐。斯岂予之好辨也耶？益欲辨之既明，则方之有定，而药之有益于世也。余自谓历代名医，亦未免窃一日之长矣。今余获大参于闽郡，余止欲纳入甸而与之同仁。肘后之良，私秘之则谥。

　　族弟绍轩氏，制药潭难，虽未便国手，要亦良医寿民者。余喜得广吾之仁，始将全方，挈而付之，俾之镂锲于木，用登中土于华胥春台。因题之曰：医家赤帜益辨全书。有志者苟不弃为土梗，则利益夫人，恒将万万，百病可不辨而身瘳矣。

是为引。

万历属维弥蒙大吕之吉，八闽大中丞广昌宗人念虚思学题引毕

中医药古籍珍善本

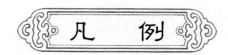

　　一、脉理为医之首务，病症由脉洞彻其情，故辑内经正脉及叔和脉经，参各名家以证之。

　　一、运气理微，一遵素问灵枢及各名家要括。

　　一、十二经络绘图定穴，修明堂歌括及内经导引法及本草用药赋以明之。

　　一、针灸遵内经奥旨及窦太师徐氏针灸子午流注灵龟八法及诸名公补泻手法。

　　一、本草用捷径六书，药条下各载制度并依古法。

　　一、伤寒以陶氏六书为主，参仲景全书活人图诀。

　　一、温暑修刘河间原病式。

　　一、杂病用丹溪心法附余为主，次仁斋直指及今各名公得效方书。

　　一、女科以妇人良方为主。

　　一、小儿以陈氏钱氏活幼全书为主，痘疹以丹溪心法陆氏金镜录为主。

　　一、外科以外科枢要为主。

　　一、方药下不开制法，并见药赋条下，故不再赘。

医家赤帜益辨全书一卷

名公姓氏

张机字仲景，东汉南阳人，举孝廉，官至长沙太守，作《伤寒论》，医方大备，扁鹊仓公无以加之也。

李东垣讳杲，字明之，元之镇人也，著《东垣十书》以羽翼《内经》。

朱震亨字彦修，号丹溪，元末婺之义乌人，著《丹溪心法纂要》。

刘全备字克用，国朝柯城人，注《编注病机》及《编注药性》。

陶华字尚文，号节庵，国朝余杭名医，著《伤寒琐言》大行于世也。

孙思邈唐京兆华原人，著《千金方》三十卷行于世。

皇甫谧字士安，西晋安定朝那人，著《甲乙经》及《针灸经》。

褚澄字彦通，齐河南阳翟人，官尚书，论僧道尼姑异乎，妻妾求嗣必有子，妇人如未笄之女不宜也。

王好古字进之，号海藏，元古赵人，任赵州教授，师事李东垣，著《此事难知》及《医垒元戎》。

扁鹊姓秦名越，秦之卢国人，名重天下，著《难经八十一》。

淳于意临淄人，西汉文帝时为太仓长，笃精医李①，司马迁备志之，封赠仓公。

华佗字元化，沛国樵人，明医，遇曹瞒害，著《神农本经》及《华佗内照书》。

窦主师讳汉乡，金朝合肥人，善针术，撰有《标由论》。

---

① 同"学"。

吴恕_{字如心}，号蒙斋，元之仁和人，著《伤寒指掌面诀》。

钱乙_{字仲阳}，宋之钱塘人，著《婴儿百篇》行于世。

杨士瀛_{字登父}，号仁斋，宋三山名医，著《仁斋直指方》。

熊宗立_{号道轩}，国朝建阳人，注解《难经》、《脉诀》、《集妇人良方》。

薛己_{字新甫}，号立斋，国朝吴郡人，官太医院使，著《外科枢要方》。

内经气口诊候脉诀

《经脉别论篇》曰："食入于胃，散精于肝，淫气于

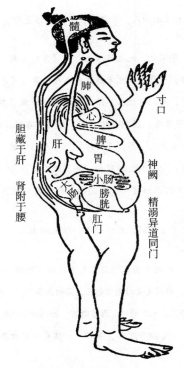

五脏六腑气口成寸图

筋。食入于胃，浊气归心，淫精于脉，脉气流经，经气归于肺，肺朝百脉，输精于皮毛，毛脉合精，行气于腑，腑精神明，留于四藏，气归于权衡，权衡以平。气口成寸，以决死生。"此气口通谓两手而言之，非独指一右手而言也。"饮入于胃，游溢精气，上归于脾，脾气散精，上归于肺，通调水道，下输膀胱，水精四布，五经并行，合地四时五藏阴阳，揆度以为常也。"

持脉总论

帝曰："诊法何如？"诊法常以平旦，阴气未动，阳气未散，饮食未进，经脉未盛，络脉调匀，气血未乱，故乃可诊有过之脉。切脉动静而视精明，察五色，观五脏有余不足，六腑强盛，形之盛衰。以此参伍，定死生之分。是故诊脉有道，虚静为保，遇仓卒病患不在此例。但自澄神静虚，调息凝视，精察五色，听声音问所由。方始按尺寸别浮沉，复视患人身形长短肥瘦，老少男女性情，例各不同。故曰形气相得者生，三五不调者病。又如室女尼姑当耎①而弱，婴儿孺子之脉疾，三四岁者呼吸之间脉当七至，而鄙夫常人特不同耳。大抵男子先诊左手，女人先诊右手。男子左手脉大则顺，女人右手脉大则顺。大凡诊脉，先以中指揣按掌后高骨上为关，得其关位，然后齐下名食二指。若臂长人疏排其指，若臂短人密排其指。三指停稳，先诊上指，曰寸口。浮按消息之，中按消息之，推而内之消息

---

① 耎，ruǎn，弱也。

之，然后先关后尺消息。一一类此，若诊得三部之中，浮沉滑涩迟疾不调，何病所主，外观形色，内察脉候，参详处治以忠告之，不可轻言谈笑乱说是非，左右瞻望举止忽略，此庸下之医也。

诊候有三

上古诊法有三者，其一诊十二经动脉，分天地人三部九候，以调虚实。其二以喉旁人迎与手寸口参诊，取四时若引绳，大小齐等曰平，偏盛曰病。其三独取气口，分关尺外以候脏腑吉凶，今废其二，惟气口之诊行于世，而且失真，惜哉！

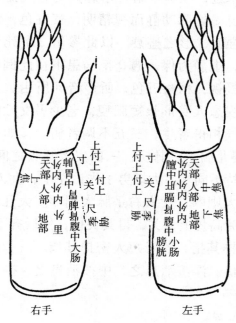

右手　　　　　　左手

诸脉形状主病之图

浮：按之不足，举之有余，脉在肉上。

浮为在表，为风，为气，为热，为痛，为呕，为满不食，为痞，为喘，为厥，为胀，为虚。浮大为鼻塞。浮大而长为风眩癫疾。浮紧滑为淋，浮缓为不仁，浮大而短为宿食滞气，浮数为癃闭，浮滑为宿食，浮滑紧为百合病，浮而濡为不足，浮为走刺痛。浮数而大，便坚小便数。浮短伤诸气，浮为诸饮。浮细而滑为伤饮，浮滑为风痰。浮紧为伤寒，应于寸口。浮缓为伤风，应于寸口。

沉：举之无，按至骨有余，曰沉。

沉为在里，为实，为水，为寒，为喘，为疝。沉为下重，沉细为少气臂不能举，沉弱为寒热，沉滑为风水，沉重而直前绝者为瘀血，沉为诸郁，沉紧为悬饮，沉紧而数为上热下冷，沉数为积热，沉迟为痼冷，沉重不至寸徘徊绝者为遁尸，沉重为伤暑发热，沉重而中散为寒食成瘕。

浮沉二脉，以手举按轻重取也。浮在表，沉在里，判然明矣。

迟：一息三至。

迟为有寒，为痛。迟而涩为癥瘕咽酸，为寒泄。迟而[①]滑为胀满，迟而缓为身有寒气。

数：一息六至。

数为有热，为虚，为烦渴，为烦满，为口疮。数滑，

---

① 而：原文"为"，据上下文疑误而改之。

痰火。数而浮，表有热。数而沉，里热便赤。

迟数二脉者，以呼吸定息候至数而取，迟冷数热，症可知矣。

滑： 按之如珠，往来流利。

滑为伏痰，为满，为吐逆，为咳，为热，为血气实。滑数为瘫痪不仁，滑为宿食，为蓄血。滑为经闭，为鬼疰。滑而实大为结热，滑而和有孕，滑实为胃热。滑而大小不均，必吐，为病进泄利。

涩： 往来涩而不利。

涩为少血，为亡汗，为逆冷，为热气不足。涩细大寒，为心痛，为恶寒。涩而紧，为痹，为寒湿。沉涩为寒湿，涩而芤为失血，沉涩而芤为瘀血。

滑涩二脉者，以往来形状取也，滑为有余，涩为不足明矣。

大： 散大洪实。

大为血虚，为气盛，大为病进之脉。浮大昼加，中缓而大，为胃之正脉。

缓： 动无偏乘，来去微迟。

缓为在下，为风，为寒，为弱，为气不足，为不仁，为虚，为痹，为疼，为眩运。缓滑为热中。缓迟为虚寒相抟，食冷则咽痛。缓则病退，缓为有胃气，故四季皆以缓脉为本。

大缓二脉，以指下急慢分也。大则邪胜，缓则正复见矣。

洪： 举按极大。

洪如水之泛溢，夏脉洪者状，脉之洪盛，此时脉也。洪则为胀，为满，为痛，为热，洪为烦。洪实为癫，洪紧为痈疽，为喘急，亦为胀。洪大为祟。浮洪为阳邪，未见浮大而洪，心之正脉也。

弦：状如弓弦，紧动不移。

弦则为寒，为饮，为疟，为中虚，为厥逆。弦为拘急，为水，为疝瘕，为寒癖。弦紧为恶寒，浮弦胁下急痛，弦而钩为胁痛，弦而长上下左右有积，弦者肝之正脉也。

紧：去来过常，动如转索。

紧则为寒，为咳，为喘急，为满。浮紧为肺经有水，紧滑为蛔动有宿食吐逆。紧如急，为遁尸；紧而数，为寒热往来。人迎紧盛为伤寒，气口紧盛为伤饮食。

微：来往极微。

微则为虚，为弱，为衄，为亡汗，为亡阳。微弱为少气，为呕，为嗽，为拘急，为中寒。

伏：切骨而见。

伏为霍乱，为疝瘕，为水气，为诸气上逆，为溏泄，为停饮，为宿食，为恶脓灌肌。

濡：虚软①而止。

濡则为虚，为痹，为自汗，为气弱，为下重。濡而弱为内热外冷，自汗，小便难。

动：鼓动无定。

动则为痛，为惊，为拘挛，为泄，为恐惧。阴阳相抟名曰动，阳动则汗，阴动则发热形冷恶寒。

芤：其状中空。

芤为失血，寸芤为吐血，微芤为衄血。关芤为大便血肠痈，尺芤为下焦血小便溺血。

---

① 此二字原文不清，据文意补。

实：愊愊有力。

实为气塞，为呕，为喘咳，为大便不禁。实滑为热，为腰痛，实而紧为不胜其阳，为胃寒。

长：过于本位。

长则为热，为痫。长而缓者，病在下焦。尺寸俱长，阳明脉也。

短：不及本位。

短为气痛。浮涩而短者，肺之正脉也。脉经有数脉而无短脉，脉诀有短脉而无数脉。

细：细细如线，指下不绝。

细为气血俱虚，为病在内，为伤湿，为后泄。为忧伤过度，为积，为寒，为发热，为呕吐。为腹胀满，为刺痛，为神劳，为积聚。细而滑者为僵仆。虚则为寒，为虚，为脚弱，为喘促，为食不消。

弱：迟大兼软，轻软无力欲绝。

为劳役损气，为房劳损精。弱则为虚，为风热，为自汗。卫气弱为惵，荣气弱为卑，惵卑相抟名之曰损，荣卫俱弱故也。阴脉弱则血虚筋急，阳脉弱则气虚无力。

革：状如弦而更实。

革者，气血改革不循常度，故曰革，为满为急。《活人书》云：脉弦而大，弦则为减，大则为芤，减则为寒，芤为虚寒相抟曰革，女人半产漏下，男子亡血失精。

结：脉来迟缓，时一止。

结则为饮，为积，为气，为血，为痰。《脉经》云，脉来缓，时一止复来，曰结。《活人书》云，阴盛则结，盖结者，阴阳不相维也。脉蔼蔼如车盖，阳结也，阳气结于外。

脉累累如循长竿，阴结也，阴气结于内。

代：缓止不复。

代者，脱绝脉也。真气衰极，脉不自动，因呼吸相引而动。为死脉也，其状缓而一止，不能自还一，脏绝。

促：数而时止复来。

促为饮，为痰，阳盛则促，盖阴阳之气缓数不相续也，非若结代之脉动而中止，有因气血食饮痰涩留滞不行而止。促者非恶候也，但脏腑有热故脉数。

五脏四时病脉死脉诀

春弦肝，脉来软弱招招，如揭长竿末稍，微弦曰平脉。脉如循长竿，弦多缓少曰病脉。脉劲如新张弓弦，但弦无缓曰死脉。

夏钩心，脉来累累如环，如循琅玕，微钩曰平脉。脉啄啄连属，其中微曲，钩多缓少曰病脉。脉来前曲后倨，如操带钩，但钩无缓曰死脉。

秋毛肺，脉来厌厌聂聂，如落树叶，微毛曰平脉。脉不上不下，如循鸡羽，毛多缓少曰病脉。脉按之萧索，如风吹毛，但毛无缓曰死脉。

冬石肾，脉来喘喘累累，如钩按之益实，微石曰平脉。脉如引葛，按之益坚，石多缓少曰病脉。脉如解索辟辟，如弹石，但石无缓曰死脉。

四季缓脾，脉来和柔相离，如鸡践地曰平脉。脉来实而盈数，如①鸡举足曰病脉。脉来坚锐，如鸡啄食曰死脉。

---

① 如：原本为"而"，据文意改。

中医药古籍珍善本

五脏本脉贼脉诀

心之本脉，浮大而散，沉滑为贼脉。

肝之本脉，沉弦而长，浮涩为贼脉。

肺之本脉，浮涩而短，洪大为贼脉。

脾之本脉，中缓而大，弦长为贼脉。

肾之本脉，沉石而滑，缓大为贼脉。

真脏脉

真肝脉至，中外急，如循刀责责然，如按琴瑟弦，毛折乃死。

真心脉至，抟而坚，如循薏苡子累累然，赤黑不泽，毛折乃死。

真脾脉至，弱而乍疏，色青黄不泽，毛折乃死。

真肺脉至，大而虚如，以毛羽中人肤，色白赤不泽，毛折乃死。

真肾脉至，抟而绝，如以指弹石辟辟然，色黄黑不泽，毛折乃死。

残贼脉 此六脉能为诸经作病，故曰残贼

弦为痛，纯弦为死脉。浮为风，又伤于阳则浮。

滑为中暑，又为痰，紧为伤寒。

沉为郁，又伤于阴则沉，芤为中湿为失血。

五色合脉图

青：脉之至也，长而左右弹，有积气在心支怯，名曰脾痹，得之寒湿与疝同法，腰痛足青头脉紧。

赤：脉之至也，喘而坚，诊曰有积气在中，时害于食，名曰心痹，得之外疾思虑而心虚，故邪从之。

黄：脉之至也，大而虚，有积气在腹中，有厥气名曰厥疝，女子同法，得之疾使四肢汗出当风。

白：脉之至也，喘而浮，上虚下实，惊有积气在胸中，喘而虚名曰肺痹，寒热得之，醉而使内也。

黑：脉之至也，上坚大，有积气在小腹与阴，名曰肾痹，得之沐浴清水而卧。

《难经》云，五脏有五色皆见于面，亦当与寸口尺内相应，其不相应者病也。假令色青，其脉当弦而急；色赤，其脉洪大而散；色黄，其脉中缓而大；色白，其脉浮涩而短；色黑，其脉沉濡而滑。此谓五色与脉当参相应也，然《内经》色脉形状与此不同，故并及之，以备参考。

同等脉

寸关尺三处，大小浮沉迟数同等，虽有寒热邪气不解，此阴阳相平之候，虽剧必愈。或若一部之内，独大独小偏迟偏疾，左右强弱之相反，四时男女之相背者，皆病脉也。

十二经动脉

手太阴肺经动脉：中府、云门、天府、侠白。
手阳明大肠经动脉：合谷、阳溪。
手少阴心经动脉：极泉。
手太阳小肠经动脉：天窗。
手少阳三焦经动脉：和髎。
手厥阴心胞络经动脉：劳宫。
足太阴脾经动脉：箕门、冲门、章门。
足阳明胃经动脉：冲阳、大迎、人迎、气冲。
足少阴肾经动脉：太溪、阴谷。
足少阳胆经动脉：下关、听会、阳陵泉。
足厥阴肝经动脉：太冲、五里、阴廉。
足太阳膀胱经动脉：委中。

衰败脱绝脉

脉潋潋如羹上肥者，阳气微也。
索索如蛛丝细者，阴气衰也。
绵绵如泻添之绝者，血脱也。
浮洪无力身汗喘不休，气绝也。

诸病形证相反生死脉例

人病风不仁痿蹶，脉虚者生，急疾者死。

癫疾脉虚可治，实则死。恍惚癫狂，脉实牢者生。癫疾脉传大滑者，久久自已，其脉沉小急实不治。

心腹急聚，脉坚强急者生，虚弱者死，又实强生沉者死。

大腹大胀，四肢逆冷，其人脉形长者死。

腹胀满便血，脉大时绝极。下血，脉小疾者死。

心腹痛不得息，脉细小迟者生，坚大疾者死。

肠癖便血，脉悬绝者死，滑大则生，又身热死，寒则生。肠癖下白沫，脉沉则生，脉浮则死。肠癖下脓血，脉沉小流连者生，数疾目大有者死。肠癖筋挛，脉小细安静者生，浮大紧者死。

洞泄，食不化不得留，下脓血，脉小流连者生，紧疾者死。泄注，脉缓时小结者生，浮大散者死。䘌蚀阴肛，其脉虚小者生，紧急者死。

咳嗽，脉沉紧者死，浮直者生，浮软者生，小沉伏匿者死。咳嗽羸瘦形，脉坚者死。咳嗽脱形发，脉小坚紧者死，形瘦下脱，热不去者死。

咳而呕，腹胀且泄，脉弦急欲绝者死。

吐血衄血，脉滑小弱者生，实大者死，又坚强者死，滑者生。汗出若衄，脉小滑者生，大躁者死。吐血而咳上气，脉数有热不得卧者死。

上气，脉数者死，谓其形损故也。

上气喘急低昂，脉滑手足温者生，脉涩四肢寒者死。上气面浮肿肩息，脉大不可治，加利必死。上气注腋，脉虚宁宁伏匿者生，强坚者死。

寒气上攻，脉实则顺滑者生，实而逆涩者死。

消瘅，脉实大病久可治，脉悬上坚急，病久不可治。消渴，脉数大者生，细小短者死。消渴，脉沉小者生，坚实大者死。

水病，脉洪大者可治，微细者不可治。水病胀闭，脉浮大濡者生，沉细虚小者死。水病腹大如鼓，脉实者生，虚者死。

卒中恶，吐血数升，沉数细者死，浮大疾快者生。卒中恶，腹大四肢满，脉大缓者、紧大浮者死，紧细微生。

寒热瘛疭，其脉大者死。

金疮出血，脉沉小生，浮大者死。金疮血出太多，其脉虚细者生，数实大者死。斫疮出血一二日，脉来大二十日死。斫剺俱有痛多少，血出不能止，脉大七日死，滑细者生。从高跌仆，内有血，腹胀满，脉坚强者生，小弱者死。

人为百药所中伤，脉浮涩而疾者生，微细者死，洪大而迟亦生。人病甚，脉不调者难瘥，而脉洪者易治。

病欲闭目不欲见人者，脉弦急而长者生，浮涩而短者死。病若开目而渴，心下牢者，脉坚实而数生，沉滑而微者死。吐血复衄、衄血者，脉沉细者生，浮大牢者死。谵言妄语身热，脉洪大者生；手足冷，脉沉细而微者死。

大腹泄者，脉微细而涩者生，紧大而滑者死。

头痛目痛，脉短涩者死。

腹痛，脉反长大而涩者死。腹满而喘，脉反滑而沉者死。

耳聋，脉反浮大而涩者死。

四肢厥冷，脉反浮大而短者死。

目眽眽，脉反大而缓者死。

腹胀，脉浮大者生，虚小者死。

风疾，脉浮滑者易治。

霍乱后，脉微迟、脉小不语者死，浮洪者生。

中风口噤，脉迟者生，急实大数者死。

人病脉不病者生，脉病人不病者死。

脉当大①反小者死。

肥人脉细小如丝欲绝者死，瘦人得躁脉者死。

人身涩而脉来往滑者死，人身滑而脉来往涩者死，人身小而脉来往大者死，人身大而脉来往小者死，人身短而脉来往长者死，人身长而脉来往短者死。人病尸厥呼之不应，脉绝者死。人尺脉不应寸口时如驰，半日死。

肝脾俱至则谷不化，肝多即死。肺肝俱至则痈疽，肺多即死。心肺俱至则痹消渴懈怠，心多即死。肾心俱至则难以言，九窍不通四肢不举，肾多即死。脾肾俱至则五脏败坏，脾多即死。肝心俱至则热甚瘛疭汗不出，肝沉缓者不治。脉有表无里者死，经云结去即死。何谓结脉，在指下如麻子动摇属肾，微曰结，去死近也。

形盛脉绝气不足以息者死，形瘦脉大胸中多气者死，三部九候皆相失者死。

三部脉虚实生死例

三部脉调而和者生，脉废者死。

---

① 原书缺"大"，据上下文而补之。

三部脉强非称，其人病死。

三部脉羸非称，其人得之死。

三部脉虚长，病得之死；虚而涩，长病亦死，虚而滑亦死，虚而缓亦死，虚而弦急癫病亦死。

三部脉实而大，长病得之死；实而滑，长病得之生，卒病得之死，实而缓亦生，实而紧亦生，实而坚急癫病可治。

三部脉羸，长病得之生，卒病得之死。

三部脉细而软，长病得之生，细而数亦生，细微而紧亦生。

三部脉大而数，长病得之死；浮而滑，长病得之亦死；浮而数，长病风得之生，卒病得之死。

三部脉软，长病得之不治自愈，治之死，卒病得之生。

三部脉芤，长病得之生，卒病得之死。

三部脉革，长病得之生，卒病得之死。

三部脉坚而数，如银钗股者，蛊毒病必死；数而软，蛊毒病得之生。

三部脉漱漱如羹上肥，长病得之死，卒病得之生。

三部脉营营如蛛丝细，长病得之死，卒病得之生。

三部脉如霹雳，长病得之死，三十日死。

三部脉如弓弦，长病得之死。

三部脉累累如贯珠，长病得之死。

三部脉水淹然流，长病不治自愈，治之反死。

三部脉如屋漏，长病得之十日死。

三部脉如雀啄，长病得之七日死。

三部脉如釜中汤沸，朝得暮死，夜半得日中死，日中得夜半死。

三部脉急切，腹间痛又婉转腹痛，针上下差。

察八脉以明八要说

经云，病有八要，八要不审则病不能去。非病之不去，病之术也，大哉言乎！呜呼，今之昧者，曷能知此八要者乎！夫八要者，表里虚实寒热邪正是也，夫百病之枢机不越乎此，苟不知此而妄治，安能鞫其病之情耶？八要者将何以明之，诊候人脉参以外症弗能也。八脉者，浮沉迟数滑涩大缓是也。表者，病不在里也，脉浮以别之。里者，病不在表也，脉沉以别之。虚者，五虚也，脉涩以别之。实者，五实也，脉滑以别之。寒者，脏腑积冷也，脉迟以别。热者，脏腑积热也，脉数以别之。邪者，外邪相干也，脉大以别之。正者，外无邪干也，脉缓以别之。故洪弦长散，浮之类也；伏石短牢，沉之类也；细小微败，迟之类也；疾促紧急，数之类也；动摇流利，滑之类也；芤虚结滞，涩之类也；坚石钩革，大之类也；濡弱柔和，缓之类也。此八者，脉之纲领也。苟能得其要领，而诸脉可以类推，而八要从可知矣。其变化无穷，在乎参之而已，难以悉举，若能举一反三，斯用之不竭也。岐伯云，知其要者，一言而终，不知其要，流散无穷，此之谓也。今则浮沉二图于下，学者引而伸之，触类而长之，有无穷之应变，学者思之。

八脉统贯八要图

浮为在表，浮而按之不足，举之有余曰浮。

大为贼邪，表气不解，病势增进之候，浮大昼加。滑为实邪，为阳，表有壅盛之候，寸应上，尺应下。数为热邪在表，阳盛之候，寸应心肺，尺应肝肾。迟为寒邪在表，阴寒之候，寸应心肺，尺应肝肾。涩为虚邪，为阴，精伤血少之候，寸应上，尺应下。缓为正脉，表邪解散，病退身安，胃气恢复之候。

沉为在里，沉而，轻手乃无，重手乃得曰沉。

大为贼邪，里气不解，病势增进之候，沉大夜加。滑为实邪，为阳，里有壅盛之候，寸应上，尺应下。数为热邪在里，阳盛之候，寸应心肺，尺应肝肾。迟为寒邪在里，阴寒之候，寸应心肺，尺应肝肾。涩为虚邪，为阴，里有瘀血之候，寸应上，尺应下。缓为正脉，里邪解散，病退身安，胃气恢复之候。

上浮沉二脉图式，诸脉仿此例推，斯活泼泼也。

五脏内外症图

肝：内症，脐左有动气，按之牢痛，四肢满闭，淋溲便难，转筋。外症，善洁，面青善怒。

心：内症，脐上有动气，按之牢若痛，烦心心痛，掌中热而死。外症，面赤，喜笑。

脾：内症，腹胀满食不消，体重节痛，怠惰嗜卧，四肢不收。外症，面黄，善噫善思善味。

肺：内症，脐右有动气，按之牢或痛，喘咳，洒淅寒热。外症，面白，嚏，悲愁不乐，欲哭。

肾：内症，脐下有动气，按之牢若痛，逆气，小腹急痛泄如下重，足胫寒逆冷。外症，面黑，善恐欠。

十二经见症诀

手太阴症_{肺经}

善嚏①，悲愁欲哭，洒淅寒热，缺盆中痛，脐皆痛，肩背痛，脐右少腹痛，小便数，溏泄，皮肤痛及麻木，喘，少气，颊上气见，交两手而瞀。

足太阴症_{脾经}

五泄注下五色，大小便不通而黄，舌本强痛，口甘，食即吐，食不下咽，怠惰嗜卧，抢心，善饥，善味不嗜食，不化食，尻阴膝臑胻足皆烦闷，心下急痛，当脐有动气，按之牢若痛，心下若痞，腹胀鸣，飧泄不化，足不收，行善瘈，脚下痛，九窍不通，溏泄水下后出余气则快然，饮发中满食减，善噫，形醉，皮肤润而短气，肉痛身体不能动摇，足胻肿若水。

足阳明症_{胃经}

恶烟火，闻木音则惊狂，上登而歌，弃衣而走，颜黑

---

① 通"嚏"。

不能言，唇呕呵欠，消谷善饥，颈肿，膺、乳冲、股、伏兔、胻外廉、足跗皆痛，胸旁过乳痛，口㖞，腹大水肿，奔响腹胀，胻内廉胕痛，髀不可转，腘如结，腨如裂，膝膑肿痛，遗溺失气，善呻数欠，癫疾，湿浸，心欲动则闭户独处，惊栗身前热身后寒。

手阳明症 大肠经

手大指次指难为用，耳聋辉辉焞焞，耳鸣嘈嘈，耳后、肩、臑、肘、臂外、背痛，气满，皮肤壳壳然坚而不痛。

足太阳症 膀胱经

头苦痛，目似脱，头两边痛，泪出，脐反出下肿，便脓血，肌肉痿，项似拔，小腹胀痛，按之欲小便不得。

手太阳症 小肠经

呕，嗌痛，颔下肿，不可顾，肩如拔臑，如折肩臑，耳聋，目黄，腮颊肿，胕臂之外后廉痛。

手少阳症 三焦经

耳鸣，喉痹肿痛，耳后连目锐眦痛，汗自出，肩臑痛，内外皆疼，小指次指如废。

足少阳症 胆经

口苦，马刀挟瘿，胸中、胁肋、髀、膝外至胻绝骨、外踝前、诸节痛，足外热，寝寒憎风，体无膏泽，善太息。

足少阴症_{肾经}

面如漆，耳少中清，面黑如炭，咳唾多血，渴，脐、左胁下、肩背、髀间痛，胸中满，大小腹痛，大便难，饥不欲食，心悬如饥，腹大，胫肿，喘嗽，脊、臀、股后痛，脊中痛，股内后廉痛，腰冷如冰，及肿足痿躄，脐下气逆，小腹急痛，泄下，肿足胻而逆肠澼，阴下湿，四指正黑，手指清厥，足下热，嗜卧坐而欲起，冻疮下痢，善思善恐，四肢不收，四肢不举。

手厥阴症_{心胞络经}

笑不休，手心热，心中大热，面黄，目赤，心下动。

手少阴症_{心经}

消渴，两肾内痛，后廉、腰背痛，浸淫，善笑恐，善忘，上咳，吐下，气泄，眩仆，身热而腹痛，悲心痛，掌中热，烦心。

足厥阴症_{肝经}

头痛，脱色，善洁，耳无闻，颊肿，肝逆面青，目赤肿痛，两胁下痛引小腹，胸痛，背下则两胁肿痛，妇人小腹肿，腰脐痛不可俯仰，四肢满闷，挺长，热呕逆血，睾疝暴痒，足逆寒，胻善瘛，节时肿，遗溺淋溲，便难降，狐疝，洞泄，大人癫疝，眩冒，转筋阴缩，两筋挛，善恐，胸中喘，骂詈，血在胁下喘。

中医药古籍珍善本

五逆脉

《灵枢·五禁》篇曰：热病脉静，汗出脉盛燥，是一逆也；病泄，脉洪大，是二逆也；着痹不移，䐃肉破，身热，脉偏绝，是三逆也；淫而夺形，身热，色夭然白，及后下血衃笃重，是四逆也；寒热夺形，脉坚抟，是五逆也。犯五逆者为不治。

《玉版》篇曰：腹胀身热脉大，是一逆也；腹鸣而满，四肢清泄，其脉大，是二逆也；衄而不止，脉大，是三逆也；咳且溲血，脱形，其脉小劲，是四逆也；咳而脱形，身热，脉小以疾，是谓五逆。不过十五，日而死矣。

又曰：其腹大胀，四末清，脱形，泄甚，是一逆也；腹胀便血，其脉大，时绝，是二逆也；咳溲血，形肉脱，脉抟，是三逆也；呕血，胸满引背，脉小而疾，是四逆也；咳呕，腹胀且飧泄，舌绝脉，是五逆也。如是者不及一时而死矣。工不察此者而刺之，是为逆治。

六绝脉_{其经病其脉绝者死}

冲阳脉绝死不治：在足阳明胃经脉，在足大指后陷中，有动脉应指是也。

尺泽脉绝死不治：在手太阴肺经脉，在手臂曲纹陷中，有动脉应指是也。

天府脉绝死不治：在手太阴肺经脉，在手臂内肩颙下，有动脉应指是也。

太冲脉绝死不治：在足厥阴肝经脉，在足内大指后二寸，动脉应指是也。

神门脉绝死不治：在手少阴心经脉，在手掌内侧，有动脉应指是也。

太溪脉绝死不治：在足少阴肾经脉，在足内踝骨下，有动脉应指是也。

东垣十书秘要脉诀 _{紫虚崔真人撰}

人身之脉，本乎荣卫。荣者阴血，卫者阳气，荣行脉中，卫行脉外。脉不自行，随气而至，气动脉应，阴阳之象。气如橐龠，血如波澜，血脉气息，上下循环。十二经中，皆有动脉。手太阴经，可得而息，此经属肺，上系吭嗌，脉之大会，息之出入，初持脉时，令仰其掌，掌后高骨，是谓关上，关前为阳，关后为阴，阳寸阴尺，先后推寻。寸关与尺，两手各有，揣得高骨，上下左右。男女脉同，惟尺则异，阳弱阴盛，反此病至。调停自气，呼吸定息，四至五至，平和之则。三至名迟，迟则为冷。六至为数，数即热症。转迟转冷，转数转热，在人消息，在人差别。迟数既得，即辨浮沉，浮表沉里，深浅酌斟。浮数表热，沉数里热，浮迟表虚，沉迟冷结。察其六部，的在何处，一部两经，一脏一腑。左寸属心，合于小肠，关为肝胆，尺肾膀胱。右寸主肺，大肠同条，关则脾胃，尺命三焦。不特脏腑，身亦主之，上下中央，三部分齐。寸候胸上，关候膈下，尺候于脐，直至跟踝。左脉候左，右脉候右，病随所在，不病者否。浮迟沉数，有内外因。外因于天，内缘于人。天则阴阳，风雨晦明，人喜怒忧，思悲恐惧。外因之浮，则为表症，沉里迟寒，数则热盛。内因浮脉，虚风所为，沉气迟冷，数躁何疑。表里寒热，风气冷燥，辨内外因，脉症参考。浮沉之脉，亦有当然，浮为心肺，沉属肾肝，脾者中州，浮沉之间。肺重三菽，皮毛相得。六菽为心，得之血脉。脾九菽重，得于肌肉。肝与筋平，重十二菽。惟有肾脉，独沉之极，按之至骨，举指来疾。脉理浩繁，总括于四，六难七难，专衍其恙。析而言之，七表八里，又有九道，其名乃备。浮而无力，是名芤脉。有力为洪，形状可识。沉而有力，其脉为实。无力微弱，伏则沉极。脉迟有力，滑而流利，无力缓涩，慢同一例。数而有力，脉名为紧，小紧为弦，疑似宜审。合则为四，离为七八，天机之秘，神授之诀。举之有余，按之不足，泛泛浮浮，如水漂木。芤脉何以，绝类兹葱，指下成窟，有边无中。滑脉如珠，往来转旋，举按皆盛，实脉则然。弦如张弦，紧如细线，洪较之浮，大而力健，隐隐约约，微渺难寻，举无按有，便指为沉，似迟不迟，是谓之缓。如两沾沙，涩难而短，迟则极缓，伏按至骨，软，弱则忽忽，既知七表，又知八里，九道之形，不可不记。诸家九道，互有去取，不可相无，不可相有。过于本位，相引曰长，短则不及，来去乖张。形大力薄，其虚可知。促结俱止，促数结迟，代止不然，止难回之。三脉皆止，当审毫厘。及入少阴，其脉遂紧。厥阴热深，脉伏厥冷。在阳当汗，次利小便。表解里病，其脉实坚。此其大略，治法之正，至于大法，自有仲景。伤寒有五，脉非一端。阴阳俱盛，紧涩者寒，阳浮而滑，阴濡而弱。此名中风，勿用寒药。阴阳俱盛，病热之极。脉散诸经，各随所在，体状无余。疟脉自弦，弦迟多寒，弦数多热，浮涩而紧，三脉乃备。

风寒湿气，合而为痹，其状有四，浮弦为风，濡弱湿气，尺涩因寒，洪数热，兼浮者风，兼紧者寒，濡细则湿，缓涩而紧，尺脉虚弱，尺微无阴，治不可错。

弦细芤迟，可得而断。阳濡而弱，阴小而急，此非风温，乃湿温。惟有温暑，伤于气，所以脉虚，是皆中湿，随时变迁。

脚气之脉，洪数热，兼浮者，治斯不忒。腰痛之脉，皆沉而弦，实则闪肭。病为足痛，或是痿弱。涩则无时，或而紧急。

热厥脉伏，下痢逆冷。厥寒为甚，便秘必难，弱息者死。

疝脉弦急，积聚在里，紧急者生，痛甚则伏，或细或弦，皆晕而眩。疝瘕寒痛，下虚上实，虚脉则无。治眩晕法，尤当审谛。风浮寒，沉之而滑，不可指名。或涩或细，弦迟多寒，弦数多热。

脉迟浮涩，气郁生涎，涎弦而滑。滑数为呕，代者霍乱，微滑者，痰饮中。风寒暑湿，细湿暑虚，先理痰气，次随症治。偏弦为饮，数热细湿，疲极肝衰，浮短肺伤，法当咳。右关濡，咳嗽所因，浮风紧寒，左关弦短，各视本部。浮紧虚寒，沉数实热，洪滑多，沉小伏匿，皆是厄。不足以息。

饮食伤脾，五脏之嗽，弦涩少血，形盛脉细，惟有浮大，而嗽者生。外症内脉，参考秤停，下手脉沉，涩弱难治，其或沉滑，气兼痰。便知是气，沉极则伏。

沉弦细动，皆气痛症，心痛在寸，腹痛在关，下部在脐。心中惊悸，脉必代结。饮食之悸，沉伏动。脉象显然。

癫痫之脉，浮洪大长，滑大坚疾，痰蓄心狂。乍大乍小，乍长乍短，软散洪大，紧，二症之的。便，便血则芤，血，皆见芤脉，细，设若浮大，色，问症须详。涩。脉或沉数，弦，脾制于肝，实，浮则可治，痞，涩则气劣赤。脾积痞气，贲，浮毛色白。聚，积在本位，芤，为聚为积异。气口紧盛，匀，必是吐泻温，洪而数溲，肠，罔或不痊害。五疸实热，热，脉数而虚除。头痛阳弦痛，虽弦必涩热，若有痛处热，不疼阴疮数。寸数而实，

此皆邪脉，渴饮无余。鼻头色黄，数则赤黄，随其上下，后必难治。阴脉沉迟，色赤而黄，洪数热胀，虚则危急。肝积肥气，浮大而长，奔豚属肾，聚无定处。駃紧浮牢，沉小者死，实强者生，为伤于食。霍乱之候，脉必虚极。无积不利，脉宜滑大，其或微涩，必殒其躯。热而涩小，浮风紧寒，痰厥则滑，痛疸所发。发痫之脉，肺痈已成，

神志昏乱。遗精白浊，小便必难。实则癃闭，以验所出。水肿之症，其色青白，燥屎赤溺，迟弱阴寒。胸痹脉滑，弦细青色。心为伏梁，其色脾土，沉急面黑。五脏为积，小而沉实，生死明辨，食不消化，脉代勿讶。治暑湿泻，分其小便，浮弦急死，症属虚弱。加汗加咳，湿细而坚。肾厥坚实。脉数发热，弦洪相抟，寸数虚涩，

汗脉浮虚，当验于尺，热在膀胱。大凡失血，脉贵沉，察脉观，不渴而泻，小便清，兼渴为阳。胀满脉，浮为虚满，紧则中，弦伏亦。沉芤色，肺积息，六腑为，或结或，病同脉。滑而不，浮滑而疾。夏月泄泻，脉应暑，虚脱固，沉细无。骨蒸劳，非药可。气虚头，痛疽浮数，恶寒发，而疼者惕。不数不，细沉而直，肺肝俱。肺痿之形。肺痈色

白，脉宜短涩，死者浮大，色白而赤。肠痈难知，滑数可推，数而不热，肠痈何疑。迟紧未脓，下以乎之，洪数脓成，不下为宜。阴抟于下，阳别于上，血气和调，有子之象。手之少阴，其脉动甚，尺按不绝，此为有孕。少阴属心，心主血脉，肾为胞门，脉应于尺。或寸脉微，关滑尺数，往来流利，如雀之啄。或诊三部，浮沉一止，或平而虚，当问月水。男子之别，以左右取，左疾为男，右疾为女。沉实在左，浮大在右，右女左男，可以预剖。离经六至，沉细而滑，阵痛连腰，治实时脱。血瘕弦急，而大者生，虚小弱者，即是死形。半产漏下，革脉主之，弱即血耗，立见倾危。诊小儿脉，浮沉为先，浮表沉里，便知其源。大小滑涩，虚实迟驶，各依脉形，以审症治。大凡妇人，及夫婴稚，病同丈夫，脉即同例。惟有妇人，胎产血气，小儿惊疳，变蒸等类，各有方法，与丈夫异。要知妇孺，贵识症形，问始之详，脉难尽凭，望闻问切，神圣工巧，愚者昧昧，明者了了。病脉诊法，大略如斯，若乃持脉，犹所当知。谓如春弦，夏名钩脉，秋则为毛，冬则为石。实强太过，病见于外，虚微不及，病决在内。四脉各异，四时各论，皆以胃气，而为之本。胃气者何，脉之中和，过与不及，皆是偏颇。春主肝木，夏主心火，脾土乘旺，则在长夏，秋主肺金，冬主肾水。五脏脉象，与五运配。肝脉弦长，厌厌聂聂，指下寻之，受病于肝。益坚而滑，如循长竿，是谓太过，急如弦张，又如循刃，如举琴瑟，肝死之应。浮大而散，心和且安，累累如环，如循琅玕。病则益数，如鸡举足。死操带钩，后踞前曲。浮涩而短，蔼蔼如盖，此肺之平，按之益大。病如循羽，不下不上，死则消索，吹毛飚飚。沉濡而滑，肾平则若。上大下锐，滑如雀啄，肾之病脉，啄啄连属。连属之中，然而微曲，来如解索，去如弹石，已死之肾，在人审识。脾者中州，平和不见，然亦可察，中大而缓。来如雀啄，如滴漏水，脾脏之衰，脉乃见此。又有肥瘦，修长侏儒，肥沉瘦浮，短促长疏，各分诊法，不可一途。难尽者意，难穷者理，得之于心，应之于指。勉旃小子，日诵琅琅，造道之玄，筌蹄可忘。

五运六气要略歌

先立之年乃知气，死生由此而推已。苟或罔知年所之，斯亦不足为医矣。木火土金水五运，一年化令行天地。甲己化土南政君，丙辛属水乙庚金，丁壬化木戊癸火，此为北政八年循。然有不及与太过，岁运不和乖气错。土太过兮水湿行，肾水受邪湿浊生。治之之法孰为先，除湿补肾自然安。金运过兮燥气胜，肝木受邪燥病生。更于治法用何剂，却以清燥滋肝经。水运过则又何法，寒病大行寒病作。心火受邪安可宁，逐寒补心存大药。木太过兮怎生推，须知此运风有余。脾土受邪风病发，平木又补脾家虚。火太过兮多热气，肺金受邪多热至。调治元来亦有方，须知降火而滋肺。不足之运亦须参，胜复淫乘而病起，未至先至太过令，薄所不胜乘所胜。至而未至为不及，所至妄行所生疾。大抵人生天地间，正犹鱼游之于水，乖气害生冲气息，死生苦乐皆犹此。岁运平兮乃冲气，胜复更作为乖戾，侮而乘之反受邪，出乎尔者反乎尔。未有气胜而不复，亢则害兮承乃制，故曰木亢金乘之，火位之下阴精治。凡此之例更当他，皆是五行生克理。

运气入式枢要之图

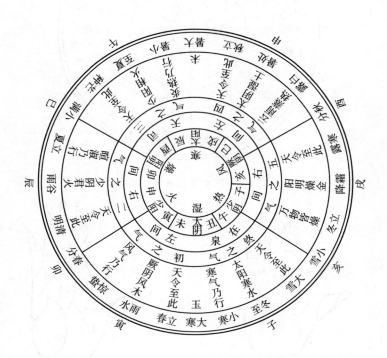

运气入式枢要之图

35

中医药古籍珍善本

六十年纪运图

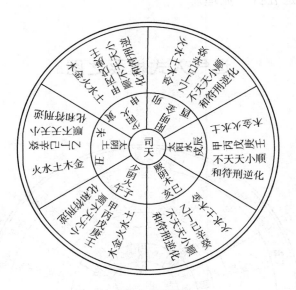

六十年纪运图

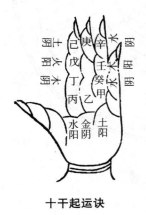

十干起运诀

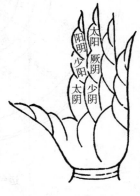

十二支司天诀

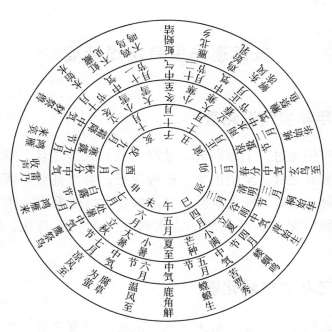

四时气候之图

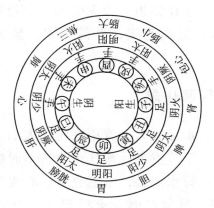

手足经之图

中医药古籍珍善本

五运逐年主气定局括要

甲年岁气湿化歌

甲阳太过，土运黔天。敦厚之纯，太宫之音，甲为南政，如君之尊。至阴内实，雨湿流行，震惊其变，飘骤溃崩。脾土乘旺，旺则得胜，肾水致虚，虚受邪刑。木火水子，得时复临，反克脾土，水得其平。气平备化，物化充成。

乙年岁气燥化歌

乙阴不及，金运素天。从革之纪，少商之音，乙为北政，北面为臣。干斯岁气，炎热盛行，生炁乃用，燥石流金，涸泉焦草，虚在肺边。肺虚受邪，火乃克金。水为金子，得时以临，复能克火，母得而宁。是为平平，故曰审平。

丙年岁气寒化歌

丙阳太过，水运玄天。流衍之纪，太羽之音，为之北政，天地寒凝。于流岁屯，寒气流行，不时雹散，霜雪雨冰。湿能变物，肾水得胜，水能克火，心火受刑。土为火子，复能克肾，既复母雠，火得而平。及流平气，静顺之名。

中医药古籍珍善本

丁年岁气风化歌

丁阴不及，木运苍天。委和之纪，少角之音，丁乃北政，燥气乃行。天地凄怆，凝敛肃严，日见曚㬠，非雨非晴，凉雨时降，风雪并兴。生气不政，草木晚荣，肝木受邪，肺金来胜。火为木子，复能克金。及气成平，敷化之珍。

戊年岁气热化歌

戊阳太过，火运册天。赫曦之纪，太微之音，戊为北政，是亦如臣。阴气内化，火热乃行，火燔灼水，炎烈沸腾，水泉至涸，百物焦煎。心火之盛，得胜无边，肺金虚弱，遂遭其刑。水为金子，复能胜炎。得归平气，是曰升明。

己年岁气湿化歌

己阴不及，土运黅天。卑监之纪，少宫之音，己为南政，南面如君。风寒大作，雨乃期愆，草木虽秀，不实而昏，蛰虫不振，流水不冰。脾土不胜，肝木来凌。土子得时，是曰肺金，能复母雠，肝胜乃平。脾土复振，备化之成。

庚年岁气燥化歌

庚阳太过，金运素天。坚成之纪，太商之音，庚乃北政，北面如臣。庚金之盛，燥气乃行。天气清洁，地气明宁，阳随阴气，肃杀凋凌。肺金利胜，肝木遭刑。待子来救，火能克金，金胜既息，肝木得宁。遂成平气，名曰审平。

辛年岁气寒化歌

辛阴不及，水运玄天。涸流之纪，少羽之音，辛岁北政，湿气乃行。不时风雨，草木茂荣，水泉减少，涸泽鱼生，藏虫早蛰，寒气早行。肾水之虚，脾土得胜，胜者来克，虚者受病。肝为肾子，能救母命，反克于脾，气平静顺。

壬年岁气风化歌

壬阳太过，木运苍天。发生之纪，太角之音，壬岁北政，风气流行。生气淳化，万物荣亨，其变惊震，拉拔摧崩，曰寒曰热，以晴以阴。肝木胜实，脾土虚临，实者来克，虚者被刑。待子来救，是曰肺金，反克肝木，母脾乃定。

癸年岁气热化歌

癸阴不及，伏明之纪。火运丹天，音属少徵，北政同天，寒气大起。火令不行，多阴少阳，生物不荣，荣亦不美，阳气不伸，藏虫早蛰。心火受邪，肾水得势，水胜克火，待子救济。脾土得时，肾水可制，名曰升明，遂为平气。

上歌五天五运，太过、不及、平气，音运纯运，南北二政，逐年流行，政命实虚，胜复定局，后学熟读，则天运了然于心胸矣。

五运天气图诀 种杏山人校

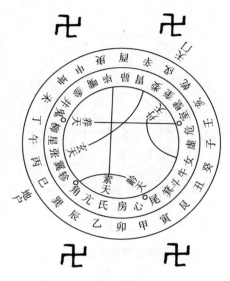

五天气图

六化之图

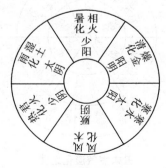

六化之图

六气逐年客气定局之图

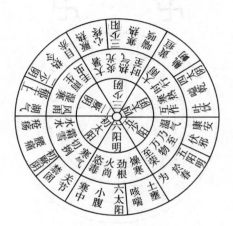

子午岁气热化之图

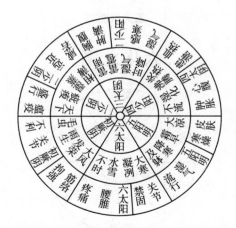

丑未岁气湿化之图

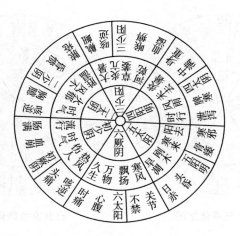

寅申岁气火化之图

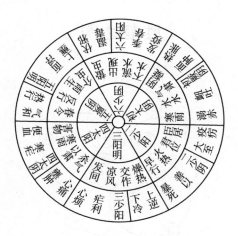

卯酉岁气燥化之图

中医药古籍珍善本

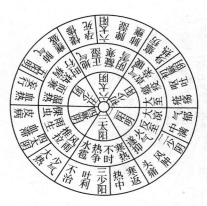

辰戌岁气寒化之图

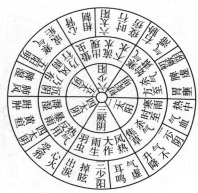

己亥岁气风化之图

胜复之图

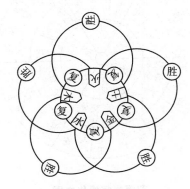

胜复之图

阳年太过主胜客负之图

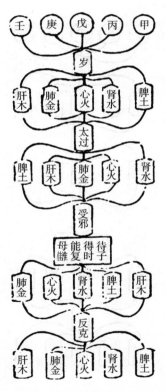

阳年太过主胜客负之图

阴年不及主负客胜之图

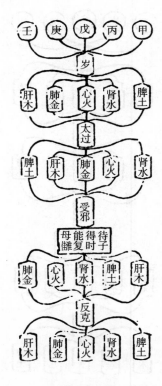

阴年不及主负客胜之图

天符岁会例

天符

谓司天与运同，是名天符。

戊子、戊午、己丑、己未、戊寅、戊申、乙卯、乙酉、丙戌、丙辰、丁巳、丁亥。

假如戊子日，戊为火运，子为少阴君火司天运，与司天同火是为天符，此日得病速而危困也，更遇当年太岁亦是天符或是岁会，其病尤困。

岁会

谓运与支同，是名岁会。

丙子、戊午、丁卯、乙酉、甲戌、甲辰、己丑、己未。

假如丙子日，丙为水运，子为水支，是运与支同，水乃岁会年月日时同，如运此日，得病虽不死，但执持而徐缓，更合年月时合。

天符岁会其病尤盛。

太一天符

谓司天与运及辰支同，是名太一天符。

戊午、己丑、己未、乙酉。

假如戊午日，戊为火运，午是少阴君火，司天又是火支，乃名太一天符，此日得病主死。

同天符同岁会

谓岁运与在泉合，其气化阳平曰同天符，阴平曰同岁会。

同天符：甲辰、甲戌、庚子、庚午、壬寅、壬甲。

同岁会：辛丑、辛未、癸卯、癸酉、癸巳、癸亥。

假如甲辰岁，系阳年甲，为土运，辰气化湿土在泉，故名同天符。又如辛丑岁，系阴年辛，为水运，丑气化寒水在泉，故名同岁会。二者当年太岁为紧，若日家取论与正天符岁会主病略同，但稍轻微耳。经曰：天符为执法，岁会为行令，太一天符为贵人。得病之日遇见之，则邪之中人，执法者其病速而危，行令者其病则徐，而待贵人者其病暴而死，盖以气令之中人深矣，其危殆必也。

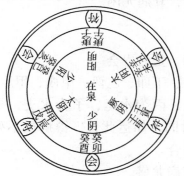

同天符同岁会

南北政脉不应

南北之政，先立其年，干分五运，支立司天。土运甲己，金运乙庚，水运丙辛，木运丁壬，火运戊癸，土君余臣。司天分例，六化图推，少阳之右，阳明治之，阳明之右，太阳治之，太阳之右，厥阴治之，厥阴之右，少阴治之，少阴之右，太阴治之，寅申之上，少阳治之，卯酉之上，阳明治之，辰戌之上，太阳治之，已亥之上，厥阴治之。当岁年支，司天移当中位为基，南政司天。在寸北政，司天在尺，南政甲己，土运喻君，位坎面离。少阴司天，两寸不应，少阴在泉，两尺不应。三阴在左，则左不应；三阴在右，则右不应。左右尺寸，少阴为定。北政乙庚、丙辛、丁壬、戊癸，喻之臣辅位，南面北居。少阴司天，两尺不应；少阴在泉，两寸不应。左右同前之应，脉无沉细，俱宜。诸脉不应，反诊较之经文，诸脉不应，反其诊则见矣。汪注：反诊谓覆手诊之，以沉为浮，以大为细，非其理也。尺寸反死岁当阴脉在寸，反见于尺，尺之阳脉而移于寸。岁当阴脉在尺，反见于寸，寸之阳脉而移于尺。尺寸相反，主死，子午卯酉四年有之也。阴阳交危岁当阴脉在左，反见于右，右之阴脉而移于左。岁当阳脉在右，反见于左，左之阳脉而移于右。左右相交主死，寅、申、已、亥、辰、戌、丑、未八年有之。

歌诀曰

南政寸上尺居下，北政尺上寸下推。三阴司天不应上，在泉于下不应之。太阴须诊左寸尺，厥阴右手尺寸持。少阴脉兼两寸尺，此理微妙诚难知。

诗曰

子午少阴君火天，阳明燥金应在泉。丑未太阴湿土上，太阳寒水雨联绵。寅申少阳相火旺，厥阴风木地中连。卯酉却与子午反，辰戌已亥到皆然。

十干化五行歌

甲己化土乙庚金，丁壬木运尽成林。丙辛水运分清浊，戊癸南方火是亲。

五运应节诗

大寒木运始行初，清明前三火运居。芒种后三土运是，立秋后六金运推。立冬后九水运伏，周而复始万年如。

六气应节诗

大寒厥阴气之初，春分君火二之隅。小满少阳分三气，大暑太阴四相呼。秋分阳明五位是，小雪太阳六之余。

司天在泉脉图

天司阴太政南	天司阴三政南
左寸不应	应不寸两
少 太 少 阴 阴 阴	厥 少 太 阴 阴 阴
己 太 己 丑 阳 未	甲 阳 甲 子 明 午
泉在阴太政南	泉在阴三政南
甲 太 甲 辰 阳 戌	己 阳 己 卯 明 酉
少 太 少 阳 阴 阴	太 少 厥 阴 阴 阴
右尺不应	应不尺两

天司阴三政北			天司阴厥政南			
应不尺两						右寸不应
厥阴	少阴	太阴	太阳	厥阴	少阴	
壬子午	阳明 丙戊庚		己亥	少阳	己巳	

泉在阴三政北			泉在阴厥政南			
癸卯酉	阳明 乙丁辛		甲寅	少阳	甲申	
太阴	少阴	厥阴	少阴	厥阴	太阳	左尺不应
应不尺两						

天司阴厥政北			天司阴太政北			
		左尺不应			右尺不应	
太阳	厥阴	少阴	少阴	太阳	少阳	
癸巳亥	少阳 乙丁辛		癸丑未	太阳 乙丁辛		

泉在阴厥政北			泉在阴太政北			
壬寅申	少阳 丙戊庚		壬辰戊	太阳 丙戊庚		
少阴	厥阴	太阳	太阳	少阴	少阳	
右寸不应						左寸不应

五运主病

经曰：诸风掉眩，皆属肝木。诸痛疮疡，皆属心火。诸湿肿满，皆属脾土。诸膹郁委，皆属肺金。诸寒收引，皆属肾水。

六气主病

诸暴强直，支痛里急，筋缩奭戾，本足肝胆二经厥阴风木之气。

诸病呕喘及吐酸，暴注下迫转筋难。小便浑浊血溢泄，瘤气结核疮疡斑。痈疽吐下霍乱症，膹郁肿胀鼻寒干。衄衃淋秘身发热，恶寒战栗惊惑间。笑悲谵妄衄蔑污，腹胀鼓之有声和。少阴君火手二经，真心小肠气之过。

诸痓强直积饮滞，霍乱中满诸鬲否。体重吐下胕肿委，肉如泥而按不起。太阴湿土二足经，脾与从中胃之气。

诸热瞀瘛筋惕惕，悸动搐搦瘛疭极。暴瘖冒昧躁扰狂，骂詈惊骇气上逆。胕肿疼酸嚏呕疮，喉痹耳鸣聋又闭。呕涌噎食下不能，目昧不明瞤瘛瞥。或禁栗之如散神，暴病暴死暴注痢。少阳相火手二经，心包络与三焦气。

诸涩枯涸，闭干劲揭皱起，阳明之燥金，肺与大肠气。

上下水液出澄冷，癥瘕㿗疝兼痦病。腹满急痛利白清，食已不饥吐利腥。屈伸不便与厥逆，厥逆禁痼太阳经。肾与膀胱为寒水，阴阳标本六气里。

性理六气

阴淫寒疾，阳淫热疾，风淫末疾，雨淫腹疾，晦淫惑疾，明淫心疾。

六气司天在泉主病歌

值天之令号司天，主地之化曰在泉。司天则应前半载，在泉却主下半年。二气轮流一岁内，四时由此而行焉。然而大过有不及，岁运不利病相仍。

医家赤帜益辨全书二卷

不诵十二经络歌

不诵十二经络，开口动手便错。不通五运六气，检遍方书何济。经络明认得标，运气明认得本。求得标只取本，治千人无一损。

经脉流注

肺寅大卯胃辰经，脾巳心午小未中；申膀酉肾心包戌，亥三子胆丑肝通。

十二经纳甲

甲胆乙肝丙小肠，丁心戊胃己脾乡；庚属大肠辛属肺，壬属膀胱癸水藏；三焦亦向壬甲寄，包络同归入癸方。

十二经本一脉歌

中焦肺起脉之宗，出手大指之端冲；大肠即起手次指，上行环口交鼻里；胃经原又下鼻交，出足大指之端饶；脾脉就足指端上，注于心中少阴向；心经中之入掌循，手内端出小指行；小肠从手小指起，上斜络于目内眦；膀胱经就目内生，至足小指外侧停；肾脉运于小指下，起至胸中过腹胯；心包出处又属胸，循手小指次指终；三焦向手次指侧，环走耳前目锐息；胆家接生目锐旁，走足大指三毛间；足肝就起三毛际，注入肺中循不已。

经穴起止歌

手肺少商中府起，大肠商阳迎香二；足胃厉兑头维三，脾部隐白大包四；膀胱睛明至阴间，肾经涌泉俞府位；心包中冲天池随，三焦关冲耳门继；胆家窍阴童子髎，厥肝大敦期门已；手心少冲极泉来，小肠少泽听宫去；十二经穴始终歌，学者铭于肺腑记。

十五络脉歌

人之络脉一十五，我今逐一从头数；手太阴络为列缺，手少阴络即通里；手厥阴络名内关，手太阳络支正是；手阳明络偏历当，手少阳络外关位；足太阳络号飞扬，足阳明络丰隆系；足少阳络是光明，足太阴络公孙寄；足少阴络为大钟，足厥阴络蠡沟配；阳督之络号长强，阴任之脉络屏翳；脾之大络大包是，十五络穴君须记。

经脉气血多少歌

多气多血经须记，大肠手经足经胃；少血多气有六经，三焦胆肾心脾肺；多血少气心包络，膀胱小肠肝所系。

十二经之原歌

甲出丘墟乙太冲，丙居腕骨是原中；丁出神门原内过，戊胃冲阳气可通；己出太白庚合谷，辛原本出太渊同；壬归京骨阳池穴，癸出太溪太陵中。

五虎建元日时歌

甲乙之日丙寅起，乙庚之辰戊寅头；丙辛便从庚寅起，丁壬壬寅顺行求；戊癸甲寅定时候，六十首法助医流。

十二经穴法补泻温凉导引之图

肺经穴歌

太阴肺兮出中府，云门之下一寸许，云门气户旁二寸，人迎之下二骨数，天府腋下三寸求，侠白肘上五寸住，尺泽肘内约纹论，孔最腕中七寸举。列缺腕侧寸有半，经渠寸口陷中取。太渊掌后横纹头，鱼际节后散脉举。少商大指内侧寻，此穴得之疾减愈。

此一经起于少商，终于中府，取少商、鱼际、太渊、经渠、尺泽，与井、荥、俞、经、合也。脉起中焦，下络大肠，还循胃口，上膈属肺。从肺系横出腋下，循臑内，行少阴心主之前，下肘中，循臂内上骨下廉，入寸口，上鱼际，循鱼际出大指端。其支者，从腕后列缺穴直出次指内廉，出其端，交手阳明也。多气少血寅时注，此辛金之脏，传送之官，主行荣卫，治节由之而出焉，旺于秋，为诸气之本。色白，味辛，声哭，志忧，内藏魄，外养皮毛，上荣眉中，注液涕，开窍于鼻。是肺之脉居右寸。实则脉实，上热气粗兼鼻塞，泻必辛凉；虚则脉虚，少气不足息低微，补须酸热。橘、甘下痰气之神方，姜、陈去气嗽之圣药。七情郁结因而喘，沉香、乌药、参、槟；胸痞喘急彻而痛，半夏、瓜蒌、桔梗。鼻塞不通，丸荆穗、澄茄、薄荷；鼻渊不止，末龙脑、苍、芷、辛夷。百合却去红痰，二母偏除热嗽。黄连、赤茯、阿胶，抑心火而清肺脏，诃子、杏仁、通草，利久嗽以出喉音。流注疼痛因痰饮，半夏倍于朴硝；疮疹痒痛为风热，苦参少于皂荚。哮嗽齁齁，兜铃、蝉蜕、杏除尖，砒霜少入。热壅咽喉，鸡苏、荆芥、桔、防风，参、牛、甘草。消酒查，轻粉、硫黄；去鼻痔，白矾、甘遂。白砒霜，性情实重，入豆豉，偏治呴喘；百草霜，气味虽轻，和海盐，却消舌肿。甜葶苈，良治肺痈；苦雄胆，寒涂肠痔。琼玉膏理嗽调元，流金丹清痰降火。人参非大剂不补，少则凝滞，大则流通；黄芩非枯薄不泻，细则凉肠，枯则清金。升麻、白芷，东垣曾云报使；葱白、麻黄，仲景常用引经。紫菀、五味能补敛，桑白、防风实开通。寒热温凉，名方选辨；轻重缓急，指下分明。更参一字之秘，价值千金之重。会得其中旨，草木总皆空。

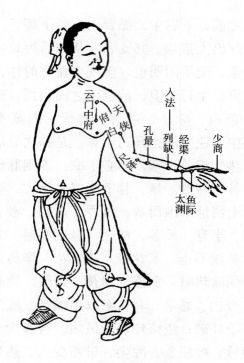

手太阴肺经

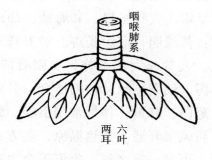

肺脏

导引本经

肺为五脏之华盖，声音之所从出，皮肤赖之而润泽者也。人惟内伤七情、外感六淫而呼吸出入不定，肺金于是乎不清矣。然欲清金，必先调息，息则动患不生，而心火自静。一者下着安心，二者宽中体，三者想气遍毛孔出入。通用无障而细，其心令息微微，此为真息也。盖息从心起，心静息调，息息归根。金丹之母心印经曰，回风混合，百日通灵。《内经》曰，秋三月此为容平，天气以急，地气以明。夜卧早起，与鸡俱兴，使志安宁，以缓秋刑。收敛神气，使秋气平。无外其志，使肺气清。逆之则伤肺，若过食瓜果，宜微利一行，静息二日，以薤白粥加羊肾空心补之，如无羊肾以猪腰代之，胜服补剂。秋当温足凉头，其时清肃之气与体收敛也。自夏至以来，阴气渐旺，当薄袵席以培寿基，其或不然则变生诸病矣。

阳明经穴歌

手阳明经属大肠，食指内侧兮商阳。本节前取二间定，本节后取三间强。岐骨陷中寻合谷，阳溪腕中上侧详。腕后三寸是偏历，五寸半中温溜当。曲肘曲中曲池得，池下二寸三里场。上廉三里侧一寸，下廉再下一寸量。肘髎大骨外廉陷，五里肘上三寸量。臂臑五里上四寸，肩髃肩端两骨当。巨骨肩端义骨内，天鼎缺盆之上藏。扶突曲颊下一寸，禾髎五分水沟旁。鼻下孔旁五分内，左右二穴名迎香。

此一经，起于商阳，终于迎香。取商阳、二三间、合谷、阳溪、曲池，与井、荥、俞、经、合也。其脉起于大指次指之商阳，循指上廉，出合谷两骨之间。上入两筋之中，循臂上廉，入肘外廉，上循臑外前廉，上肩，出髃骨之前廉，上出柱骨之会上，下入缺盆，络肺，下膈，属大肠。其支者，从缺盆上颈，贯颊入下齿缝中，还出挟口，交人中，左之右，右之左，上挟鼻孔。循禾髎、迎香而终，以交于足阳明也。是经气血俱多，卯时气血注此，受手太阴之交，庚金之腑，传道之官，变化出焉，合脏而长二丈又一，曲寸六而广四十。候在鼻头，脉详右寸。实则脉实，伤热而肠满不通，辛温可泻；虚则脉虚，伤寒而肠鸣泄泻，补必酸凉。蒸黄连而解酒毒，炒厚朴而止便红。肠风妙川乌、荆芥，脏毒奇黄柏、黄芪。痢中六神丸，宜调则调；滞下百中散，可止则止。润肠通秘麻仁丸，果有神效；行滞推坚六磨汤，岂无奇功。痔疮热痛，脑麝研入，蜗牛胆冰磨敷井水。痢疾腹疼，姜茶煎治，出坡仙梅蜜饮方书登交。肠内生痈，返魂汤而加减随宜，寸宣散去增适可。尝闻食石饮水可作充肠之馔，饵松食柏亦成清腑之方。是以疗饥者不在珍馐，调肠者何烦异术。能穷针理阴阳，自获殊常效验。

导引本经

肺与大肠为传送，而导引亦在其中矣，学者宜与前篇互参考详至于药品方散，后方选用。

脾经穴歌

足拇内侧隐白位，大都节后陷中是。太白核骨下陷中，公孙节后一寸止。商丘之穴属经金，踝下微前陷中是。内踝三寸三阴交，漏谷六寸次第取。膝下五寸为地机，阴陵内侧膝辅际。血海分明膝髌上，内廉肉际二寸地。箕门血海上六寸，阴股筋间动脉处。冲门五寸大横下，府舍横下三寸是。腹结横下寸三分，大横脐旁四半存。腹哀寸半去日月，直与食窦相连亚。食窦天溪及胸乡，周荣各离寸六者。大包渊液下三寸，九肋太阴脾络也。

此一经起于隐白，终于大包。取隐白、大都、太白、商丘、阴陵，与井、荥、俞、经、合也。脉起大指之端，循指内侧白肉际，过核骨后，上内踝前廉，上腨内，循胫骨后，交出厥阴之前，上循膝股内前廉，入腹，属脾络胃，上膈挟咽，连舌本，散舌下。其支别者，复从胃别，上膈，注心中。少血多气，已时气血注此。巳土之脏，仓廪之官，五味出焉。其华在唇四白，其气通土，四季其味甘，而其色黄，其声歌，而其志思，内藏意而主四肢，外合肉而统五脏，哕为脾病，开窍于口。脉在右关，实则饮食消而肌滑泽，虚则身体瘦而四肢不举。脐凸肢浮生之难，口青唇黑死之易。去病安生，理宜调摄，戒满意之食，省爽口之味。因饮食劳倦之灾，温多辛少之剂；饮食审寒热之伤，汤药兼补泻之置。气别寒热温凉，用适其宜；味辨甘补苦泻，行当熟记。如白术健脾，消食必青皮、枳实；人参缓土，和气须半夏、橘红。柴胡除不足之热，佐之甘草、升麻；黄芪去有汗之火，补之芍药、川芎。气虚呕而人参、茱萸；脾寒吐而半夏、丁香。泄泻、手足冷而不渴兮，附子、干姜；霍乱、吐泻而不药兮，胡椒绿豆。脾冷而食不磨兮，平胃加砂、蔻；胃寒而饮不消兮，本方加人参、苓、香附。微寒与缩砂，消食、化气更妙安胎。沉香少温共藿香，助土调中，奇消水肿皮血。消癥兮三棱、蓬术；去疼

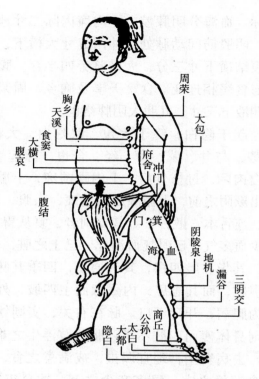

周荣
胸乡
天溪
大包
食窦
大横
腹哀
府舍
冲门
腹结
箕门
阴陵泉
血海
地机
漏谷
三阴交
公孙
商丘
隐白
大都
太白

足太阴脾经

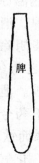

脾

脾脏

除瘀兮，蒲黄、五灵。茴香治霍乱转筋，共济木瓜、乌药；辣桂主中焦气滞，相扶枳壳、生姜。心腹疼痛兮，元胡索入胡椒、良姜炒同香附；肚实胀兮，大黄、滑石、厚①朴、牵牛、木香、芩泻。腹虚胀兮，参、苓、伏、朴、术、橘、辰砂、曲、蘖、附子。大抵物滞气伤，补益兼行乎消导，橘皮枳术丸加减随宜；食多胃壅，推陈并贵乎和中，巴豆备急丸荡涤何伤。四君子平，善与人处也，使人道德进而功名轻，忽不知其入于圣贤之域；二陈汤纯，和能消痰也，致令脾胃健而中气顺，自不觉其进于仁寿之乡。抑又闻东垣悯生民夭枉，凡治疾必先扶植脾胃，诚不刊之妙典；王安道发前贤未发，辨内伤不足中有余，实特传之秘旨。万物从土而归出，补肾又不若补脾。

导引本经

脾居五脏之中，寄旺四时之内。五味藏之而滋味长，五神因之而彰著，四肢百骸赖之而运动也。人惟饮食不节，劳倦过甚则脾气受伤矣。脾胃一伤，则饮食不化，口不知味，四肢困倦，心腹痞满，为吐泄，为肠澼，此其见之《内经》诸书，盖班班且载可考而知者。然不饥强食则脾劳，不渴强饮则胃胀。食若过饱则气脉不通，令心闭塞；食若过少则身羸心悬，意虑不固；食秽浊之物，则心识昏迷，坐念不安；若食不宜之物，则四大违反而动宿疾，皆非卫生之道也。举要言之，食必以时，饮必以节，不饥不饱是也。人能饮食如是，不惟脾胃清纯，而五脏六腑亦调和矣。盖人之饮食入

---

① 原文缺，据文意补。

口，由胃脘入于胃中，其滋味渗入五脏，其质入于小肠乃化之，则入于大肠始合分清浊。浊者为渣滓，结于大肠；清者为津液，入于膀胱，乃津液之腑也。至膀胱又分清浊，浊者入于溺中，清者入于胆。胆引入于脾，散于五脏，为涎、为唾、为泪、为汗。其滋味渗入五脏，乃成五汗，同归于脾，脾和乃化血，复归于脏腑也。经曰，脾土旺能生万物，衰生百病。昔东坡调脾土，饮食不过一爵一肉，有召饮者预以此告乃止。一曰安分以养福，二曰宽胃以养气，三曰省费以养财。善卫生者养内，不善卫生者养外。养内者，安恬脏腑，调顺血脉；养外者，极滋味之美，穷饮食之乐。虽肌体充腴，容色悦泽，而酷烈之气内蚀脏腑矣。

胃经穴歌

胃之经兮足阳明，头维本神寸半寻。下关耳前动脉看，颊车耳下开有空。承泣目下七分取，四白一寸不可深。巨髎孔旁八分是，地仓口旁四分寻。大迎曲颔前分二，人迎肩旁寸五分。水突在颈大筋下，直至气舍上人迎。气舍迎下侠天枢，缺盆横骨陷中真。气户乳上六寸四，库房乳上四寸八。屋翳乳上二寸二，膺窗乳上一寸八，乳中正在乳中心。次有乳根出乳下，各一寸六不相侵。穴侠幽门一寸五，是穴不容依法数，其下承满至梁门。关门太乙从头举，节次挨至滑肉门。各各一寸为君数，天枢二寸侠脐旁。外陵枢下一寸当，二寸大巨五水道，归来七寸细寻将。气冲曲骨旁三寸，来下鼠上脉中央。髀关兔后交分中，伏兔市上三寸强。阴市膝上三寸许，梁丘二寸后其场。膝髌之下寻犊鼻，膝眼四穴两旁当。膝下三寸求三里，里下三寸上廉地。条口上廉下一寸，下廉条下二寸系。丰隆下廉外一寸，踝上八寸分明记。解溪冲阳后寸半，冲阳陷上三寸是。陷谷内廷后寸半，内廷次趾外间置。厉兑大趾次趾端，去爪如韭胃所起。

此一经起于厉兑，终于头维。取厉兑、内廷、陷谷、冲阳、解溪、三里，与井、荥、俞、经、合也。脉起于鼻，交頞中，旁约太阳之脉，下循鼻外，上入齿中，还出挟口，环唇，下交承浆，却循颐后下廉，出大迎，循颊车，上耳前，过客主人，循发际，至额颅。其支别者，从大迎前下人迎，下循喉咙，入缺盆，下膈属胃络脾。其直行者，从缺盆下乳内廉，挟脐，入气冲中。其支者，起胃下口，循腹里，下至气冲而合，以下髀关，抵伏兔，下入膝膑中，下循胫外廉，下足跗，入中指外间。其支者，下膝三寸而别，以下入中指外间。其支者，别跗上，入大指间，出其端，以交于太阴也。多血多气，巳时气血注。此戊土之腑，长一尺六，大一尺五，容受水谷，更号仓库。候在口唇，脉右关部。胃气平调，五脏安。实则脉实，唇口干而腋下肿疼，宜泻胃土；虚则脉虚，腹痛鸣而面目虚浮，药行温补。验实热兮必口内壅干，泻黄散而得效；审虚寒兮则骨节皆痛，人参散而最奇。橘皮竹茹汤，治热渴而频频呕哕；乌药沉香散，疗寒痛而日日攒眉。人参治翻胃之凉，豆蔻消积气之冷。粥药不停，藿叶、人参、橘皮；心脾刺痛，砂仁、香附、乌沉。胃冷生痰，半夏、姜煎生附子；中寒停水，曲丸苍陈皮。芫花消癥癖，丸共朱砂；黄芪治消渴，煎同甘草。硫、汞结成砂、子，吐逆立痊；参、苓煎用枣、姜，酸咽即可。霍乱、转筋、肢逆冷，木瓜盐炒吴茱萸；食痕、酒癖、胁胸疼，苍术莪棱同醋煮。胃虚咳逆，人参、甘草，倍陈皮，藿香、丁皮、增半夏。补虚降火，竹茹、甘草、橘、陈皮，或加枳术。扶弱祛寒，橘、良、姜、丁、半夏、参、草、姜、苓。抑闻上部有脉，下部无脉者，为食塞，点盐汤探吐宽舒；倘或三部俱急，人迎带数者，号内壅，服灵丸泻利便宜。调脾助胃之药最难，热则消于肌肉，须用中和饮子；变通加减之法不易，要施仁夐丹头。

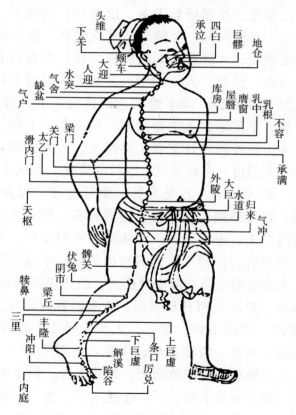

足阳明胃经

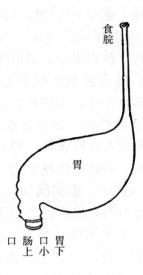

食脘

胃

口肠口胃
上小下

胃之腑

导引本经

脾胃相通五谷消，而导引亦在其中矣，当参看前篇。

心经穴歌

少阴心起极泉中，腋下筋间脉入胸。青灵肘节上三寸，少海肘内节后容。灵道掌后一寸半，通里掌后一寸同。阴郄五分寻动脉，神门掌后锐骨隆。少府节前劳宫直，小指内侧寻少冲。

此一经起于少冲，终于极泉。取少冲、少府、神门、灵道、少海，与井、荥、俞、经、合也。脉起心中，出属心系，下膈络小肠。其支者，从心系上挟咽，系目。其直者，复从心系却上肺，出腋下，下循臑内后廉，行太阴、心主之后，下肘内廉，循臂内后廉，抵掌后锐骨之端，入掌内廉，循小指之内出其端。多血少气，午时气血注此。丁火之脏，君主之官，神明出焉。其旺于夏，为生之本也。内合脉而外荣乎色，味喜苦而志在乎笑。发乃血苗，汗为心液，开窍于舌，脉在左寸，实则热，而虚则寒；静则安，而动则燥。虚寒者怯怕多惊，健忘恍惚，清便自可，诊必濡、细、迟、虚；实热者癫狂谵语，腮赤舌干，二腑涩黄，脉须数、洪、沉、实。心盛则热见乎标，心虚则热收于内。虚则补其母，实则泻其子。虚实既知，补泻极当。味甘泻而补之以咸，气热补而泻之以冷。心阳不足，桂心、代赭、紫石英，补须参附；离火有余，竹叶、大黄、山栀子，泻用芩连。凉心者朱砂，壮心者琥珀。舌长过寸，研冰片敷之即收；血衄如泉，炒槐花掺之立止。除疮琥珀膏，犀角与辰砂；定志宁神丸，朱砂共莲草蔓荆子。凉诸经之血，草连翘泻六经之火。惊悸不安，须龙脑、朱砂、小草；健忘失记，必茯神、远志、当归。多睡饮卢仝之苦茶，不眠服雷公之酸枣。凉血补阴生地黄，行津止渴天花粉。文蛤末敷愈口疮，铁锈粉噙消舌肿。中风不语烧竹沥，凉之更良；感热多言飞朱砂，镇之又善。胸间痞痛开之枳实、瓜蒌，心内懊侬治之栀子、豆豉。心热痛，炒菖蒲、川楝子、栀子宜焦；冷心痛，须木香、肉桂、玄胡可炒。心惊盗汗，飞辰砂与六黄；鼻衄流血，煮黄芩炒芍药。惊热独妙珍珠，癫狂独加铁粉。安镇灵台，琥珀、丹砂和玉屑；开清神府，茯神、远志共菖蒲。大哉离兮，应物无迹。倘真血之有亏，觅真铅而补，实至灵心也，操存有要；或元气之有损，求真汞而填，完用药固可，言传上达，必由心悟。

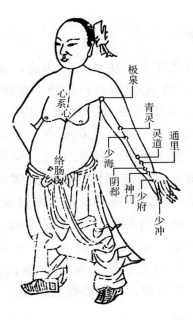

手少阴心经

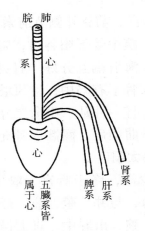

心脏

中医药古籍珍善本

导引本经

夫心乃一身之主宰，生死之路头也。是故心生则种种欲生，而神不入气；心静则种种欲静，而神气相抱也。《内经》曰，夏月人身阳气发外，伏阴在内，是脱精神之时，忌疏通以泄清气。夏三月，此谓蓄秀，天地气交，万物华实。夜卧早起，无厌于日，使志无怒，英华成秀，此夏气之应，养长之道也。逆之则伤心，秋为痎疟。故人常宜燕居静坐，调心息气，食热戒冷，常要两目垂帘，返光内照，降心火于丹田，使神气相抱。故太玄养初曰，藏心于渊美厥灵，根神不外也。心牵于事则火动于中矣。心火夏令正旺，脉本洪大，若缓是伤暑，至脱少湌饮食。睡勿挥扇，风邪易入卫。生者知此，又何心疾之有哉。

小肠经穴歌

手小指端为少泽，前谷外侧节前索。节后陷中寻后溪，锐前陷中名腕骨。腕中骨下阳谷讨，腕后一寸名养老。支正腕后量五寸，少海肘臑五分好。肩贞骨下两骨解，臑俞大骨之下讨。天宗骨下有陷中，秉风髎后举有空。曲垣肩中曲臂陷，外俞大杼一寸从。中俞二寸大杼傍，天窗颊下大脉详。天容耳下曲颔后，颧髎面骨充端量。听宫耳珠大如菽，此为小肠手太阳。

此一经起于少泽，终于听宫。取少泽、前谷、后溪、腕骨、阳谷、少海，与井、荥、俞、经、合也。脉起小指之端，循手大侧上腕，出髁中，直上循臂骨下廉，出肘内侧两骨之间，上循臑外廉，出肩解，绕肩胛，交肩上，入

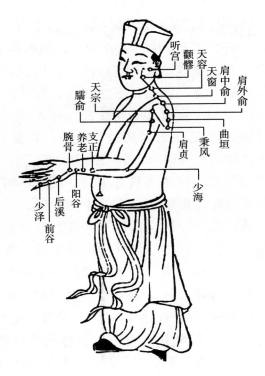

手太阳小肠经

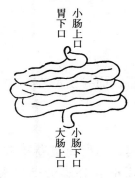

小肠腑

缺盆，络心，循咽，下膈，抵胃属小肠。其支者，从缺盆循颈上颊至目锐眦，却入耳中。其支别者，别循颊上颐抵鼻，至目内眦也。多血少气，未时气血注此。丙火之腑，盛受之官，化物出焉。合心脏而长三丈二尺，曲寸六而广二寸有半。能沁清别浊，水液入于膀胱，滓秽入于大肠。候在唇中，脉详左寸。是经之为病也，面白，耳前热，苦寒，肩、臂廉内外肿痛。沉诊为心实则脉实，烦满而口舌生疮；浮取小肠虚则脉虚，懊侬而唇青下白。颔肿不可转，清痰降火；腰折难动履，渗湿利热。倘小便数频，乌药、益智丸用酒煮山药；精气不固，白伏苓和莲须蜡化津液吞。小肠疝气，茴香姜浸入青盐，川楝炒成加木破。滑石寒而能治诸淋，沉香温而能行诸气。尿血煮苦苋菜根，血淋煎车前子叶。清泉旋汲饮发灰，薄荷时煎调琥珀。热入小肠为赤带，茴香、苦楝、当归；邪归大腑变膏淋，滑石、金沙、甘草。尝考牡蛎、石斛补，续随、金沙泻，巴戟、乌药、茴香温，黄芩、通草、花粉凉；羌活、藁本引于上，黄柏、二苓行于下。细阅本草之旨，略为理治之楷，毋执己见，妙在言传。

导引本经

心与小肠为受盛，而导引亦在其中矣，当参看前篇。

肾经穴歌

少阴肾经从何起，涌泉屈足卷指取。然谷踝前大骨下，踝后跟上太溪府。溪下五分寻大钟，水泉溪下一寸许。照海踝下阴跷生，踝上二寸复溜名。溜前筋骨取交信，亦曰踝上二寸行，筑宾六寸腨分取。阴谷膝内著骨辅，横骨有陷如仰月。大赫脐下四寸摢，气穴四满并中注。直各一寸横寸五，惟有肓俞正夹脐。商曲石关上阴都，通谷幽门各寸许。幽门五分夹巨阙，步廊神封过灵墟。神藏或中入俞府，各直寸六横二寸。俞府却与璇玑并，各开二寸无差误。

　　此一经起于涌泉，终于璇玑。取涌泉、然谷、太溪、复溜、阴谷，与井、荥、俞、经、合也。脉起小指之下，斜趋足心，出然谷之下，循内踝之后，别入跟中，上腨内，出腘内廉，上股内后廉，贯脊，属肾络膀胱。其直行者，从肾上贯肝膈，入肺中，循喉咙，挟舌本。其支者，从肺出络心，注胸中。多血少气，酉时气血注此。癸水之脏，作强之官，伎巧出焉，其旺于冬，封藏之本也。其味咸而色黑，其声呻而志恐。内藏精而藏志，外荣骨而荣须。其候在腰，其液为唾，开窍于耳，都脉在左尺，对命门，一而为二。左名肾，男子以藏精。右命门，女子以系胞。源气之根，精神之舍。受病同归于膀胱，诊候两分于水火。实则脉实，小腹胀满而腰背急强，便黄舌燥者，泻肾汤可以广推；虚则脉虚，气寒阳痿而言音混浊，胫弱脉代者，苁蓉散宜加寻讨。肾气不和，腰胁痛，散号异香；阳经郁滞，背肩疼，汤名通气。腰痛散八角茴香，精泄末一升韭子。气滞腰间堪顺气，血凝臂痛可舒经。五味能交心肾，须茯神、远志、川归、山药、苁蓉、枸杞；龙骨安养精神，与益智、茴香、故纸、鹿茸、牛膝、黄芪。地黄补肾益阴，加当归而补髓；附子祛寒去湿，倍人参而壮阳。龙骨治骨虚酸痛，猪肾济肾弱腰亏。大抵咸能走肾，秋石须明配合；寒能败命，春茗要别陈新。渗淡泻水之剂宜慎，烧炼助火之剂勿食。东垣曾谓独活、肉桂报使，仲阳专用地黄、枸杞引经。抑又闻竹破须将竹补，抱鸡还要卵为。谁知人人本有长生药，自是迷徒枉撒抛。甘露降时天地合，黄芽生处坎离交。井蛙应谓无龙窟，篱鹤曾知有凤巢。月熟自然金满屋，何须寻草学烧茅。

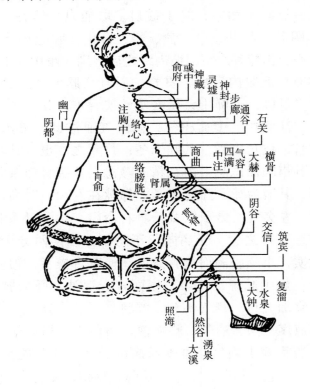

足少阴肾经

导引本经

人禀天地之气以有生，而太极之精寓焉。此吾之所固有，而充塞乎无间也。人惟志以情诱，念以物牵。以有限之天真，纵无穷之逸欲。消耗日甚，中无所主，则群邪乘之，而百病作。是洞开四门以纳盗，何不至于败哉。然自古圣人率多令考，岂其浑蒙沕穆，得于天者独厚，嘘吸偃仰，成于人者有异术耶。亦以志宁道一，神爽不漓。俾吾固有之真，常为一身之主命，则荣卫周流，邪无自入，彼风寒暑湿，譬之坚城外道，虽踵至叠窥，其何以得其隙，而肆之雪哉。鸣医者方，辨症循方，按脉施剂，倏忽收功，固所不至。然盗至而遏之，孰若无盗之可遏也；病至

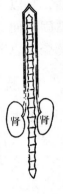

肾—肾

肾脏

而疗之，孰若无病之可疗也。与其求金石之饵，而常患其不足；孰若求吾身之精，而恒自有余也。故黄帝、岐伯问答曰，百体从令，惟于保太和而泰，天君得之，盖此意也。先贤云，天地之大宝金银，人身之大宝精肾。《内经》曰，男女人之大欲存焉，诚能以理制欲，以义驭情，虽美色在前，不过悦目畅志而已，奚可恣情丧精。所谓油尽灯灭，髓竭人亡，添油灯壮，补髓人强也。又曰冬月天气闭，血气藏，伏阳在内，心膈多热，切忌发汗以泄阳气，此谓之闭藏。水冰地坼，无扰乎阳，早卧早起，必待日光，使志若伏若匿，若有私意，若已有得，去寒就温，勿泄皮肤，使气亟夺，此冬气之应，养藏之道也。逆之则伤肾，春为痿厥。人宜服固本益肾酒，以迎阳气耳，不可过暖，致伤目，而亦不可太醉、冒寒。如冬伤于寒，春必病温。故先王于是月闭关，俾寒热适中可也。尝闻之曰，湛然诚一守精玄，得象忘言辨道看；好把牝门凭理顾，子前午后用神

中医药古籍珍善本

佔，是以元精炼交感之精。三物混合，与道合真，自然元精固，而交感之精不漏。卫生之法，先此而已。前贤所谓，精全不思欲，气全不思食，神全不思睡，斯言尽矣。

膀胱经穴歌

足太阳兮膀胱经，目眦内角始睛明。眉头陷中名攒竹，曲差二穴伴神庭。五处夹星一寸五，承光处后寸五分，通天络却亦均停，玉枕横夹于脑户，顶后发际大筋处，外廉陷中是天柱。脊骨相去寸五分，第一大杼二风门。肺俞三椎厥阴四，心俞五椎之下论。督俞六椎膈俞七，肝俞九椎之下觅。胆俞十椎十一脾，十二椎下取胃俞。三焦肾俞气血俞，十三十四十五居。大肠关元俞怎量，十六十七椎两旁。十八椎下小肠俞，十九椎下取膀胱。中膂内俞椎二十，白环二十一椎当。上髎次髎中与下，一空二空夹腰胯。三四夹脊陷中取，会阳尻尾骨旁分。承扶臀下阴纹中，殷门承下六寸量。脊骨相去各三寸，第二椎下名附分。魄户三椎膏肓四，神堂五椎之下论。谚谑六椎膈关七，魂门九椎阳纲十。意舍胃仓及肓门，十一十二十三椎。志室十四胞肓九，二十椎下秩边收。浮郄一寸委阳上，委阳外廉两筋间。委中膝腘约纹里，此下三寸寻合阳。承筋腨肠中央是，承山腨下肉分旁。飞扬外踝上七寸，附阳踝上三寸量。昆仑外踝跟骨上，仆参跟下陷中详。申脉踝下肉分际，金门申下一寸间。京骨外侧大骨下，束骨本节陷中藏。通谷本节前陷索，至阴小指外侧详。

此一经之脉起于目内眦，上额交巅上。其支者，从巅至耳上角，其直行者，从巅入络脑，还出别下项，循肩膊内，挟脊抵腰中，入循膂，络肾属膀胱。其支别者，从腰中下贯臀，入腘中。其支别者，从髆内左右，别下贯胛，挟脊内，过髀枢，循髀外后廉，下合腘中，以下贯腨中，出外踝之后，循京骨至小趾外侧端。多血少气，申时气血

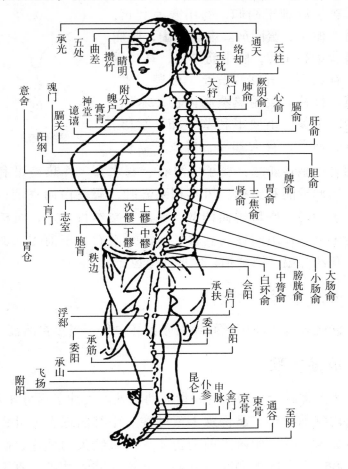

足太阳膀胱经

注此。名玉海而津液藏，号都官而气化出。重九两二铢，而广九寸，量九升合，而其器堪容。候在耳中，脉居左寸。是膀胱实则脉实，病胞转不得小便，苦烦满难于俯仰，药用寒凉利窍，石膏、栀子、蜜同煎。虚则脉虚，肠痛引腰背难利屈伸，脚中筋紧急，耳鸣重听，补磁石、五味、黄芪，配苓、术、石英、杜仲。大腑热蒸肠内涩，木通、生地、黄芩；小便不利茎中痛，葶苈、茯苓、通草；肾大如斗，青皮、荔核、

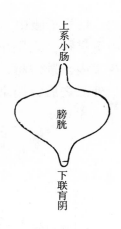

膀胱腑

小茴香；胞转如塞，葵子、滑石、寒水石。冷热熨可利便难，屈伸导能和腰痛。风热相乘囊肿，服三白而立消；虫蚁吹著阳胕，敷蝉蜕而即散。羌活、藁本行于上，黄柏法制走于下。补用橘核、益智仁，泻须滑石、车前子。加茴香、乌药能温，添黄柏、生地能凉也。

导引本经

膀胱肾合为津庆，而导引亦在其中矣，当参看前篇。

肝经穴歌

大敦拇趾看毛聚，行间骨前动脉处。太冲节后寸半取，中封内踝前寸半，蠡沟踝上五寸注。中都内踝上七寸，膝关犊鼻下二寸，阴陵之前两折中。曲泉纹头两筋逢，阴包四寸膝髌上，内廉筋间索其当。五里气冲旁寸半，直下三寸阴股向。阴廉羊矢下二寸，羊矢冲旁一寸间。章门脐脐

上二寸，横取九寸肋端量。期门乳下一寸半，直下二肋可推详。

此一经起于大敦，终于期门，取大敦、行间、太冲、中封、曲泉，与井、荥、俞、经、合也。脉起大趾聚毛之际，上循足跗上廉，去内踝一寸，上踝八寸，交出太阴之后，上腘内廉，循股入阴中，环阴器，抵小腹，挟胃属肝络胆，上贯膈，布胁肋，循喉咙之后，上入颃颡，连目系，上出额，与督脉会于巅。其支者，从目系下颊里，环唇内。其又支复从肝，别贯膈，上注肺。多血少气，丑时气血注此。乙木之脏，将军之官，谋虑出焉。气旺于春，乃罢极之本也，其色青，其声呼，其志怒，内藏魂而藏血，外荣爪而荣筋，泪出于肝，候在于胁，开窍于目，脉在左关。是肝实则脉实，两胁痛，怒而目自肿疼；虚则脉虚，七叶薄，而汪汪昏泪。资心火以补肝虚，抑阳光而泻本实。故味辛补而酸泄，气凉泻而温补。姜橘细辛补之宜，芎芍、大黄泻之可。目胜离娄，君神曲而佐磁石；开瞽盲瞍，捣羊肝以丸连末。气疼两胁，君枳实、芍药、参芎；痰攻双臂，施木草、橘半、附苓。右胁胀痛，桂心、枳壳草姜黄；左胁刺痛，粉草、川芎和枳实。悲怒伤肝双胁痛，芎辛、枳梗、防风、干葛，草姜煎；风寒撼木囊茎痛，茴香、乌药、青橘、良姜，调酒饮。疝本肝经，何药可疗，附子、山栀力最高，全蝎、玄胡功不小。上燥下寒，梅膏捣丸归鹿；头痛气厥，乌药末细川芎。寒湿脚踏椒囊，风热膝痛煎柏木。欲上行，引经柴胡、川芎，下行须要去穰青皮也。温则木香、肉桂，凉则菊花、车前，补用阿胶、酸枣仁，泻用柴前、犀牛角。勿胶柱而鼓瑟，当加减以随宜。

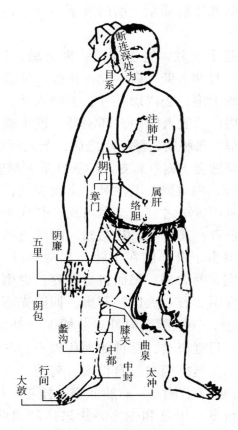

足厥阴肝经

导引本经

肝以眼为穴，入眠则血归肝，眼受之而能视也。夫眠乃无名惑复之火，不可纵之使眠，亦不可不眠。若胆虚寒不眠，则精神困倦，志虑不安。肝实热，眠过多则慧镜生尘，善根埋灭，皆非调肝伏睡魔之道也。举其要而言，勿

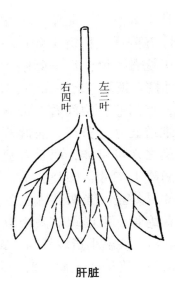

右四叶　左三叶

肝脏

嗔怒，勿昼寝，睡其形而不睡其神是也。盖睡之精，乃身之灵，人能少睡，则主翁惺惺，智识明净。不惟神气清爽，梦昧亦安也。若贪眠则心中血潮，元神离舍。不惟云掩性天，亦随境昏迷。故三丰有云，捉取梦中之梦，搜求玄上三月。此为发陈，天地俱生，万物以荣。夜卧早起，广步于庭，披发缓形，以使志生。此春气之应，养生之道也。逆之则伤肝，此又不可不知。

胆经穴歌

足少阳兮胆之经，目尖尽处瞳子名。耳前陷中寻听会，上关耳前开有空。颔厌脑空上廉看，悬颅脑空上廉内，悬厘正在额角端。曲鬓曲耳正尖上，率谷耳鬓寸半安。天冲耳上三寸居，浮白发际一寸取。窍阴枕下动有空，完骨耳后四分通。本神耳上入发际，曲差之旁寸五分，阳白眉上一寸量，临泣发际五分详。目窗正营各一寸，承灵营后寸五录，脑空下夹玉枕骨。风池后发际陷中，肩井骨前看寸半，渊液腋下三寸按。辄筋直乳平蔽骨，日月期门二寸半。直下五分细求之，京门监骨腰间看。带脉季胁寸六分，五枢直下三寸间。维道五寸三分得，居髎八寸三分索，髀骨枢下宛宛间。环跳之穴可审详，两手着腿风市谋，膝上五寸中渎搜。阳关阳陵上三寸，阳陵膝下一寸求。阳交外踝斜七寸，正上七寸寻外丘。光明外踝上五寸，阳辅踝上四寸收。悬钟三寸看绝骨，坵虚踝前陷中取，临泣寸半后侠溪。五会一寸灸早卒，侠溪小指岐骨间，窍阴正在次趾端。

此一经起于窍阴，终于瞳子髎。取窍阴、侠溪、临泣、坵虚、阳辅、阳陵，与井、荥、俞、经、合也。脉起目锐眦，上抵角，下耳后，循颈行手少阳之前，至肩上却交出手少阳之后。其支者，从耳后入耳中，走耳前，至目锐眦后。多气少血，子时气血注此。甲木之腑，中正之官，决断出焉。附肝叶而藏汁三合，喉音门而著象多青，开窍随肝，在关脉候。是胆病则眉颦口苦而呕宿汁，善太息，恐如人捕。实则脉实，而精神不爽，半夏汤泻之最良；虚则脉虚，而烦扰不眠，温胆汤补之却善。火不下降心胆跳，茯神、沉香蜜和丸，送入人参汤；风癫狂心恐怖，铅汞、朱乳共结成，吞下井花水。咽痛膈壅，硝蚕、黛勃、蒲脑子，加麝以收功；胆虚卧惊，参柏、枸神、枳熟地，用酒而有力。清热宽咽，薄荷、宿芎、片脑。惊心怖胆，人参、酸枣、乳、辰砂。惊神昏乱，记学士之良方；风引痫生，修真人之秘散。胆虚寒而不眠，炒酸枣调煎竹叶；胆实热而多睡，生枣仁末和姜茶。补用薏苡、酸枣仁，泻用青连、柴前胡。温则姜、夏、橘红，凉加竹茹、甘、菊。柴胡、川芎报使上行而不悖，青皮、车前引经下走以无疑。药有生熟，贵按脉而取；用剂宜多寡，当随症以权衡。或厥疾之未瘳，仗针灸以收功。

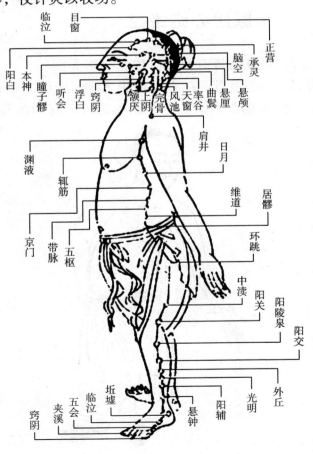

足少阳胆经

导引本经

　　肝胆同归津液府，能通眼目为清净。而导引亦在其中矣，当参道前篇。

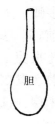

胆腑

手厥阴心胞络经

　　问曰，诸脏府皆有图，何独心包络无图耶？答曰，心包络者，在心下横膜之上，竖膜之下，与横膜相粘，而黄脂裹者。心也其脂膜之外，有细筋膜如丝，

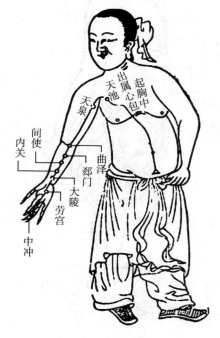

手厥阴心胞络经

与心肺相连者，心包络也。滑氏云，手厥阴心主，又曰心包何也？曰，君火以名，相火以位，手厥阴代君火行事，以用而言，故曰手厥阴心主；以经而言曰心包络，一经二名，实相火也。王叔和不言心胞而言命门，后学承习而不悟，盖不知实有筋膜如丝外裹。然叔和指命门者，无非因其相火之脏为可配故耳。

心胞络穴歌

厥阴心包何处得，乳后一寸天池索。天泉腋下二寸求，曲泽肘纹寻动脉。郄门去腕五寸通，间使腕后三寸逢。内关去腕才二寸，大陵掌后两筋中。劳宫掌内屈指取，中指之末看中冲。

此一经起于中冲，终于天池。取中冲、劳宫、大陵、间使、曲泽，与井、荥、俞、经、合也。脉起胸中，出属心包，下膈历络三焦。其支者，循胸出胁，下腋三寸，上抵腋下，下循臑内，行太阴少阴之间，入肘中，下循行两筋之间，入掌中，循中指出其端。其支别者，从掌中循小指次指出其端。多血少气，戌时气血注此。受足少阴之交，其丝与三焦之丝连属，故指相火之脏实乃裹心之膜，包于心外也。此实安身立命之地，尤宜详察，默会其真。其调剂也，莫执一方；其针灸也，必循其道。达者慎焉，几于神矣。

三焦论考

三因方云，古人谓左为肾脏，其腑膀胱；右为命门，其腑三焦。三焦者，有脂膜如手大，正与膀胱相对，有二白脉自中出，夹脊而上贯于脑。所以经云，男子藏精，女子系胞。以此推之，三焦当如此说，有形可见为是。扁鹊乃云，三焦有位无形。而叔和辈失其旨意，遂云无状有名，俾后学承谬不已。且名以召实，无实奚名，果无其形，尚何截精系胞以哉？其所谓三焦者何也？上焦在膻中，内应心；中焦在中脘，内应脾；下焦在脐下，即肾间动气。分布人身上中下之异。方人湛寂，欲想不兴，则精气散在三焦，荣华百脉。及其想念一起，欲火炽然，翕撮三焦，精

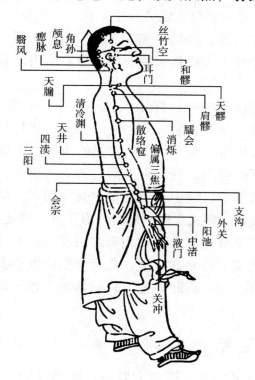

手少阳三焦经

气流溢，并于命门，输泻而去，故号此府为三焦耳。世承叔和之弊而不悟，可为长太息也。初，甚异其说，及为齐从事_{以下医说载龙川志内}，有一举子徐遁者，石守道之婿也。少尝医疗病有精思，曰，齐尝大饥，群丐相脔而食，有一人皮肉尽，而骨脉全者，视其五脏，见右肾之下有脂膜，大如手者，正与膀胱相对，有二白脉，自其中出，夹脊而上贯脑，意此即导引家所谓夹脊双关者，而不悟脂膜如手大者之为三焦也。所见默合，可证古人之谬矣。

三焦穴歌

手少阳兮三焦经，无名指端是关冲。液门中渚及阳池，外关支沟一寸从。会宗三阳同四渎，天井尖后一寸晤。清冷肘上二寸取，消烁臂外肘分索。臑会相去肩三寸，肩髎天髎各自寻。天牖在颈缺盆血，翳风耳后陷中针。瘈脉耳后爪青地，颅息之穴暂上去。角孙耳廓开有陷，丝竹和髎耳门系。

此一经起于关冲，终于耳门。取关冲、液门、中渚、支沟、天井，与井、荣、俞、经、合也。脉起小指次指之端，上出次指之间，循手表腕，出臂外两骨之间，上贯肘，循臑外上肩，交出足少阳之穴，入缺盆，交膻中，散络心包，下膈循属三焦。其支者，从膻中上出缺盆，上项，系耳后，直上出耳上角，以屈下颊至颛。其支者，从耳后入耳中，至目锐眦。多血少气，亥时气血注此。受手厥阴之交，中清之府，引道阴阳，开通闭塞，官司决渎，水道出焉。用药动似盘珠，毋使刻舟求剑，聊著述于前篇，俟同志之再辨。

督脉穴歌

龈交唇内龈纹间，兑端正在唇中央。水沟鼻下沟内索，素髎宜向鼻端详。头形此高南面下，先以前后发际量。分为一尺有二寸，发际五分神庭当。庭上五分上星位，囟会星上一寸强。上至前顶一寸半，寸半百会居中央。后顶强间脑户三，相去各去一寸五。后顶五分是哑门，门上五分是风府。上有大椎下尾骶，分为二十有一椎。平肩大椎二陶道，身椎第一五神道。灵台第六至阳七，筋缩九椎之下

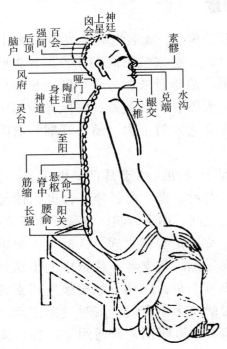

督脉

考。脊中居脊十一椎，十三椎上是悬枢。中间七节长二分，命门十四平前脐。阳关居脊十六椎，二十一椎名腰俞。其下长强伏地取，此穴得之痔根愈。

此经不取荥、合也。脉起下极之俞并于脊里，上至风府入脑上巅，循额至鼻柱，属阳脉之海。以人之脉络，周流于诸阳之分，譬犹水也。而督脉则为之都纲，故名曰海焉。用药难拘定法，针灸贵察病源。

导引本经

丹书曰，要知任督二脉一功，先将四门外闭，两目内观。默想黍米之珠，权作黄庭之主，却乃徐徐咽气一口，缓缓纳入丹田，冲起命门，引督脉过尾闾，而上升泥丸，追动性元，引任脉降重楼而下返气海。二脉上下，旋转如圆，前降后升，络绎不绝，心如止水，身似空壶。即将谷道轻提，鼻息渐闭。倘或气急，徐徐咽之。若乃神昏，勤加注想，意倦放参。久而行之，关窍自开，脉络流通，百病不作。广成子曰，丹灶河车休矻矻，此之谓也。督任原是通真路，丹经设作许多言；予今指知玄机理，但愿人人寿万年。

予少有失血失精弱疾，每留心玄学，觅师千百，非惟费资拜受之苦，且说出俱是无根偏见。深慨学道之艰，直录以示后进。不特有益性命，于医学亦有补云。

天台山人谨识

任脉穴歌

会阴正在两阴间，曲骨脐下毛际安。中极脐下四寸取，三寸关元二石门。气海脐下一寸半，阴交脐下一寸论。分明脐内号神阙，水分一寸脐上列。下脘建里中上脘，各各一寸与君说。巨阙上脘一寸半，鸠尾蔽骨五分按。中庭膻中寸六分，膻中两乳中间看。玉堂紫宫及华盖，相去各寸六分算。华盖玑下一寸量，璇玑突下一寸当。天突结下宛宛处，廉泉颌下骨尖旁。承浆颐前唇陵下，任脉之部宜审详。

　　此一经不取荥、合也。脉起中极之下，以上毛际，循腹里，上关元至喉咙。属阴脉之海，以人之脉络，周流于诸阴之分，譬犹水也。而任脉则为之总会，故名阴脉之海焉。用药当分男女，月事多主冲任，是任之为言妊也。乃夫人生养之本，调摄之源。督则由会阴而行背，任则由会阴而行腹。人身之有任督，由天地之有子午也。人身之任督以腹背言，天地之子午以南北言，可以分可以合者也。分之，以见阴阳之不离；合之，以见浑沦之无间。一而二，二而一者也。但在僧道，不明此脉，各执所尚。禁良禁语，断臂燃指烧身，枯坐而亡，良可悲夫！间有存中黄一事，而待神气凝聚者，有运三华五气之精而洗骨伐毛者，有搬运周天火候者，有日运脐，夜运泥丸炼体者，有呼九灵三精，神而归灵府者，有倒斗柄而运化机者，有默朝上帝者，有服气吞霞者，有闭息存神者，有采炼日精月华者，有吐纳导引者，有单运气行火候者，有投胎夺舍者，有旁门九品渐法三乘者。种种不同，岂离任督，盖明任督以保其身，亦犹明君爱民以安其国也。民毙国亡，任衰身谢。是以上人哲士，先依前注，导引各经，调养纯熟，即仙家之能筑基是也，然后扫除妄念，以静定为基本，而收视返听。含光默默，调息绵绵，握固内守，注意玄关，顷刻火中水发，雪里花开，两臂如汤煎，膀胱似火热。任督犹车轮，四肢若山石，一饭之间，天机自动。于是轻轻然运，默默然举，微以意定，则金水自然混融，水火自然升降。如桔槔之呼水，稻花之凝露，忽然一粒大如黍米，落于黄庭之中，此采铅投汞之真秘。予不揣愚陋，扫却旁蹊曲径，指出一条大路，使人人可行也。到此之时，意不可散，意散则丹不成矣。紫阳真人曰，真汞生于离，其用却在坎。姹女过南园，手持玉橄榄，正此谓也。日日行之无间断，无毫发之差。如是炼之一刻，一刻之周天；炼之一时，则一时之周天；炼之一日，则一日之周天；炼之百日，则百日之周天，谓之立基。炼之十月，谓之胎仙。功夫至此，身心混沌，与虚空等。不知身之为我，我之为身，亦不知神之为气，气之为神，不规中而自规中，不胎息而自胎息，药不求而自生，火不求而自出。虚室生白，黑地引针，不各其所以然而然，亦不知任之为督，督之为任也。至于六害不除，十少不存，五要不调，虽为小节之常，终为大道之累。何名六害？一曰薄名利，二曰禁声色，三曰廉货财，四曰损滋味，五曰屏虚妄，六曰除嫉妒。六者有一，卫生之道远，而未见其有得也。虽心希妙理，口念真经，咀嚼英华，呼吸景象，不能补其促也。何名十少？一曰少思，二曰少念，三曰少笑，四曰少言，五曰少饮，六曰少怒，七曰少乐，八曰少愁，九曰少好，十曰少机。夫多思则神散，多念则心劳，多笑则肺腑上翻，多言则气海虚脱，多饮则伤神损寿，多怒则腠理奔浮，多乐则心神邪荡，多愁则头面焦枯，多好则志气溃散，多机则志虑沉迷。兹乃伐人之生，甚于斤斧；蚀人之性，猛于豺狼也，卫生者戒之哉！

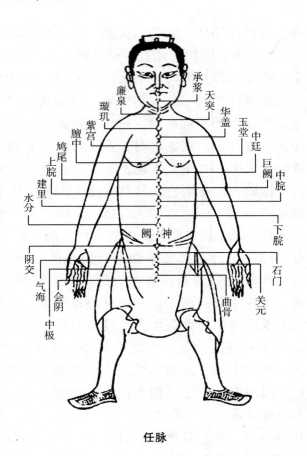

任脉

针灸萃英

子午流注十二经井荥俞原经合歌

手大指内太阴肺，少商为井荥鱼际。太渊之穴号俞原，经合经渠尺泽类。食指阳明曰大肠，商阳二间三间详。合谷阳溪依穴取，曲池为合正相当。中指厥阴心包络，中冲掌中劳宫索。大陵为俞本是原，间使从容求曲泽。无名指外是三焦，关冲寻至液门头。俞原中渚阳池取，经合支沟天井求。手小指内少阴心，少冲少府井荥寻。神门俞穴为原穴，灵道仍须少海真。手小指外属小肠，少泽流于前谷内。后溪腕骨之俞原，阳谷为经合小海。足大指内太阴脾，井荥隐白大都推。太白俞原商丘穴，阴陵泉合要须知。足大指端厥阴肝，大敦为井荥行间。太冲为俞原都是，经在中封合曲泉。足第二指阳明胃，厉兑内庭须要会。陷谷冲阳经解溪，三里膝下三寸是。足掌心中少阴肾，涌泉然谷天然定。太溪肾俞又为原，复溜阴谷能医病。足第四指少阳经，窍阴为井侠溪荥。俞原临泣坵墟穴，阳辅阳陵泉要真。足小指外属膀胱，至阴通谷井荥当。束骨次寻京骨穴，昆仑经合委中央。

子午流注逐日按时定穴歌 徐廷瑞

甲日戌时胆窍阴，丙子时中前谷荥。戊寅陷谷阳明俞，返本丘墟木在寅。庚辰经注阳溪穴，壬午膀胱委中寻。甲申时纳三焦水，荥合天干取液门。

乙日酉时肝大敦，丁亥时荥少府心。己丑太白太冲穴，辛卯经渠是肺经。癸巳肾宫阴谷合，乙未劳宫水穴荥。

丙日申时少泽当，戊戌内庭治胀康。庚子时在三间俞，本原腕骨可祛黄。壬寅经水昆仑上，甲辰阳陵泉合长。丙午时受三焦木，中渚之中仔细详。

丁日未时心少冲，己酉大都脾土逢。辛亥太渊神门穴，癸丑复溜肾水通。乙卯肝经曲泉合，丁巳包络大陵中。

戊日午时厉兑先，庚申荥穴二间迁。壬戌膀胱寻束骨，

中医药古籍珍善本

冲阳土穴必还原。甲子胆经阳辅是，丙寅小海穴安然。戊辰气纳三焦脉，经穴支沟刺必瘥。

己日巳时隐白始，辛未时中鱼际取。癸酉太溪太白原，乙亥中封内踝比。丁丑时合少海心，己卯间使包络止。

庚日辰时商阳居，壬午膀胱通谷之。甲申临泣为俞木，合谷金原返本归。丙戌小肠阳谷火，戊子时居三里宜。庚寅气纳三焦合，天井之中不用疑。

辛日卯时少商本，癸巳然谷何须忖。乙未太冲原太渊，丁酉心经灵道引。己亥脾合阴陵泉，辛丑曲泽包络准。

壬日寅时起至阴，甲辰胆脉侠溪荥。丙午小肠后溪俞，返求京骨本原寻。三焦寄有阳池穴，返本还原似的亲。戊申时注解溪胃，大肠庚戌曲池真。壬子气纳三焦寄，井穴关冲一片金。关冲属金壬属水，子母相生恩义深。

癸日亥时井涌泉，乙丑行间穴必然。丁卯俞穴神门是，本寻肾水太溪原。包络大陵原并过，己巳商丘内踝边。辛未肺经合尺泽，癸酉中冲包络连。子午截时安定法，留传后学莫忘言。

奇经论 窦文真公

《难经》云，脉有奇经八脉者，不拘于十二经，何谓也？然有阳维，有阴维，有阳跷，有阴跷，有冲，有任，有督，有带之脉。凡此八脉，皆不拘于经，故曰奇经八脉也。经有十二，络有十五，凡二十七气相随上下，何独不拘于经也？然圣人图设沟渠，通利水道以备不然。天雨降下，沟渠溢满，当此之时，霶霈妄行，圣人不能复图也。此络脉满溢，诸经不能复拘也。既不拘于十二经络，皆从何起何继，详见下文。

奇经八脉周身交会歌

督脉起自下极腧，并与脊里上风府；过脑额鼻入龈交，为阳脉海都纲要。任脉起于中极底，上腹循喉承浆里。阴脉之海任所为，冲脉出胞至胸止。从腹会咽络口唇，女人成经为血室。脉并少阴之肾经，与任督本于阴会。三脉并起而异行，阳跷起足跟之底。循外踝上入风池，阴跷内踝循喉嗌。本足阴阳脉别支，诸阴会起阴维脉，发足少阴筑宾郄。诸阳会起阳维脉，太阳之郄金门是。带脉周回季胁间，会于维道足少阳。所谓奇经之八脉，维系诸经乃顺常。

八脉交会八穴歌

公孙冲脉胃心胸，内关阴维下总同。临泣胆经连带脉，阳维目锐外关逢。后溪督脉内眦颈，申脉阳跷络亦通。列缺肺任行肺系，阴跷照海膈喉咙。

八脉配八卦歌

乾属公孙艮内关，巽临震位外关还。离居列缺坤照海，后溪兑坎①申脉间。补泻浮沉分逆顺，四时呼吸不为难。祖传秘诀神针法，万病如拈立便安。

八穴相配合歌

公孙偏与内关合，列缺能消照海疴。临泣外关分主客，

---

① 坎：原文为"缺"，据文意改。

后溪申脉正相和。左针中病知高下，以意通经广按摩。补泻迎随分逆顺，五门八法是真科。

八法逐日支干歌

甲巳辰戌丑未十，乙庚申酉九为期。丁壬寅卯八成数，戊癸巳午七裁依。丙辛亥子亦七数，逐日支干即得知。

八法临时支干歌

甲巳子午九宜用，乙庚丑未八无疑。丙辛寅申七作数，丁壬卯酉六须知。戊癸辰戌各有五，巳亥单加四共齐。阳日除九阴除六，不及零除穴下推。

载九履一，左三右七。三四为肩，六八为足。五本居申，寄于坤局。阳日寄艮，阴日寄坤。

神捷灵龟八法之图 窦文真公著

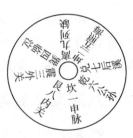

坎一申脉主，照海坤二五。
震三属外关，巽四临泣数。
乾六是公孙，兑七后溪府。
艮八主内关，离九列缺住。

假如甲子日戊辰时，就数逐日支干，内甲得十数，子得七数。又算临时支干，内戊得五数，辰得五数，共成二十七数，此是阳日。该除二九一十八数，余有九数，离九列缺穴也。假如乙丑日壬午时，就算逐日支干，内乙得九数，丑得十数。又算临时支干，内壬得六数，午得九数，共成五十四数，此是阴日。该除五六方三十数，零有四数，是巽四临泣也。余仿此。

祖传秘要八法交会八脉

公孙_父，冲脉_{脾足太阴}，足大指内侧本节后一寸陷中，令病人坐，合掌相对取之。

内关_母，阴维_{心包手厥阴}，掌后二寸两筋之间陷中，令病人稳坐仰手取之。

后溪_夫，督脉_{小肠手太阳}，手小指本节后，握掌尖，尖上是穴，令病人握拳取之。

申脉_妻，阳跷_{膀胱足太阳}，足外踝下微前赤白肉际是穴。

临泣_男，带脉_{胆足少阳}，足小指去指门去侠溪一寸五分，令病人正背取之。

外关_女，阳维_{三焦手少阳}，手背腕后陷中，令病人稳坐覆手取之。

列缺_主，任脉_{肺手太阴}，手腕后一寸五分是穴，以两穴。

照海_客，阴跷_{肾足少阴}，足内踝下微前赤白肉际陷中是穴。

用针十四手法

一动，二摇，三进，四退，五搓，六盘，七弹，八捻，九循，十扪，十一捫，十二按，十三爪，十四切。

用针四法

一曰青龙摆尾。以两指扳倒针头朝病，如扶舡舵，执之不转，一左一右，慢慢拨动，九数或三九二十七数，其气遍体交流。

二曰白虎摇头。以两指扶起针尾，以肉内针头轻转，如下水舡中之橹振摇，六数或三六一十八数，如欲气前行，按之在后，欲气后行，按之在前。二法轻病亦可行之，摆动气血，盖龙为气，虎为血，阳日先行龙而后虎，阴日先行虎而后龙，能引血游，斯为活法。

三曰苍龙探穴。以两手扳倒针头，一退三进，向上钻剔一下，向下钻剔一下，向左钻剔一下，向右钻剔一下。先上而下，自左而右，如入土之象。

四曰赤凤迎原。以两手扶起针，插入地部，复提至天部，候针自摇，复进至人部，上下左右，四围飞旋，如展翅之象。病在上吸而退之，病在下呼而进之。又将大指爪从针尾刮至针腰，此刮法也。能移不忍痛，可散积年风，午后又从针腰刮至针尾。又云病在上刮向上，病在下刮向下，有挛急者频宜刮。切循摄二法须连行三五次，气血各循经络飞走之妙全在此处，病邪从此退矣。放针停半时久，扶起针头审看针下，十分沉紧则泻九补六。如不甚紧，则泻六补九。补泻后，针活即摇而出之。

手法

凡言九者即子阳也，言六者即午阴也。但九六数有多少不同，补泻提插皆然。言初九数者即一九也，然亦不止于一九便了。但行至一九，少停又行一九，三次共三九二十七数，或四九三十六数。言少阳数者，七七四十九数，亦每次七数略停。老阳数者，九九八十一数，每次二十七数，少停共行二次。言初六数者，即一六也，然亦不止于一六便了。但行至一六，少停又行一六，三次共三六一十八数。言老阴数者，六六三十六数，每次一十八数少停，共行二次。言少阴数者，八八六十四数，每次八数略停。或云，子后宜九数补阳，午后宜六数补阴。阴日刺阳经，多用六数补阴；阳日刺阴经，多用九数补阳，此正理也。

但见热症即泻，见冷症即补，舍天时以从人之病者，权也，活法也。

补泻雪心歌

如何补泻有两般，盖是经从两边发。古人补泻左右分，今人乃为男女别。男女经脉一般生，昼夜循环无暂歇。此诀出自梓桑君，我今授汝心已雪。

祖传秘要琼瑶真人截机手法

子午行升气，飞经走气明。砭针行外取，水火就中推。上下交经走，疾如应手枢。往来依进退，补泻逐迎随。用似舡推舵，应如弩发机。阳生春日照，阴至晚风吹。气聚时间散，身疼指下移。这般玄妙诀，不许世人知。有人识得透，泄破老天机。回生能起死，诸疾恰如拿。

回生起死诀

盐指担如拇指摄，金针爪动微微彻。翻天覆地用迎随，回生起死显名医。

拦①江赋

担捷之中法如何，有胆有捷起沉疴。我今咏此拦江赋，何用三车五幅歌。先将八法来为例，流注之中分次第。心中有病内关担，脐下公孙用法拦。头部之中寻列缺，痰涎壅塞及咽干。禁口头风针照海，三棱刺血立时安。眼目之

---

① 原书为"栏"，据考改之，下同。

中诸疾苦，若更临泣用针担。后溪专治督脉病，癫强此穴治还轻。申脉能治寒与热，头风偏正及心惊。耳聋鼻衄胸中满，好把金针此穴寻。但逢痒麻虚即补，如逢疼痛泻兼迎。此是伤寒并妙诀，三阴须要刺阳经。无汗便从曲池补，复溜之内好用针。若汗多流不绝者，合谷补收效如神。四日太阳宜细辨，公孙照海一般行。再用内关施捷法，七日期门好用针。但治伤寒皆用补，要知素问坦然明。流注之中分上造，常将木火水土金。水若亏兮宜补肺，水多泛浪土能平。春夏井荥宜刺浅，秋冬经络更宜深。天地分如同例取，三才常记在胸中。天部须从天部间，仍调地气一般匀。夫弱妇强应有克，妇弱夫强亦有刑。皆在本经担与捷，泻南补北亦须明。经络明时知造化，若不师传枉费心。不是智应应莫度，天宝岂宜与凡人。按定气穴病人呼，重搓数十要君扶。若得战搓知上下，气不流行病不除。吾今咏此拦江赋，万语千言总不虚。

金针赋

观夫针道，提法最奇。须要明于补泻，方可起于倾危。先分病之上下，次定穴之高低。头有病而足取之，左有病而右取之。男子之气，早在上而晚在下，取之必明其理。女子之气，晚在上而早在下，用之必识其时。午前为早属阳，午后为晚属阴。男女上下，凭腰分之。手足三阳，手走头而头走足。手足三阴，足走腹而胸走手。阴升阳降，出入之机。逆之者为泻为迎，顺之者为补为随。春夏刺浅者以瘦，秋冬刺深者以肥。更观原气厚薄，浅深之刺尤宜。

原夫补泻之法，妙在呼吸手指。男子者，大指进前左转，呼之为补，退后右转，吸之为泻，提针为热，插针为寒。女子者，大指退后右转，吸之为补，进前左转，呼之为泻，插针为热，提针为寒。左与右有异，胸与背不同。午前者如此，午后者反之，是故爪而切之。下针之法，摇而退之。出针之法，动而进之。催针之法，循而摄之。行气之法，搓则去病，弹则补虚。肚腹盘旋，扪为穴闭，重沉豆许曰按，轻浮豆许曰提。一十四法，针要所备。补者一退三飞，真气自归；泻者一飞三退，邪气自避。补则补其不足，泻则泻其有余。有余者，为肿为痛曰实；不足者，为痒为麻曰虚。气速效速，气迟效迟。死生贵贱，针下皆知。贱者硬而贵者脆，生者涩而死者虚。候之不至，必死无疑。

　　且夫下针之法，先须爪按重而切之，次令咳嗽一声，随咳下针。凡补者呼气，初针刺至皮内，乃曰天才。少停进针刺至肉内，乃曰人才。又停进针刺至筋骨之间，乃曰地才，此为极处，就当补之。再停良久，却须退针至人之分，待气沉紧，倒针朝病，进退往来，飞经走气，尽在中矣。凡泻者吸气，初针至天，少停进针直至于地，得气泻之。再停良久，却须退针复至于人，待气沉紧，倒针朝病，法同前矣。其或晕针者，神气虚也，以针补之，口鼻气回，热汤与之，略停少顷，依前再施。

　　及夫调气之法，下针至地之后，复人之分，欲气上行，将针右捻，欲气下行，将针左捻。欲补先呼后吸，欲泻先吸后呼。气不至者，以手循摄，以爪切掐，以针摇动。进捻搓弹，直待气至。以龙虎升腾之法，按之在前，运气走至疼痛之所。以纳气之法，扶针直插，复向下纳使气不回。若关节阻涩，气不过者，以龙虎龟凤，通经接气。大段之法，驱而运之，仍以循摄爪切，无不应矣。此通仙之妙法。

况夫出针之法，病势既退，针气微松，病未退者，针气始根，推之不动，转之不移，此为邪气吸拔其针，乃至气真至，亦不可出，出之者，其病即复。再须补泻，停以待之，直至微松，方可出针豆许，摇而停之。补者吸之去疾，其穴急扪；泻者呼之去徐，其穴不闭。欲令凑密，然后吸气。故曰下针贵迟，太急伤血；出针贵缓，太急伤气。已上总要，于斯尽矣。

考夫治病，其法有八。一曰烧山火，治顽麻冷痹。先浅后深，用九阳而三进三退，慢提紧按，热至紧闭，插针除寒之有准。二曰透天凉，治肌热骨蒸。先深后浅，用六阴而三出三入，紧提慢按，徐徐举针，退热之可凭，皆细细搓之，去病准绳。三曰阳中之阴，先寒后热。浅而深以九六之法，则先补后泻也。四曰阴中之阳，先热后寒。深而浅以六九之方，则先泻后补也。补者直须热至，泻者务待寒侵。犹如搓线，慢慢转针。法深则用深，法浅则用浅，二者不可兼而紊之也。五曰子午捣臼，水蛊膈气，落穴之道，调气均匀，针行上下，九入六出，左右转之，千遭自平。六曰进气之诀，腰背肘膝痛，浑身走注疼，刺九分行九补。卧针五七吸，待上行亦可龙虎交战，左捻九而右捻六，是亦住痛之针。七曰留气之诀，痃癖癥瘕，刺七分用纯阳，然后乃直插针，气来深刺，提针再停。八曰抽添之诀，瘫痪疮癞，取共要穴，使九阳得气。提按搜寻，大要运气周遍，扶针直插，复向下纳，回阳倒阴。指下玄微，胸中活法，一有未应，反复再施。

若夫过关过节催运气，以飞经走气，其法有四。一曰青龙摆尾，如扶舡舵，不进不退，一左一右，慢慢拨动。二曰白虎摇头，似手摇铃，退方进圆，兼之左右，摇而振之。三曰苍龟探穴，如入土之象，一退三进，钻剔四方。四曰赤凤迎源，展翅之仪，入针至地，提针至天，候针自摇，复进其元，上下左右，四围飞旋，病在上吸而退之，病在下呼而进之。

至夫久患偏枯，通经接气之法，有定息寸数。手足三阳上九而下十四，过经四寸。手足三阴上七而下十二，过经五寸，在乎摇动。出纳呼吸，同法驱运，气血顷刻周流上下通接，可使寒者暖而热者凉，痛者止而胀者消。若开渠之决水，立时见功，何倾危之不起哉。虽然病有三因，皆从气血；针分八法，不离阴阳。盖经脉昼夜之循环，呼吸往来之不息，和则身体康健，否则疾病竞生矣，故曰捷法最奇者哉。

孙真人针十三鬼穴歌

百邪癫狂所为病，针有十三穴须认。凡针之法先鬼宫，次针鬼信无不应。一一从头逐一求，男从左起女从右。一针人中鬼宫停，左边下针右出针。第二手大指甲下，名鬼信刺三分深。三针足大指甲下，名为鬼垒入二分。四针掌上大陵穴，入寸五分为鬼心。五针申脉名鬼路，火针三下七星星。第六却寻大杼上，入发一寸为鬼枕。七刺耳垂下五分，名曰鬼床针要温。八针承浆名鬼市，从左出右君须记。九针间使鬼路上，十针上星名鬼堂。十一阴下缝三壮，女玉门头为鬼藏。十二曲池为鬼臣，火针仍要七星星。十三舌头当舌中，此穴须名是鬼封。手足两边相对刺，若逢孤穴只单通。此是先师真妙诀，猖狂恶鬼走无踪。

禁针穴歌

禁针穴道要先明，脑户囟会及神庭。络却玉枕角孙穴，颅囟承泣随承灵。神道灵台膻中忌，水分神阙并会阴。横骨气冲手五里，箕门承筋及青灵。更加臂上三阳络，二十六穴不可针。孕妇不宜针合谷，三阴交内亦通伦。石门针灸应须忌，女子终身无孕娠。外有云门并鸠尾，缺盆客主人莫深。肩井深时人闷倒，三里急补人还平。

禁灸穴歌

禁灸之穴四十五，承光哑门及风府。天柱素髎临泣上，睛明攒竹迎香数。禾髎颧髎丝竹空，头维下关与脊中。肩贞心俞白环俞，天牖人迎共乳中。周荣渊液并鸠尾，腹哀少商鱼际位。经渠天府及中冲，阳关阳池第五会。隐白漏谷阴陵泉，条口犊鼻窍阴市。伏兔髀关委中穴，殷门申脉承扶忌。

血忌歌

行针须要明血忌，正丑二寅三之未。四申五卯六酉中，七辰八戌九居巳。十亥十一月午当，腊子更加逢日闭。

血支歌

血支针灸应须忌，正丑二寅三卯位。四辰五巳六午中，七未八申九酉部。十月在戌十一亥，十二月于子上议。

十二支人神所在禁忌

子目丑腰耳寅胸，卯脾鼻辰腰膝中。巳手午心未头手，申头背酉背仍同。戌在头面亥头项，十二支人神禁逢。

逐日人神所在禁忌

一足鼻柱小指中，二踝发际外踝同。三腿牙齿并肝足，四腰胃脘手阳明。五口在身足阳明，六手在胸又在胸。七内踝气冲占膝，八腕股内占阴中。九尻在足并膝股，十腰内踝足跌中。

太乙人神歌

立春艮上起天溜，戊寅己丑左足求。春分左胁仓门震，乙卯日见定为仇。立夏戊辰己巳巽，阴络宫中左手愁。夏至上天丙午日，正直应喉离首头。立秋玄委宫右手，戊申己未坤上游。秋分仓果西方兑，辛酉还从右胁谋。立冬左足加新浴，戊戌己亥乾位收。冬至坎方临叶蛰，壬子腰尻下窍阴。五脏六腑并脐腹，招摇戊巳溃中州。痈疽等毒须当避，犯其灭忌疾难瘳。

九宫尻神歌并图

坤踝震腨指牙上，巽属头兮乳口中。面背目乾肩膊兑，项腰艮膝肋离从。坎肘脚肚轮流数，惟有肩尻在中宫。

此乃神农所制。一岁起坤二岁震，

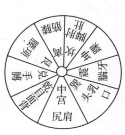

九宫尻神图

逐年顺飞九宫，周而复始，行年到处，则所败体，切忌针灸，重则丧身，轻则发痈疽，速治之。

九部人神禁忌

一脐二心三到肘，四咽五口六在首；七脊八腰九在足，轮流顺数忌针灸亦一岁起脐，二岁到心，后仿此。

十二部人神禁忌

一心二喉三到头，四肩五背六腰求。七腹八项九足十膝，十一阴十二股是一周。

四季人神禁忌

春秋左右胁，冬夏在腰脐。四季人神处，针灸莫施行。

医家赤帜益辨全书三卷

不读本草歌

不读本草焉知药性，专泥药性决不识病。假饶识病未必得法，识病得法工中之甲。能穷素问病受何气，便知用药当择何味。

本草引 纂捷径雷公

医道之传其来尚矣。历代圣君哲辅，靡不留心；自古仁人孝子，咸知注意。人生两间，身缘四大。风寒暑湿之侵蒸，喜怒忧思之郁结。苦乐荣悴，悉损精神。饥饱逸劳，俱伤气血。有生难免，具体皆然。秉受虚实不同，必有恒心乃济；草木良毒各异，未达其性勿尝。药无不效，用当极灵。试嚼乌梅，遽齿酸而津溢；才吹皂角，立鼻捷以气通。啖辣芥则泪垂，啮花椒而气闭。阴胶知内疳所在 阴胶即甑中气垢，点少许于口中，即知脏腑所起，直达至住处，知痛足可医也，硝末救脑欲亡 硝石末吹鼻中，头痛立止，囊皱漩多。夜煎草薢，体寒腹大，全赖鸬鹚；龟尿解噤，鼠骨生牙，磁石引针；琥珀拾芥，鸾胶续剑，獭胆分杯。血投藕而不凝，漆得蟹而自散。

葱汁可以熬桂作水，蟾膏乃能软玉如泥。略举数端证验，以明一切殊功。每用单行，则气纯而愈速；或时兼使，乃味杂而效迟。惟相须佐使配合，则并力以收功。若相反畏恶交参，必争仇而播毒。疾之剧差，休戚所关；方之臧否，安危是系。必合精详有据，岂宜灭裂无稽。对症求方，须衷众善之长；随宜用药，庶获万全之效。

用药法象

天之阴阳温热者天之阳也，寒凉者天之阴也，风、寒、暑、湿、燥、火为六淫之气，人感之为病，三阴三阳，上奉之。

地之阴阳，金、木、水、火、土，生长化收藏，下应之。

辛甘淡者地之阳也，酸苦咸者地之阴也。

气之厚者为阳中之阳，气厚则发热，辛甘温热是也。

气之薄者为阳中之阴，气薄则发泄，辛甘淡平凉寒是也。

味之厚者为阴中之阴，味厚则泻，酸苦咸寒是也。

味之薄者为阴中之阳，味薄则通，酸苦咸平是也。

药性须分阴阳清浊。

气味六甘发散为阳，酸苦涌泄为阴。

清阳发腠理，清之清者也。

清阳实四肢，清之浊者也。

浊阴归六腑，浊之浊者也。

浊阴走五脏，浊之清者也。

药性要旨

苦药平升，微寒平亦升。
甘辛药平降，甘寒泻火。
苦寒泻实热，苦甘寒泻血热。

气味厚薄寒热阴阳升降之图

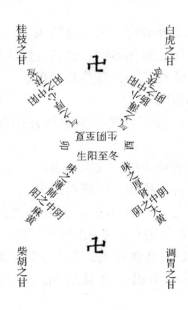

升降者天地之气交

茯苓淡，为在天之阳也。阳当上行，何谓利水而泄下？

经云，气之薄者，乃阳中之阴。所以茯苓利水而泄下，亦不离乎阳之体，故入手太阳。麻黄苦，为在地之阴也。阴当下利，何谓发汗而升上？经云，味之薄者，乃阴中之阳。所以麻黄发汗而升上，然而升上亦不离乎阴之体，故入手太阴。附子气之厚者，乃阳中之阳，故经云发热。大黄味之厚者，乃阴中之阴，故经云泄下。粥淡为阳中之阴，所以利小便；茶茗为阴中之阳，所以清头目。

用药升降浮沉补泻法

肝胆经，味辛补酸泻，气温补凉泻。

肝胆之经，前后寒热不同，逆从互换入求渍法。

心小肠，味咸补甘泻，气热补寒泻。

三焦命门补泻同。

脾胃，味甘补苦泻，气温凉寒热补泻各从其宜，逆从互换入求渍法。

肺大肠，味酸补辛泻，气凉补温泻。

肾膀胱，味苦补咸泻，气寒补热泻。

五脏更相平也，一脏不平，所胜平之，此之谓也。故云，安谷则昌，绝谷则亡，水去则荣散卫亡，神无所居。又仲景云，水入于经，其血乃成；谷入于胃，脉道乃行。故血不可不养，卫不可不温，血温卫和，荣卫将行，常有天命矣。

五脏药象主治法

肝苦急，急食甘以缓之甘草；肝欲散，急食辛以散之川芎。以辛补之细辛，以酸泻之白芍。

心苦缓，急食酸以收之五味子；心欲软，急食咸以软之芒硝。以咸补之泽泻，以甘泻之参芪甘草。

脾苦温，急食苦以燥之白术；脾欲缓，急食甘以缓之甘草。以甘补之人参，以苦泻之黄连。

肺苦气上逆，急食苦以泻之黄芩；肺欲收，急食酸以收之白芍。以酸补之五味子，以辛泻之桑白皮。

肾苦燥，急食辛以润之知母黄柏注云：开腠理，致津液，通气也；肾欲坚，急食甘以坚之知母。以苦补之黄柏，以咸泻之泽泻。

药类法象

风升生味之薄者阴中之阳，味薄则通，酸苦咸平是也。

防风纯阳性温，味甘辛　升麻气平，味微苦　柴胡气平，味苦辛　羌活气微温，味苦甘平　威灵仙气温，味苦　葛根气平，味甘　独活气微温，味苦甘平　细辛气温，味大辛　桔梗气微温，味甘辛　白芷气温，味大辛　藁本气温，味大辛　鼠粘子气平，味苦　蔓荆子气清，味辛　川芎气温，味辛　天麻气平，味苦　秦艽气微温，味苦辛甘　荆芥气温，味苦辛　麻黄气温，味甘苦　前胡气微寒，味苦　薄荷气温，味苦辛

热浮长气之厚者阳中之阳，气厚则发热，辛甘温热是也。

黑附子气热，味大辛　乌头气热，味大辛　干姜气热，味大辛　干生姜气温，味辛　良姜气热，味甘辛　肉桂气热，味甘辛　桂枝气热，味甘辛　草豆蔻气热，味大辛　丁香气温，味辛　厚朴气温，味辛　木香气热，味苦辛　益智气热，味大辛　白豆蔻气热，味大辛　川椒气热温，味大辛　吴茱萸气热，味苦辛　茴香气平，味辛　延胡索气温，味辛

缩砂_{气热温，味辛} 红蓝花_{气温，味辛} 神曲_{气大缓，味甘}

湿化成

黄芪_{气温平，味甘} 人参_{气温，味甘} 甘草_{气平，味甘} 当归_{气温，味辛，一作味甘} 熟地黄_{气寒，味苦} 半夏_{气微寒，味辛平} 白术_{气温，味甘} 苍术_{气温，味甘} 陈皮_{气温，味微苦} 青皮_{气温，味辛} 藿香_{气微温，味甘} 槟榔_{气温，味辛} 莪术_{气温，味苦辛} 荆三棱_{气平，味苦} 阿胶_{气微温，味甘辛} 诃子_{气温，味苦} 杏仁_{气温，味甘苦} 大麦蘗_{气温，味咸} 桃仁_{气温，味甘苦} 紫草_{气寒，味苦} 苏木_{气平，味甘咸，一作味酸}

燥降收_{气之薄者阳中之阴，气薄则发泄，辛甘淡平寒凉是也。}

茯苓_{气平，味甘} 泽泻_{气平，味甘} 猪苓_{气寒，味甘} 滑石_{气寒，味甘} 瞿麦_{气平，味甘} 车前子_{气寒，味甘} 灯心草_{气平，味甘} 五味子_{气温，味酸} 桑白皮_{气寒，味苦酸} 天门冬_{气寒，味微苦} 白芍药_{气微寒，味酸} 麦门冬_{气寒，味微苦} 犀角_{气寒，味苦酸} 乌梅_{气平，味酸} 牡丹皮_{气寒，味苦} 地骨皮_{气寒，味苦} 枳壳_{气寒，味苦} 琥珀_{气平，味甘} 连翘_{气平，味苦} 枳实_{气寒，味苦酸} 木通_{气平，味甘}

寒沉藏_{味之厚者阴中之阴，味厚则泄，咸苦酸是也。}

大黄_{气寒，味苦} 黄柏_{气寒，味苦} 黄芩_{气寒，味苦} 黄连_{气寒，味苦} 石膏_{气寒，味辛} 龙胆草_{气寒，味大苦} 生地黄_{气寒，味苦} 知母_{气寒，味大辛} 防己_{气寒，味大苦} 茵陈_{气寒，味苦平} 朴硝_{气寒，味苦辛} 瓜蒌根_{气寒，味苦} 牡蛎_{气微寒，味平} 玄参_{气寒，味苦} 山栀子_{气寒，味苦} 川楝子_{气寒，味苦平} 香豉_{气寒，味苦} 地榆_{气寒，味甘藏}

引经报使药并诗

太阳：羌活，下黄柏。

阳明：白芷、升麻，下石膏。

少阳：柴胡，下青皮。

太阴：白芍药。

少阴：知母。

厥阴：青皮、柴胡。

小肠膀胱属太阳，藁本羌活是本乡。三焦胆与肝包络，少阳厥阴柴胡强。阳明大肠兼足胃，葛根白芷升麻当。太阴肺脉中焦起，白芷升麻葱白乡。脾经少与肺经异，升麻芍药白者详。少阴心经独活主，肾经独活加桂良。通经用此药为使，岂能有病到膏肓。

汤液煎造

东垣曰，病人服药，必择人煎药。能识煎熬制度，须令亲信恭诚至意者煎药。铫器除油垢腥秽，必用新净甜水为上，量水大小斟酌，以慢火煎熬分数，用纱滤去渣，取清汁服之，无不效也。

古人服药活法

在上不厌频而少，在下不厌频而多。少服则滋荣于上，多服则峻补于下。

古人服药有法

病在心上者，先食而后药。

病在心下者，先药而后食。

病在四肢者，宜饥食而在日。

病在骨髓者，宜饱食而在夜。

五　宜

肝色青，宜食甘，粳米、牛肉、枣、葵皆甘。

心色赤，宜食酸，犬肉、麻、李、韭皆酸。

肺色白，宜食苦，小麦、羊肉、杏、薤皆苦。

脾色黄，宜食咸，大豆、豕肉、栗、藿皆咸。

肾色黑，宜食辛，黄黍、鸡肉、桃、葱皆辛。

毒药攻邪，五谷为养，五果为助，五畜为益，五菜为充，气味合而服之，以补精益气。此五者，有辛、酸、甘、苦、咸，各有所利，或散或收，或缓或急，或坚或软，四时五脏，病随五味所宜也。

五　伤

多食咸，则脉凝泣而变色。

多食苦，则皮槁而毛拔。

多食辛，则筋急而爪枯。

多食酸，则肉胝皱而唇揭。

多食甘，则骨痛而发落。

五　走

咸走血，血病毋多食咸。

苦走骨，骨病毋多食苦。

辛走气，气病毋多食辛。

酸走筋，筋病毋多食酸。

甘走肉，肉病毋多食甘。

夫五味入胃，各归所喜攻。酸先入肝，苦先入心，甘先入脾，辛先入肺，咸先入肾。久而增气，物化之常也；气增而久，夭之由也。

本草单方

上古用药最简，以其药治某病，单方一味，故其力专其效速甚者。用君、臣、佐、使四味，谓之全方至矣。何今世之医崇尚药品众多，以冀获效殊？不知品味多，则药混，而对症之力浅，故效迟也。而本草每药之条下，专治某病可集一本，用之辄有奇效，学者不可不知也。

用药法象

天有阴阳彰六气，温湿凉寒总于四。地有阴阳化五行，生长收藏生五味。轻清成象亲乎上，重浊成形本乎地。辛甘发散气为阳，酸苦漏泄阴为味。清之清者发腠理，阳中之阳厚之气。清之浊者实四肢，阳中之阴薄气使。浊之浊者走五脏，阴中之阴乃厚味。浊之清者归六府，阴中之阳薄味尔。辛散酸收淡渗泄，咸软苦泻甘缓结。横行直达要精详，五味之能须悉别。身半上病药取根，身腰以下梢宜用。根升梢降合天真，述类象形堪妙应。炮炙制度剂所宜，熟升生降毒须制。药味专精大得能，新陈粗细择须备。汤散丸方分两铢，君臣佐使从其制。服药有法及有期，升降浮沉补泻之。重轻气味施当审，勿伐天和岁气时。

十九畏歌

硫黄原是火之精，朴硝一见便相争。水银莫与砒霜见，狼毒最怕密陀僧。巴豆性烈又为上，偏与牵牛不顺情。丁香莫与郁金见，牙硝难合荆三棱。川乌草乌不顺犀，人参又忌五灵脂。官桂善能调冷气，若逢石脂便相欺。大凡修合看顺逆，炮爁炙煿莫相同。

十八反歌

本草明言十八反，逐一从头说与君。人参芍药与沙参，细辛玄参及紫参。苦参丹参并前药，一见藜芦便杀人。白及白蔹并半夏，瓜蒌贝母五般真。莫见乌头与乌喙，逢之一反疾如神。大戟芫花并海藻，甘遂已上反甘草。若还吐蛊用翻肠，寻常用之都不好。蜜蜡莫与葱相见，石决明休见云母。藜芦莫使酒来浸，人若犯之都是苦。

六陈歌

六陈枳实及麻黄，半夏茱萸狼毒强；橘皮六味宜陈久，入药方知功效良。

妊娠服禁

蚖斑水蛭及虻虫，乌头附子配天雄。野葛水银并巴豆，牛膝薏苡与蜈蚣。三棱代赭芫花麝，大戟蛇蜕黄雌雄。牙硝芒硝牡丹桂，槐花牵牛皂角同。半夏南星与通草，瞿麦干姜桃仁通。卤砂干漆蟹甲爪，地胆茅根都莫用。

制药古法歌

芫花本利水，无醋不能通。绿豆本解毒，带壳不见功。草果消膨效，连壳反胀胸。黑丑生利水，远志苗毒逢。蒲黄生通血，熟补血运通。地榆医血药，连梢不住红。陈皮专理气，连白补胃中。附子救阴药，生用走皮风。草乌解风痹，生用使人蒙。人言烧过用，诸石火煅红。入醋能为末，制度必须工。川芎炒去油，生用气痹痛。制度必遵古，休令失和中。

凡药入肺蜜制，入脾姜制，入肾用盐，入肝用醋，入心用童便。凡药用火炮、汤泡、煨炒者，制其毒也；醋浸、姜制、酥炙者，行经活血也。且如知母、桑白皮、麦门冬、生熟地黄、何首乌，忌铁器，用竹刀、铜刀切之，犯铁必患三消。远志、巴戟、门冬、莲子之类，如不去心，令人烦躁。猪苓、茯苓、厚朴、桑白皮之类，如不去皮，耗人元气。柏子、火麻、益智、草果之类，如不去皮，令人心痞。当归、地黄、苁蓉酒洗去土，生精活血，无令满闷。桃仁、杏仁，双仁有毒伤人，用去皮尖，不生疔疖。苍术、半夏、陈皮用汤炮洗，去燥性。麻黄泡去头汁，庶不烦心。人参、桔梗、常山去苗芦，庶不呕。当知水飞、火煅、醋淬、酒浸、另研等项，必遵古法，毋逞新奇。

服药禁忌歌

凡服药味实要穷，黄丹朱砂不相逢。随食茯苓忌酸醋，黄连猪肉反为凶。随食鳖甲忌苋菜，细辛远志不相同。随食野猪忌巴豆，地黄大枣不相逢。随食常山忌生葱，半夏羊肉不相同。白术切忌桃李子，兔肉干姜反为凶。凡食杏仁忌粟米，门冬鲫鱼不相逢。服药切忌油腻蒜，生物污臭药相充。面筋豆腐王瓜忌，盐酱从来反药凶。饮食所伤切须忌，兔腥鸡腥发黄肿。鹅肉反兔血不行，姜橘休食血气充。螃蟹芥菜呕吐血，生姜猪肉发为风。孕妇切忌群肉等，食了兔肉子缺唇。或食羊肉子多疾，桑椹鸭肉子难通。休食鳖肉子项短，食讫犬肉子无声。驴马肉食延月余，食了冰片绝产凶。服药切要忌群物，凡忌一切病难侵。

用药丸散例

仲景云，剉如麻豆大与㕮咀同意。夫㕮咀古之制也，古者无铁刃，以口咬细令如麻豆，为粗药煎之使药水清，水于腹中则易升易散也，此所谓㕮咀也。今人以刀器剉如麻豆大，此㕮咀之易成也。若一概为细末，不分清浊矣。经云，清阳发腠理，浊阴走五脏，果何谓也？又曰，清阳实四肢，浊阴归六腑。㕮咀之药，取汁易行经络也。若治至高之病，加酒煎去湿，以生姜补元气，以大枣发散风寒，以葱白去膈上痰，以蜜细末者不循经络止。去胃中及脏腑之积，气味厚者白汤调，气味薄者，煎之和粗服。去下部之疾，其丸极大而光且圆。治中焦者次之，治上焦者极小。稠面糊取其迟化，直至下焦，或酒或醋取其收散之意也。犯半夏、南星，欲去湿者，以生姜汁稀糊为圆，取其易化也。水浸宿炊饼，又易滴水，又易化，炼蜜丸者，取其迟化而气循经络也。蜡丸者，取其难化而旋旋取效也。大抵汤者荡也，去大病用之。散者散也，去急病用之。丸者缓也，不能速去之，其用药之舒缓而治之，意也。

升合分两

古之方剂，锱铢分两与今不同。谓如㕮咀者，即今剉如麻豆大是也。云一升者，即今之大白盏也。云铢者，六铢为一分，即二钱半也，二十四铢为一两也。云三两者，即今之一两，云二两即今之六钱半也。料例大者，只合三分之一足矣。

君臣佐使法

帝曰，方制君臣何谓也？岐伯曰，主病之谓君，佐君之谓臣，应臣之谓使，非上中下三品之谓也。帝曰，三品何谓？曰，所以明善恶之殊贯也。

凡药之所用者，皆以气味为主。补泻在味，随时换气。主病者为君，假令治风者，防风为君；治上焦热，黄芩为君；治中焦热，黄连为君；治湿，防己为君；治寒，附子之类为君。兼见何证，以佐使药分治之，此制方之要也。本草曰，上品药为君，各从其宜也。

七 方

大：君一臣三佐九，制之大也。远而奇偶，制大其服也，大则数少，少则二之。

小：君一臣二，制之小也。近而奇偶，制小其服也，小则数多，多则九之。心肺位近，服汤散，不厌频而少。

缓：补上治上，制以缓，缓则气味薄。治主以缓，缓则治其本。

急：补下治下，制以急，急则气味厚。治客以急，急则治其标。

奇：君一臣二，奇之制也；君二臣三，奇之制也。阳数奇。

偶：君二臣四，偶之制也；君二臣六，偶之制也。阴数偶。

复：奇之不去则偶之，是为重方也。

十 剂

宣：可以去壅，姜、橘之属是也。

通：可以去滞，木通、防己之属是也。

补：可以去弱，人参、羊肉之属是也。

泻：可以去闭，葶苈、大黄之属是也。

轻：可以去实，麻黄、葛根之属是也。

重：可以去怯，磁石、铁浆之属是也。

滑：可以去着，冬葵子、榆白皮之属是也。

涩：可以去脱，牡蛎、龙骨之属是也。

燥：可以去湿，桑白皮、赤小豆之属是也。

湿：可以去枯，白石英、紫石英之属是也。

只如此体，皆有所属。凡用药者，审而详之，则靡所失矣。陶隐居云，药有宣、通、补、泻、轻、重、滑、涩、燥、湿。此十剂今详之，惟寒热二种，何独见遗？今补二种以尽厥旨。

寒：可以去热，大黄、朴硝之属是也。

热：可以去寒，附子、官桂之属是也。

随症用药心法

外感四气，头痛须用川芎，如不愈加各引经药。太阳川芎，阳明白芷，少阳柴胡，太阴苍术，少阴细辛，厥阴吴茱萸。

巅顶痛须用藁本，去川芎。

肢节痛须用羌活，去风湿亦用。

腹痛须用芍药，恶寒而痛加桂，恶热而痛加黄柏。

小腹痛须用青皮。

胁痛，往来潮热、日晡潮热，须用柴胡。

胃脘痛须用草豆蔻。

腹胀须用厚朴、白芍。

腹中窄狭须用苍术。

肌热及去痰须用黄芩。

胸中烦热须用山栀。

腹中实热，大便闭，须用大黄、芒硝。

小便黄须用黄柏，数、涩者加泽泻。

上焦热须用黄芩，泻肺火。

中焦湿热及痛，须用黄连，泻心火。

下焦湿肿及痛，须用酒洗防己、草龙胆、黄柏、知母，泻膀胱火。

口渴须用葛根、茯苓，禁半夏。

内伤脾胃，肌热及虚汗，须用黄芪。

脾胃受湿，沉困无力嗜卧，及去痰，须用白术。

宿食不消，及心下痞，须用黄连、枳实。

饮水多致伤脾胃，须用白术、白茯苓、猪苓。

水泄须用白术、茯苓、芍药。

内伤气分，补气须用人参。

气虚惊悸恍惚，须用茯神。

破滞气须用枳壳，利肺，多服损胸中至高之气。

气刺痛须用枳壳，看在何部分，引经药导之。

去滞气须用青皮，泻汗，多服损真气。

治气之标须用木香，行中下焦气香附快滞，陈皮泄逆气，紫苏散表气，厚朴泄卫气，槟榔泄至高之气，藿香上行胃气，沉香升降真气，脑麝散真气慎用。

治气之本，气郁上升，须用川芎、香附、山栀、芩、连。阴火冲上，须用知母、黄柏佐以木香。盖气郁上升，皆属火也。

内伤血分，补血不足，须用炙甘草或益母草、夏枯草、龟板、牛膝、枸杞子。

血寒须用干姜、官桂。

血热须用生地、苦参。

和血须用当归，如血刺痛，分上下根梢用之。

破滞血须用桃仁、红花、血竭、牡丹皮。

血崩须用蒲黄、阿胶、地榆、百草霜、棕榈灰。

血痛须用乳香、没药、五灵脂。

内伤痰嗽须用五味子，喘者用阿胶。

去痰用半夏，热痰加黄芩，风痰加南星，胸中寒痰痞用陈皮、白术。

疮痛不可忍须用黄柏、黄芩，详上下根梢及引经药。

眼痛不可忍须用黄连，当归以酒浸洗。

凡纯寒纯热药中须用甘草，以缓其力；寒热杂用者，用之以和其性也。

阴茎中痛须用生甘草梢。此其大略，触类通于各门可也。

药性赋

寒药性治：

升麻兮，手阳明风邪可散，足阳明齿痛堪瘳，引参芪于上达，升阳气于下流_{细削如鸡骨色绿者佳，发散生用，补中酒炒，止咳、汗者蜜炒。}葛根止烦渴，解酒毒之宿楚；主温疟，解肌表之邪浮。柴胡治两胁俱痛，少阳可引；退往来寒热，外感宜投_{去芦，北者佳。}前胡主痞满多痰，宽胸利膈，除头疼发热，和解俱优_{去芦毛，软者佳。}甘草生寒泻火，炙温补脾，和诸药而弗竞，解百毒以忘忧_{反甘遂、海藻、大戟、芫花。}梢主尿赤、涩痛、节消痛疽燃肿，子除胸热，忌菘菜、猪肉。黄连、泻心火治肠澼与目疼，兼枳实而痞满自释去毛生用，泻心清热酒炒，厚肠胃姜制，止呕吐；黄芩清肺金，凉大肠而退热，佐白术则安孕宜求去皮朽枯飘者治上焦，条实者治下焦。黄柏滋肾阴泻龙雷之火，治痿厥安上哕之蛔铜刀削去粗皮，生蜜水浸半日，取出炙干，再涂蜜慢火炙之，每两炙尽生蜜六钱为度，入下部盐酒炒，火盛童便浸蒸用，恶干漆；知母补真阴退虚劳之热，泻肾火却有汗之蒸去皮毛，忌铁器，生用泻胃火，酒炒泻肾火也。生地黄止鼻红而治五心之热，且又凉血，有泻湿热之能勿犯铁器，忌三白，姜汁浸炒，不泥膈痰；熟地黄补阴虚而益五劳之怯，又补血，而有助精髓之神浸酒九蒸九晒，忌铁器及忌萝卜。芍药扶阴而补血止泻，亦收阴血热而腹痛行厥太阴，白安胎而止血，赤破血以通经下痢用炒，后重用生。大黄走下而泻实，沉降而不浮，夺土郁无壅，定祸乱奠愁酒炒上达，巅顶酒洗中至，胃脘生用下行。青皮削积坚而饮食亦化，破肝气而厥阴自流。枳壳化痞塞之痰，宿食亦妙，泻至高之气，积滞堪疏水渍软去穰，麸炒，气血弱者勿与枳壳，以其损气也。枳实消痞满而化食，破壅滞而痰清麸炒。猪苓除湿热，清利小水，消胀肿以瘥癫疝去砂石，多服损肾。泽泻利小便决无壅滞，退阴汗庶免淋淫去毛。木通利水而泻膀胱之火去皮节，滑石通秘有导窍涩之能水飞澄去砂泥。薄荷清六阳之会首，发一切之风热。荆芥理阳明之头痛，清目热与咽疼。防风主一切风热，去周身发热，除头疼目痛，解肌表之风去芦。瓜蒌根能退烦热，止渴清肺。瓜蒌仁润肺止嗽，调气和融去壳略炒。桑白皮泻肺气，而咳嗽可已去红皮蜜水炒；甜葶苈定喘促，而浮肿随通。麦门冬清金热，而肺弱可扶，止虚烦而脉微可复去心；天门冬泻肺火而燥金能润，平喘嗽而咳逆收功去心。牡丹皮止吐衄于焦上，散积血于肠中去骨酒洗；地骨皮退骨蒸之劳热，除盗汗于阴溶去骨，泉州者佳。红花破产后瘀血，又通经闭而起豆疹；苏木攻产后败血，亦行积血以治疽痛。栀子清咽而治懊恼，降小肠热结_{去壳炒焦}；桃仁通经而能破血，润大腑难通_{泡去皮尖}。连翘泻心火，疗疮疡而泻六经之热_{去心梗}；地榆止月经，调血痢而却下部之红_{去芦}。石膏制火邪清肺金炎烁，夺饮食除胃火煎熔_{火煅去土方解，石赤者不用}。马兜铃止喘嗽清痰，能清肺火。枇杷叶主呕吐渴疾，顺气宽胸_{竹刀拭去毛，火炙}。汉防己除脚气，行十二之经，补膀胱为下湿之治。海藻破结消痰而削坚通秘，牡蛎涩精止汗而崩漏能医。贝母治咳嗽而解渴烦，金疮可愈；消老痰而利胸膈，郁气能医_{去心瓣，不用}。沙参治虚劳之热盛，除蒸止汗，补五脏之阴弱，清肺嗽宁，又治诸疝之绞痛，解疮肿之毒气，散浮风之郁热，消肺火之流金_{米泔水浸洗，反藜芦}。玄参去无根之游火，清咽凉膈，散皮肤之表热，滋肾凉荣_{米泔水浸洗，坚实黑者佳，忌犯铜铁器物}。丹参清心神而益血，消癥破瘕，通关节之壅塞，削疰散瘿。苦参疗诸疮湿热，消风散火，除厉风疥癞，解毒如神。桔梗疗肺痈而利胸膈，清肺气而治咽疼，载诸药之舟楫，清头目之最能_{去芦}。犀角安心神而止烦渴，惊痫亦去；解火邪而疗疮毒，风热俱清。牛黄治口噤癫狂，安魂定魄；琥珀却惊痫悸怖，志满神安。水银疗疮疡而除疥虱_{铅制}，矾石化痰饮以理喉风_{枯过}。朴硝开积聚而停痰可化，硝石除烦热而痰结能攻。胆矾吐痰饮诸痫，更除热毒；芦荟治惊痫癫热，亦杀疳虫。人粪汁治热病发狂阳毒，童男溺清产后迷闷不通。槐花止下血，去大肠热毒_{去枝梗，炒褐色}；郁金开郁结，通气血和平_{坚实如蝉肚者佳}。竹沥荆沥俱为痰用，少食用竹，而能食用荆。常山截疟而痰涎立吐_{酒浸切片}，乌梅治痢而疟疾兼进_{去仁核}。大戟疗诸风而利水，泻蛊胀以通神_{反甘草、海藻}；商陆利水胀以泻肿，消湿热于无形_{赤者消肿，白利水气}。紫草通窍利水，除腹心之癥；快膨消胀，起豆疹之虚_{去芦}。白头翁医小儿头秃、羶腥，可痊阴湿疝；治大人痢疾、赤毒，亦止鼻衄崩危。银柴胡退骨蒸劳热之苦_{去芦}，胡黄连消疳积痞块之疲。

平药性治：

甘菊花止两目之泪，去八风首病_{家菊黄小甜者佳，酒浸晒干}；蔓荆子除癫顶之痛，却风热头眩。蕤蕤除眦烂于双睛，面黚可灭；理风淫于四末，腰痛能痊。天麻治风热之头眩，惊痫可免；主瘫痪而不语，麻痹能宣。鼠粘子理腰膝气伤，疮疡毒解；除风湿瘾疹，退热清咽。郁李麻仁利小水而通大便_{去壳}，三棱、莪术攻痞块而消积坚_{醋炒}。通草退肿而闭癃舒泰，分水而利窍安然。阿胶止嗽止血，可润肺金之燥；补虚补肾，能安胎孕十全_{金井者佳，蛤粉炒成珠}。酸枣仁治烦心不眠，兼收虚汗；能补中益气，安神镇惊_{去壳炒}。茯神治心虚惊悸，宁心定志_{去皮及木}；远志止心慌急躁，恍惚健忘_{甘草、黑豆同水煮，去心}。茯苓利水除湿保脾胃，蠲痰饮补中益气，生津液滋心肾，赤泻火，白补为良_{去皮}。北五味生津液而治虚烦，扶羸止渴；益肾阴而收肺气，嗽愈喘强。山药益气补中，去风虚眩运；强阴实下，补肌肉羸疬。芡实健脾养胃，固遗精白浊；建中益肾，滋元气悠长_{去壳}。紫菀茸止吐血之喘嗽，治寒热之惊痫。茵陈却黄疸湿风，兼祛内热。豆豉理伤寒头痛，亦治躁烦。鳖甲补虚劳而治骨中之热，理温疟可消腹内之癥；龟板补阴虚而回生起死，疗虚损而济弱扶倾。山楂肉消肉积宿食而医儿枕_{去核}，枸杞子能益气补肾而助精神_{甘州者良}。虎胫骨治产安，疗毒风之足痛；坚筋强骨，补虚损以滋阴。阿魏主传尸，而破蛊积，削痞削疳。

银屑安五脏而定虚邪，镇心宁志。棕榈灰止带崩肠风下血，花蕊石止吐血，化血如尘火煅醋淬。人牙齿起倒楣痘，疮蛊毒亦解火煅。天灵盖退传尸劳热，骨蒸可清火炙。裈裆安阴阳之易男用女，女用男，近阴处三寸，剪烧灰，乳汁开眼目之明。蒲黄治吐衄、咳唾之红，除积血带下，䐃产后儿枕之痛，消血肿，通红生用，破血最效，炒熟止血如神。白硼砂清咽利膈，治喉痹、化痰、明目之效枯过。大、小蓟益精安孕，止吐衄、便红、崩漏之淋。神曲消酒积，化痰利膈炒；麦芽消食滞，开胃除膨炒。苍术去湿燥脾，利太阳膀胱疝气而止泻米泔水浸；木瓜退浮消肿，理太阴腰腿脚气以通平。

温药性治：

香白芷疏风和表，阳明头痛可愈，皮肤瘙痒宜攻。大枣兮和脾助胃，生姜兮止呕和中。当归主血，四治俱有，头止血兮上行，身养血兮中守，稍破血而下流，全活血而不走酒洗。川芎行血海以调经，能生新血；助清阳而上走，头痛能瘳酒洗。人参益元气以补三焦，肺火颇忌；生津液而止烦渴，热嗽休求去芦，清河者极佳。黄芪补元气而卫表虚，兼收虚汗；退火热而实腠理，内托须谋箭杆者佳，蜜炙。陈皮去白消痰理气，留白补胃和中。白术健脾补胃，君枳实乃消膨炒药；止泻行湿，佐黄芩为安孕良图去芦，麸炒。厚朴去湿调中而平胃可托，快膨消胀，若多服有耗气之忧紫油色厚川者佳，姜汁炒。藿香止霍乱，能除呕逆，进饮食开胃须求去泥土。薏苡仁宁嗽除湿，补肺止泻，壮筋骨以痊脚气，治风痹而兑拘偻炒。山茱萸益元阳，除湿痹而固精补髓；暖腰膝，增气血而强肾滋阴酒浸，取肉去核。羌活散太阳诸风，善通关节；退周身寒痛，湿热疏宁。独活治掉眩痓强诸风，少阴可引；

调一切风寒湿痹，足膝能伸_{羌独活同一种，节密者羌活，节疏者独活}。僵蚕怯遍体游风，面黯可去_{凡用白直者炒去丝}；秦艽疗四肢风湿，黄疸兼分_{去芦}。木香调气和中，止腹痛最为至速_{不见火}；槟榔下行利气，除后重快滞尤宜。大腹皮性轻理气，退周身浮肿为功；和胃调中，与紫苏相为表里_{水洗净}。玄明粉化痰，涤胃中垢积；石钟乳宁嗽，补下部阳虚。藁本治头痛于脑顶之上，散寒客于巨阳之巅_{去芦}。细辛兮治头风头痛，辛夷兮治鼻塞鼻渊。杏仁泻肺气除胸中喘逆，止咳嗽润六腑留连。诃子止痿咳且通津液，愈久痢下脱堪痊。沉香和诸气而通天彻地，快郁结而抑阴扶阳。赤石脂下胎衣，无推荡之险；固肠胃，有收涩之能。伏龙肝治产难，有平和之效；止泻利，调气血之名。禹余粮补脾胃之虚，燥湿止泻；阳起石助元阳之惫，起痿存真。石菖蒲聪耳目，能通心窍_{九节者良}；巴戟天补精髓，善治腰痛_{去骨}。威灵仙除腰膝寒冷之痛，去筋骨湿痹之风。肉苁蓉益精气以强，补命门不足，治五劳与七损，疗脚气奇功_{酒洗去咸味，晒干}。牵牛除湿利水，消肿极速；行气破血，虚疾难攻。艾叶劈风寒而温内，灸百病以多功。半夏除湿痰以开胃，妊娠禁多服；和脾土止呕吐，诸饮喜相逢_{滚汤泡七次晒干，捣为末姜汁和为曲}。菟丝子补肾虚而固精滑_{醋煮去丝}，破故纸益元阳治起疲癃_{略炒}。小茴香治膀胱寒热疝气，暖腰膝虚损湿风。鹿角胶霜补精益髓，起一切虚劳之症；安胎止痛，扶百损大药之功。款冬花治虚劳久嗽，救肺气于惫痿；罂粟壳疗肺痛痰咳，固脾泻于滑通。

热药性治

附子理六腑之沉寒，浮而不降；治三阴之痼冷，热则流通约重一两者佳，姜汁调面包，煨去皮脐用之。川乌散寒邪而除冷积，破冷气而治冷痛。草乌逐风湿以通风结，利风痹而理偏风。吴茱萸疗咽喉噎塞之寒，腹疼甚效；治胸中窒闷之冷，心痛宜攻去梗，汤泡去苦水。干姜生逐寒而散表，炙温胃以守中。天雄补上焦之阳乏，侧子主痛肿与湿风。红豆蔻止膈上之吞酸，佐黄连立效；益智仁能温中而益气，同草果收功。白豆蔻退目云而消肺中滞气，治胸冷而益膈上阳充去壳。丁香除腹内冷痛，翻胃同治；消痰癖止咳，霍乱能攻。砂仁开脾胃而消宿食去壳，香附导滞气而解郁中杵去毛，如米醋制或童便浸炒尤妙。麻黄逐寒邪而发表，根止汗以固逢去节。桂枝佐黄芪以固表，治虚腠而伤风。肉桂补肾虚而降火，治虚火有从甚之功。胡椒治朝食夕吐，开胃口之痞满；荜茇敌胃寒嗝噎，止呕吐而安中。胡芦巴强肾固精，助阴虚之不足；淫羊藿壮阳起痿，健筋骨于老翁。鹿茸性纯阳能补肾虚，固冷气辛热，最滋精髓盈充蜜炙。雀卵补阴虚且壮元阳不足，助子嗣咸宜，男妇同功。硫黄助阳益嗣，止下带速效；花椒强阴黑发，消寒疝无踪去闭目。

五 郁

木郁达之为吐越，火郁发之为汗泄。夺土下利令无壅，金泄渗利解表同。水郁折其充逆尔，治之大体须明此。

望闻审切歌

医门理法至玄微，大要胸中有转旋。望闻审切四件事，缺一偏枯不备全。第一看他神气色，语言轻重起和眠。谦体即知腰内苦，攒眉头痛与头眩。手不举兮眉背痛，步行艰苦脚间疼。叉手按胸胸内痛，按中脐腹痛相连。但起不眠痰火热，贪眠虚冷使之然。面壁蜷身多是冷，仰身舒挺热相煎。身面目黄脾湿热，唇青面赤冷同前。第二应声清与浊，鉴他真语及狂言。声浊即知痰壅滞，声清寒内是其原。言语真诚非实热，狂言号叫热深坚。称神说鬼逾垣屋，胸膈停痰症号癫。更有病因循日久，音声遂失命归泉。三问病因经几日，日间便利行几番。饮食少多宜冷热，更兼多少不同论。饮食稍通容易治，不进之时疗必难。喜冷定知心内热，好温乃属脏中寒。尿色赤黄真内热，尿清定是冷相干。切脉总归为次第，浮沉迟数病之端。四事略陈通梗概，举隅善反一同看。

水火分治歌

肝胆由来从火治，三焦包络都无异。脾胃常将湿处求，肺与大肠同湿类。肾与膀胱心小肠，寒热临时旋商议。恶寒表热小肠温，发寒表热心肾炽。十二经，最端的，四经属火四经湿，四经有热有寒时。攻里解表细消息，里热里寒宜越竭，表热表寒宜汗释。湿同寒，火同热，寒热到头当两说。六分分来火热寒，寒热中停真浪舌。热寒格拒病机深，亢则害兮承乃制。紧寒数热脉正邪，标本求之真妙诀。休治风，休治燥，治得火时风燥了。当解表时莫攻里，当攻里时莫解表。表里如或两可攻，先后内外分多少。治湿无过似决川，此个筌蹄最分晓。感谢轩歧百世恩，争奈醯鸡笑天小。

三阴三阳标本分治

少阳从本为相火，太阴从本湿土坐。厥阴从中火是家，阳明从中湿是我。太阳少阴标本从，寒热二气相包裹。风从火断汗之宜，燥与湿兼下之可。万病能将火湿分，掣开轩岐无缝锁。

标本论

夫治病者当知标本，以身论之，则外为标，内为本；阳为标，阴为本。故六腑属阳为标，五脏属阴为本。各脏腑之经络，在外为标，在内为本。更人身之气为标，血为本。以病论之，先受病为本，后传病为标。凡治病者，必先治其本，后治其标。若先治其标，后治其本，邪气滋甚，其病益蓄。若先治其本，后治其标，虽病有十数症，皆去矣。谓如先治轻病，后治重病，如是则邪气乃伏，盖先治本故也。若有中满，无问标本，先治中满，谓其急也。若中满后，有大小便不利，亦无问标本，先治大小便，次治中满，谓尤速也。又如先病发热，加之吐利大作，粥药难入，略缓治热一节，且先定呕吐，渐进饮食，方兼治泻，待元气稍复，乃攻热耳。此所谓缓则治其本，急则治其标也。除大小便不利及中满吐泻之外，其余皆先其本，不可不慎也。假令肝受心火之邪，是从先来为实邪，实则泻其子也，然非直泻其火，入肝经药为之引，用泻火为君，是治实邪之病也。假令肝受肾邪，是从后来者为虚邪，虚则补其母，入肾经药为引，用补肝经药为君是也。又经云，工为标，病为本，但标本已得，邪气乃服。谓医工无失色脉，用之不惑，治之大则。若反理倒行，所为弗顺，岂惟治人而神气受害，病者当去。故逆理之人宜就新，明悟之士乃得至真，精晓之医以全已也。此二法，乃治病之至理，诚医之良规也。

求本论

将以施其疗病之法，当以穷其受病之源。盖疾疢不离阴阳二邪，风热火病属阳，湿燥寒病属阴。苟不求其本而治之，则阴阳邪气滋蔓而难制矣。今夫厥阴为标，风木为本，风邪伤人，掉摇瘛疭，卒暴强直之病生焉。少阴为标，君火为本，热邪伤人，疮疡暴下，水液浑浊之病生焉。少阳为标，相火为本，火邪伤人，躁扰狂越，如丧神守之病生焉。善为治者，风淫所胜，平以辛凉。热淫所胜，平以咸寒。火淫所胜，平以咸冷。以其病本于阳，故必求其阳而疗之。太阴为标，湿土为本，湿邪伤人，腹满身肿，诸痉强直之病生焉。阳明为标，燥金为本，燥邪伤人，膹郁皴揭，诸涩枯涸之病生焉。太阳为标，寒水为本，寒邪伤人，吐利腥秽，诸寒收引之病生焉。善为治者，湿淫所胜，平以苦热。燥淫所胜，平以苦温。寒淫所胜，平以辛热。以其病本于阴，故必求其阴而治之，如是而病之不愈者，未之有也。

抑论治法，各有其要，岂止于一端而已。其在表者，汗以发之。其在里者，下之夺之。其在高者，因而越之，谓可吐也。剽悍者，按而收之，谓按摩也。脏寒虚夺者，治以灸燔。脉病挛痹者，治以针刺。血实蓄结肿热者，治以砭石。气滞痿厥寒热者，治以导引。经络不通，病生于不仁者，治以醪醴。血气凝滞，病生于筋脉者，治以熨药。始焉求其受病之本，终焉鬝其为病之邪者，无出于此也。昔者黄帝坐于明堂，受业于岐伯，传道于雷公。曰，阴阳者天地之道也，纲纪万物，变化生杀，盖有不测之神，斡旋宰制于其间。病既本于此，为工者奚可他求哉。又曰，有者求之，无者求之，此求病机之说，与夫必求其本之理一也。

杂治赋

百病难逃乎八要，治病必遵乎三法。正气在人，阳为表而阴为里。上古名言，邪气害人，表为阴而里为阳。仲景妙诀，实者脉盛，皮热腹胀，前后不通；虚者脉虚，皮寒气弱，泄利少食。新病多寒，久病反热。内伤五邪，全要调停。外感六淫，须善汗发。风自火出，寒乃虚孽。暑耗气、液、精、神，甘酸敛补常投；湿伤皮、肉、筋、骨，苦辛汗升暂咽。燥分实虚，火辨补泄。祛邪犹追盗寇，歼魁而恕胁从；养正若待小人，正己而无过察。且如伤食积在肠胃，荡涤自愈。停饮块居经络，消补兼行。口腹纵而湿热盛，燥脾土以复中气。房劳过而相火动，滋肾水以固阴精。气有余而喘满痞塞，火轻可降；血不足而吐衄怯痿，金分宜清。气病调气，而血有依附；血病调血，而气无滞凝。调气必辛凉以散其热，和血必辛热以化其形。至于痰因火动，治火勿缓；火因气郁，理气宜增。痰有清、温、润、燥、散之异类，郁

中医药古籍珍善本

有达、癸、夺、泄、折之殊名。郁久生痰、生火，而病愈甚。病则耗气、耗血，而虚由成。阳虚畏外寒，而湿热滞则浮肿；阴虚生内热，而风燥盛则痿羸。阳虚火衰，甘温易于补益；阴虚水乏，苦寒难以滋荣。阴阳两虚，惟补其阳，而阴自长。气血俱病，只调其气，而血自宁。治热以寒，寒之气壅而火食不入；攻寒以热，热之气壅而昏躁即生。寒之不寒者，当益心府；热之不热者，宜滋肾经。有寿者，阳平阴秘；无病者，火降水升。抑又闻，男子阳多乎阴，宜补阴以配阳；女子气滞于血，宜开血而行气。肥人气虚多痰，豁痰补气。自古传，瘦人血虚有火，泻火滋阴为定议。少壮病浅兮攻标何疑，老弱病深兮固本乃是。老人气多血少，只宜调和；小儿纯阳无阴，不可过治。西北风高土燥，常苦渴、秘、痛疽；东南地卑水湿，多患肿痛、疟、痢。膏粱无厌，清热润燥是奇方；淡泊不堪，散湿温寒为妙剂。吁，病有微甚，治有逆从，微则逆治，甚则从攻。寒因寒用兮，而热则因热；塞因塞用兮，而通则因通。收惊者之神，妙医师之击凳；止伤者之痛，信军吏之炒葱。尸厥形若死，而脉动如常者，百会一穴可灸；息贲气久逆，而饮食如故者，导引一法收功。溏泄无定，只因真水欠旺；呕逆不纳，莫非邪火上冲。噫，药不执方中病为妙，法无定体随时取中。黄连、苦参，赋云多服反热；干姜、附子，谁知久饮遭凶。真中误而误中真，机关要识；虚则补而实则泻，统会有宗。昔人谓，读仲景书须得仲景之本意，予亦谓遵丹溪法须有丹溪之心胸。要之，伤寒熟者则杂病愈加明决，杂症熟者则伤寒益以浑融。医通一贯，制作原于先圣；后学时思，不可自恃其聪。

医家赤帜益辨全书四卷

中风门 类中风　预防中风

中风总论

溯洄集曰：人有卒暴僵仆，或偏枯，或四肢不举，或不知人，或死，或不死者，世以中风呼之，而方书亦以中风治之。余尝考诸内经则曰，风者百病之始也。又曰，风者百病之长也，至其变化乃为他病，无常方。又曰，风者善行数变。又曰，风之伤人也，或为寒热，或为热中，或为寒中，或为厉风，或为偏枯，或为风，其卒暴僵仆不知人，四肢不举者，并无所论止有偏枯一语而已。及观千金方，则引岐伯云，中风大法有四，一曰偏枯，二曰风痱，三曰风懿，四曰风痹。解之者曰，偏枯者半身不遂，风痱者身无痛四肢不收，风懿者奄忽不知人事，风痹者诸痹类风状。金匮要略中风篇曰，寸口脉浮而紧，紧则为寒，浮则为虚，寒虚相抟，邪在皮肤。浮者血虚，络脉空虚，贼邪不泻，或左或右，邪气反缓，正气即急，正气引邪，㖞僻不遂。邪在于络，肌肤不仁，邪在于经，即重不胜，邪入于腑，即不识人，邪入于脏，舌即难言，口吐涎沫。由是观之，知卒暴僵仆不知人，偏枯四肢不举等证，固为因风而致者矣，故用大、小续命，西州续命，排风八风等诸汤治之。及近代刘河间、李东垣、朱彦修三子者出，所论始与昔人异矣。河间曰，中风瘫痪者，非谓肝木之风实，甚而卒中之，亦非外中于风，由乎将息失宜，心火暴甚，肾水虚衰不能制之，则阴虚阳实而热气怫郁，心神昏冒筋骨不用，而卒倒无所知也，多因喜、怒、悲、思、恐五志有所过极，而卒中者由五志过极，皆为热甚故也。俗云风者言末而忘其本也。东垣曰，中风者非外来风邪，乃本气病也。凡人年逾四旬气衰之际，或因忧、喜、忿、怒，伤其气者多有此疾，壮岁之时无有也。若肥盛则间有之，亦是形盛气衰而如此。彦修曰，西北气寒为风所中，诚有之矣。东南气温而地多湿，有风者非风也，皆湿土生痰，痰生热，热生风也。三子之论，河间主乎火，东垣主乎气，彦修主乎湿。以风为虚象，而大异于昔人矣。吁，昔人也，三子也，果孰是欤？果孰非欤？以三子为是昔人为非，则三子未出之前，固有从昔人而治愈者矣。以昔人为是三子为非，则三子已出之后，亦有从三子而治愈者矣。故不善读其书者，往往致乱。以予观之，昔人、三子之论，皆不可偏废。但三子以相类中风之病，视为中风而立论，故使后人狐疑而不能决。殊不知因于风者，真中风也。因于火、因于气、因于湿，而为暴病、暴死之证，与风何相干哉？如内经所谓，三阴三阳发病为偏枯、痿，易四肢不举，亦未尝必因于风而后能也。夫风、火、气、湿之殊，望、闻、问、切之间，岂无所辨乎？辨之为风则从昔人以治，辨之为火、气、湿，则从三子以治，如此庶乎析理明而用法当矣。惟其以因火、因气、因湿之症，强引风而合论之，所以真伪不分而名实相紊，若以因火、因气、因湿症分出之，则真中风病彰矣。所谓西北有中风，东南无中风者，其然与否欤？

中风治法

中风大率主血虚有痰，治痰为先，次养血行血。或属虚挟火一作痰与湿，又须分气虚、血虚。半身不遂大率多痰，在左属死血少一作痰，在右属痰，有热并气虚。左以四物汤加桃仁、红花、竹沥、姜汁，右以二陈汤、四君子等汤加竹沥、姜汁。痰壅盛者、口眼㖞斜者、不能言者，皆当用吐法，一吐不已再吐。轻者用瓜蒂一钱，或稀涎散，或虾汁。以虾半斤入酱葱姜等料物，水煮先吃虾，次饮汁，后以鹅翎探引。吐痰用虾者，盖引其风出耳。重者用藜芦五分或三分，加麝香少许，韲汁调。若口噤、昏迷者，灌入鼻内吐之，虚者不可吐。初昏倒，急掐人中至醒，然后用痰药，以二陈汤、四君子汤、四物汤加减用之。气虚卒倒者，用参、芪补之，有痰浓煎参汤，加竹沥、姜汁。血虚用四物汤，俱用姜汁炒，恐泥痰故也。有痰再加竹沥、姜汁入内服，能食者去竹沥加荆沥。肥白人多湿，少用乌头、附子行经。凡用乌、附必用童便煮过，以杀其毒。瘦人阴虚火热，用四物汤加牛膝、竹沥、黄芩、黄柏。有痰加陈皮、半夏、白茯苓治痰。气实而能食，用荆沥；气虚少食，用竹沥，此二味开经络行血气故也。入四物汤必用姜汁助之。遗尿属气虚，以参、芪补之。筋枯者，举动则痛，是无血不能滋养，不治也。凡口开、手撒、眼合、遗尿、吐沫、直视、喉如鼾睡、肉脱筋痛、发直、摇头上窜、面赤如装或头面青黑、汗缀如珠皆不可治。

按内经以下皆谓外中风邪。然地有南北之殊，不可一途而论。惟刘守真作将息失宜，水不能制火极是。由今言之，西北二方亦有真为风中者，但极少耳。东南之人多是湿土生痰，痰生热，热生风也。邪之所凑，其气必虚，风之伤人在肺脏为多，许学士谓气中者亦有此。七情所伤，脉微而数，或浮而紧，缓而迟也。脉迟浮可治，大数而极者死。若果外中者，东垣所谓中血脉、中腑、中脏之理，其放四肢不举，亦有与痿相类者，当细分之。局方风、痿同治，大谬。发挥甚详，子和用三法，如的系邪气卒中，痰盛实热者可用，否则不可。

许胤宗治王太后病风不能言，而脉沉，其事急矣，非大补不可也，若用有形之汤药，缓不及事，乃以防风、黄芪煎汤数斛，置于床下，汤气熏蒸，满室如雾，使口鼻俱受之，其夕便得语，此非智者通神之法不能回也。盖人之口通乎地，鼻通乎天，口以养阴，鼻以养阳，天主清故鼻不受有形而受无形，地主浊故口受有形而兼乎无形也。

一人患滞下，一夕昏仆，目上视，溲注汗泄，脉大无伦，此阴虚阳暴绝也。盖得之病后酒色，急灸气海穴在脐下一寸半渐苏，服人参膏数斤而愈。

备用诸方

肥人中风，口喝、手足麻木，左右俱作痰治。贝母、瓜蒌、南星、荆芥、防风、羌活、黄柏、黄芩、黄连、白术、陈皮、半夏、薄桂、甘草、威灵仙、天花粉。多食湿面加附子、竹沥、姜汁、酒一匙行经。

一妇手足左瘫，口不能言，健啖。防风、荆芥、羌活、

南星、没药、乳香、木通、茯苓、厚朴、桔梗、麻黄、甘
草、全蝎。上为末，汤酒下。不效，时春脉伏，渐以淡盐
汤、薤汁，每早一碗吐。五日仍以白术、陈皮、茯苓、甘
草、厚朴、菖蒲，日服二帖，后以川芎、山栀、豆豉、瓜
蒂、绿豆粉、薤汁、盐汤吐之，吐甚快，不食，后以四君
子汤服之，以当归、酒芩、红花、木通、粘子、苍术、姜
南星、牛膝、茯苓为末，酒糊丸，服十日后，夜间微汗，
手足动而能言。

一人瘫左。酒连、酒芩、黄柏、防风、羌活、川芎、
当归半两，南星、苍术、人参一两，麻黄、甘草三钱，附子三
片。上丸如弹子，酒化下。

一人体肥中风。先吐，后以药。苍术、南星、酒芩、
酒柏、木通、茯苓、牛膝、红花、升麻、厚朴、甘草。

通关散

治卒中风邪，昏闷不醒，牙关紧闭，汤水不下。

细辛洗去土叶　小猪牙皂角去子，各一钱

上为末，每用少许搐入鼻内，候喷涕，服药。

一方加半夏一钱

不卧散

治中风卒倒，不知人事，用此搐鼻即苏。

川芎一两半　石膏七钱半　藜芦五钱　生甘草一钱半

上为细末，口噙水搐之。

通顶散

治中风中气，昏愦不知人事，急用吹鼻即苏。

藜芦　生甘草　川芎　细辛　人参_{各一钱}　石膏_{五钱}

上为末，吹入鼻中一字就，提头顶中发立苏，有嚏者可治，无嚏者不可治。

搐鼻通天散

治卒暗中风倒地，牙关紧急，人事昏沉。

川芎　细辛　藜芦　白芷　防风·薄荷_{各一钱}　猪牙皂角_{刮去皮，三个}

上为末，用芦管内药，每用少许，吹入鼻中。

破棺散

治中风牙关已紧，无门下药。

天南星末_{五分}　龙脑_{少许}

上五月五日午时合，每用半钱，顿擦令热，牙自开。

夺命散

治卒暴中风，涎潮气闭，牙关紧急，眼上视，破损伤风，搐搦潮作，及小儿急惊风症皆治。

甜葶苈　香白芷　天南星　半夏_{汤泡去滑}　巴豆_{去壳不去油，各等分}

上为细末，每服半钱，用生姜自然汁一呷调下，牙关紧急，汤剂不下者，此药辄能治之，小儿以利痰或吐为愈。

解毒雄黄丸

治中风卒然倒卧，牙关紧急，不醒人事，并解上膈壅热，痰涎不利，咽喉肿闭，一应热毒。

郁金_{二钱半} 巴豆_{去皮、油，十四个} 雄黄_{研，飞，二钱半}

上为末，醋煮，面糊丸如绿豆大，每服七丸，用热茶清下，吐出顽涎立苏。未吐再服，如牙关紧急，斡开灌下。

稀涎散

治中风忽然若醉，形体昏闷，四肢不收，涎潮搐搦，气闭不通。

光明晋矾_{一两} 猪牙皂角_{四个，肥实不蛀者，去黑皮}

上为末，每服半钱，温水调下，风涎自出。又云，每服一钱至二钱不妨，须要研匀调服，吐出痰涎便醒。

通关散

治中风痰厥昏迷，卒倒不省人事欲绝者。

牙皂_{去皮弦，一两} 生半夏 藜芦_{各五钱} 细辛 苦参_{各三钱}

上为末，每用少许吹入鼻内，候有嚏可治，无嚏不可治。

秘方

治症同前。

巴豆_{去壳纸包榧油，去豆不用}

用油纸捻作条，送入鼻内，或加牙皂末尤良，或用前纸条烧烟，熏入鼻内亦可。

回生丹

治中风痰厥，不省人事。

葱管藜芦_{二两，用河水一桶煮为汁} 青礞石_{二两，火煅通红，投入汁}内如此数次，滤净 猪胆汁_{十个，雄者，取汁搅前汁内}

上用重汤煮成膏，候温入片脑末一钱五分，装入磁礶内，黄蜡封口。每用黄豆一大粒，新汲水化开。男左女右，鼻孔灌进，其痰自吐。若牙关紧不能吐，将口拨开，其痰得出，任下别药。

秘方

治中风口噤痰厥，不省人事。

桐油，用鸡翎蘸扫入喉中，吐痰即活。

一方用胆矾一分为末，温黄酒调下，以吐痰为度。

一方用辰砂、白矾等分，三伏内装入猪胆内，透风处阴干，每用一块，凉水研化灌下。

一方用皂角末五分，半夏末三分为一剂，姜汁调服探吐，后服加减导痰汤。

加减导痰汤

治中风痰涎壅盛，不能言语，牙关紧急有热者宜此。

南星　半夏二味用牙皂、白矾、生姜煎汤浸透，炒干　白茯苓去皮　陈皮去白　瓜蒌仁去壳　枳实麸炒　桔梗　黄连姜汁炒　黄芩去朽　白术各一钱　人参　当归　木香各五分　甘草三分

上剉一剂，生姜三片，水煎，临服入竹沥、姜汁同服。

乌梅擦牙关方

病人初中风，筋急口噤不开，便以铁物击开，恐伤其齿，宜用乌梅肉擦牙关，牙关酸软则易开矣，此酸先入筋之故也。其中风症而口开不噤者，筋先绝也，不治。

摄生饮

治一切卒中，不论中风、中寒、中暑、中湿及痰厥、

气厥之类，不省人事，初作即用此方，无热者亦用此。

南星　半夏　木香各一钱半　苍术生用　细辛　石菖蒲
甘草生用，各一钱

上生姜七片，水煎温服。痰盛加全蝎二枚，仍先用通
关散搐鼻。若牙噤者，用乌梅肉揉和南星、细辛末，以中
指蘸药擦牙，自开。

麻黄膏

治中风不省人事，卒然倒地。

上须王相日乙卯日，采麻黄一秤拣去根，一寸长，取
东流水三石三斗，以无油腻铛量大小盛五七斗者，可先煮
五沸，掠去滓，逐旋添水，尽至三五斗以来，漉去麻黄，
淘在盆中澄定良久。用细箩子滤去滓，取清者铛内再熬，
至一斗再熬再滤，取汁再熬至升半已来为度。只是勤搅，
勿令着底恐焦了。熬时忌鸡、犬、阴人。澄时须盖覆，不
得飞入尘土。其药放一二年不妨，如膏稠用水解，熬再匀
听用。

凡中风卒倒，用此膏加入汤药内服，或用此膏丸药。

小续命汤

治中风，一切诸症如神。

麻黄　人参　黄芩　芍药　甘草炙　川芎　杏仁麸炒
防己　肉桂各一两　防风一两半　附子炮去皮尖，五钱

上㕮咀，每服一两，生姜三片，水二盏，煎至一盏，
去滓，通口服。凡治中风，不审六经之形症加减，虽治与
不治无异也。开则洒然寒，闭则热而闷，知暴中风邪，宜

先以加减续命汤，随症酌斟，治之无误。

麻黄续命汤

治中风无汗恶寒。

麻黄　防风　杏仁

依本方加一倍，宜针太阳经，至阴出血，昆仑、阳跷。

桂枝续命汤

治中风有汗恶风。

桂枝　芍药　杏仁

依本方加一倍，宜针风府，此二症太阳中风也。

白虎续命汤

治中风身热无汗，不恶寒。

石膏　知母_{一料中各加二两}　甘草

依本方加一倍。

葛根续命汤

治中风身热有汗，不恶风。

葛根　桂枝　黄芩

依本方加一倍，宜针陷谷，刺厉兑。针陷谷者，去阳明之贼也；刺厉兑者，泻阳明之实也。此二症阳明中风也。

附子续命汤

治中风无汗，身凉。

附子_{加一倍}　干姜　甘草_{各加二两}

宜针隐白穴，去太阴之贼也，此一症太阴经中风也。

桂附续命汤

治中风有汗无热。

桂枝　附子　甘草

依本方加一倍，宜针太溪，此一症少阴经中风也。

羌活连翘续命汤

无此四症，六经混淆，系于少阳厥阴，或肢节挛痛，或麻木不仁宜服。

小续命八两　羌活四两　连翘六两

上古之续命混淆无经，今立分经治疗，又分各经针刺，无不愈也。治法，厥阴之井大敦，刺以通其经；少阴之经绝骨，灸以引其热。此通经引热，是针灸同象治法之大体也，服法同前。

三化汤

治中风外有六经之形症，先以加减续命汤随症治之，内有便溺之阻隔，复此以导之。

厚朴　大黄　枳实　羌活各等分

上吹咀，每服三两，水三升煎至一升半，终日服之，以微利则已。如内邪已除，外邪已尽，当从愈风汤，以行中道。久服大风悉去，纵有微邪，只从愈风汤加减治之。然治病之法，不可失于通塞。或一气之微汗，或一旬之通利，如此为常治之法也，久则清浊自分，荣卫自和矣。

润肠丸

治症同前，老人宜服。

麻子仁另研　大黄各一两半　桃仁　当归尾　枳实　白芍药　升麻各半两　人参　甘草生　陈皮各三钱　木香　槟榔各二钱

上除麻、桃仁外，为末，却入二仁，研如泥，蜜丸梧子大。每服七八十丸，温水，食前下。

大秦艽汤

治中风外无六经之形症，内无便溺之阻隔，知为血弱不能养于筋，故手足不能运动，舌强不能言，宜养血而筋自荣。

秦艽　石膏各三两　甘草　川芎　当归　羌活　独活　防风　黄芩　白芍药　白芷　白术　生地　熟地　白茯苓各二两　细辛五钱

上㕮咀，每服一两，水二盏，煎至一盏，去滓，通口服。如天阴雨加生姜三大片，如心下痞，加枳实一钱。

羌活愈风汤

治肝肾虚，筋骨弱，语言难，精神昏愦及治风湿，内伤风热，体重或瘦，而一肢偏枯，或肥而半身不遂。心乱则百病生，心静则百病息，此药大能安心养神，调阴阳无偏胜之患矣。

羌活　甘草炙　防风　黄芪　人参　蔓荆子　川芎　细辛　枳壳　地骨皮　麻黄去节　知母　独活　白芷　杜仲

秦艽　柴胡　半夏　厚朴　防己　熟地黄　前胡各二两　芍
药去皮　黄芩　白茯苓各三两　石膏　生地黄　苍术各四两　桂
一两

上㕮咀，每服一两，水二盏，煎至一盏，去渣，温服。
如遇天阴加生姜三片煎，空心一服，临卧再煎渣服，常服
之药，不可失四时之辅。

如望春大寒之后，加半夏、柴胡、人参各二两。

望夏谷雨之后，加石膏、黄芩、知母各二两。

季夏之月，加防己、白术、茯苓各二两。

望秋大暑之后，加厚朴、藿香各二两，桂一两。

望冬霜降之后，加附子、官桂各一两，当归二两。

祛风至宝丹

治风中脏，痰涎昏冒及治诸风热。

防风　芍药各一两半　石膏　黄芩　桔梗　熟地黄　天
麻　人参　羌活　独活各一两　川芎　当归各二两半　滑石三
两　甘草二两　白术一两三钱　连翘　荆芥穗　薄荷叶　麻黄去
根不去节　芒硝　黄连　大黄　黄柏　细辛　全蝎各五钱　栀
子六钱

上为细末，炼蜜为丸如弹子大，每服一丸。细嚼茶清
任下，临卧温服。

排风汤

治中风，邪气入于五脏，令人狂言妄语，精神错乱，
以至手足不仁，痰涎壅盛。

白鲜皮一两　当归去芦，二两　肉桂　芍药　杏仁　白术二

两 麻黄_{三两} 甘草 防风_{各二两} 芎䓖 独活 茯苓_{各三两}

上吹咀，每服五钱，水一钟，姜四片煎，温服不拘时。

防风天麻散

治中风麻痹，走注肢节疼痛，中风偏枯或暴喑难语，内外风热壅滞，解头目昏眩。

天麻 防风 草乌头 甘草 川芎 羌活 白芷 当归尾 白附子 荆芥_{各五钱} 滑石_{二两}

上为末，热酒化蜜少许，调半钱加至一钱，觉药力运行，微脉为度，或为丸亦可，甚者再服防风通圣散。

疏风汤

治半身不遂，或肢体麻痹，筋骨疼痛。

麻黄_{二两} 益智仁 杏仁各_{一两，炒} 甘草_炙 升麻各_{五钱}

上吹咀，每服一两，水二盏，煎至一盏，去滓，通口服，脚蹬热水葫芦，以大汗出，去葫芦，冬月不去。

卫风丹

治一切中风，半身不遂，神昏语謇，口眼㖞斜，妇人头风血风，暗风倒仆，呕哕涎痰，手足麻痹。

川芎 白芍药 桔梗 细辛 白僵蚕 川羌活 天南星_{姜制，各半两} 麻黄 防风 白芷_{各一两半} 干生姜 甘草_{炒，各七钱半} 朱砂_{二钱半，为衣}

上为细末，炼蜜为丸，如弹子大，每服一丸，热酒化下，食前，日三服。神昏有涎者，加朱砂二钱半。

续命煮散

治风气留滞，心中昏愦，四肢无力，口眼㖞动或时搐搦，亡失津液，渴欲饮水，此药能扶荣卫，去虚风。中虚自汗及产后中风自汗，尤宜服之。

防风　独活　当归　人参　细辛　葛根　芍药　川芎　甘草　熟地黄　远志　荆芥各五钱　官桂七钱半　半夏五钱
汗不止加牡蛎粉。

上㕮咀，每服一两，生姜三片，水二盏，煎至一盏，去滓，通口温服，有效。

独活汤

治虚风昏愦不自知觉，手足瘈疭，坐卧不宁或发寒热，若血虚不能服发汗药，及中风自汗，尤宜服之。

川独活　羌活　人参　防风　当归　细辛　茯神　半夏　桂心　白薇　远志　菖蒲　川芎各五钱　甘草三钱

上㕮咀，每服一两，水二盏，生姜五片，煎至八分，去渣，食后温服。

防风汤

治中风内虚，语言謇涩。

石斛一两半,酒炒　干地黄　杜仲　丹参各一两三钱五分　防风　川芎　麦门冬　桂心　川独活各一两

上㕮咀，每服八钱，枣子二枚，煎至八分，去渣，温服不拘时。水二盏煎。

大防风汤

去风顺气，活血壮筋。又治痢后脚痛缓弱，不能行履，名曰痢风；或两膝肿痛脚胫枯腊，名曰鹤膝风。

熟地黄　白术各二两　羌活　人参各一两　川芎　附子各一两半　防风　牛膝各一两，酒浸　甘草炙，一两　川当归　黄芪　白芍药各二两　杜仲二两

上㕮咀，每服四钱，水一盏半，生姜七片，枣一枚，煎至八分，食后温服。

芎归饮

治中风后人事虚弱。

芎劳　当归　防风各等分

上㕮咀，每服五钱，水一钟，煎半钟，不拘时服。

疏风汤

治风中在腑，恶风寒，拘急不仁。先用此解表后，用愈风汤调理。

当归　川芎　白茯苓　陈皮　半夏　乌药　香附　白芷　羌活　防风各八分　细辛　桂枝　甘草各三分

上㕮咀，生姜三片，水煎热服。

滋润汤

治风中在脏，大便闭结。

当归　生地黄　枳壳　厚朴槟榔　大黄　火麻仁　杏仁各一钱　羌活七分　红蓝花三分

上㕮咀，水煎空心服。

愈风汤

治一切风症，卒中，初中腑、中脏，及脏腑俱中，以上数者，先宜本病药治之，后用此方调理。

人参　白术　茯苓　当归　川芎　白芍　陈皮　半夏

上剉一剂，生姜三片，枣一枚，水煎，临卧入竹沥、姜汁，磨南木香调服。

养荣汤

治风中血脉，四肢不举，口不能言，及痰迷心窍，不省人事，舌强不能言语，痰涎壅盛，口眼㖞斜，半身不遂。

当归　川芎　白芍　生地黄　麦门冬　远志　石菖蒲　陈皮　乌药　白茯苓　枳实　半夏　南星　黄连　防风　羌活　秦艽　甘草各等分

上㕮咀，生姜三片，竹茹一团，水煎服。

清痰顺气汤

治口眼㖞斜。

南星　瓜蒌仁　贝母　陈皮　苍术　官桂　防风　荆芥　黄芩　黄连　甘草各等分

上㕮咀，生姜三片，水煎，临服入沉香、木香末各五分。

青龙散

治男子诸风，口眼㖞斜，左瘫右痪，半身不遂，语言謇涩，口流涎水，及产后妇人诸风，小儿急慢惊风并治。

川乌　南星　定粉　半夏　僵蚕各五分　熟地五钱　草乌四钱　蚯蚓　川芎　白附子各二钱半　白芷二钱

上俱生用，火上隔纸微炒，为细末。每服二分或六厘，小儿用二厘，初服有汗，再服无汗，临卧黄酒调下。如前症候，先服乌药顺气散，不可见风或色欲厚味，一月其病可愈。

一方

外用白鳝一条，装入竹管内，尾上月斜深刺出血，血渍绢帛上，乘热贴在病人，歪左贴右，歪右贴左，立时即正，正即洗去，其效如神。

加减润燥汤

治中风左半身不遂，手足瘫痪及言语费力，呵欠喷嚏，面目口眼㖞斜宽弛，头目昏晕，痰火炽盛，筋骨时痛，或头痛心悸。

当归　川芎各一钱　白芍二钱　生地黄　熟地黄各八分　白术　白茯苓　南星　半夏各一钱　陈皮八分　桃仁六分　红花四分　天麻一钱　羌活　防风各六分　牛膝　黄芩各八分　黄柏三分　薄桂六分　甘草炙，四分　酸枣仁炒，八分

上吹咀，水煎入竹沥、姜汁少许，温服。手不遂倍黄芩、薄桂，足不遂倍黄柏、牛膝。

加减除湿汤

治中风右半身不遂，手足瘫痪及筋骨疼痛。

人参八分　白术一钱二分　白茯苓一钱　当归一钱　川芎八

分　赤芍一钱　陈皮　半夏　苍术各一钱　乌药　枳壳各一钱
白芷九分　桔梗八分　黄连一钱　黄芩　羌活各一钱　防风八分
甘草五分

上㕮咀，生姜三片，水煎温服。身痛加姜黄，脚痛加
牛膝、防己、威灵仙。

加味大补汤

治左右手足皆瘫痪者，气血大虚者宜。

黄芪　人参　白术　白茯苓　当归　川芎　白芍　熟
地各一钱　大附子　木香　沉香各三分　乌药　牛膝　杜仲
木瓜　防风　羌活　独活　薏苡仁各五分　肉桂　甘草各三分

上㕮咀，姜、枣煎服。

夺命还真丹

治中风半身不遂，手足瘫痪，口眼㖞斜，语言謇涩，
一切诸风、痰、火、气、郁、湿、热疼痛，惊痫之疾。

当归一两　川芎五钱　白芍一两　熟地黄　生地黄各五钱
人参七钱　白术七钱半　陈皮五钱　白茯苓　半夏　枳壳　桔
梗各一两　木香五分　官桂五钱　全蝎五钱　防风一两　天麻七钱
半　僵蚕五钱　羌活一两五钱　独活七钱半　藁本七钱半　细辛三
钱　薄荷叶一两　菊花五钱　知母一两　软石膏　柴胡各一两
黄芩　黄连　地骨皮　蔓荆子各五钱　菟丝子酒制，七钱半　小
茴一两　杜仲　麻黄　甘草各一两　蛤蚧一对，酥炙

上三十七味为末，炼蜜为丸，如弹子大，金箔为衣，
每服一丸，细嚼，茶酒任下。如中风瘫痪、癫疾，茶酒下。
如通身筋骨疼痛，及心气痛，及不省人事，热醋下。如洗

头风及暗风，茶清下。如惊痫口吐涎沫，温酒下。如妇人胎前产后，经脉不调，酒煎香附汤下。

苏合香丸

疗传尸骨蒸、淹滞、肺痿、痓忤鬼气、卒心痛、霍乱吐痢、时气鬼魅、瘴疟、赤白暴痢、瘀血月痫、疬癖疔肿、惊痫及小儿吐乳、大人狐惑等病。

小儿用大绯绢袋盛，当心带之，一切邪鬼不敢近。

白术　青木香　朱砂研，水飞　乌犀屑　沉香　麝香研　诃黎勒　丁香　安息香另为末，用无灰酒一升熬膏　荜茇　白檀香　香附子各二两　龙脑研　熏陆香另研　苏合香油入安息香膏内，各一两

上为末，研匀。用安息香膏，并炼白蜜和剂，每服旋丸如梧桐子大。取井花水温冷任意，下四丸，老人、小儿每服一丸。温酒化下有效。

凡人痰气及中风痰涎壅上，喉中有声不能下者，用青州白丸子同丸，生姜自然化下，立效。

产妇中风、小儿惊风，牙关紧硬不开及不省者，擦牙即开，然后用风药治之。

小儿吐泻、惊疳，先用火焙此药，然后用生姜、葱白自然汁，白汤化开，调灌立效。

脚气冲心，用蓖麻子去壳捶碎和丸敷贴脚心，疼痛立止。

心腹绞痛中满呕吐，姜汤化下。

大人、小儿伤风咳嗽，姜、葱汁白汤调下。

中风狂乱如见鬼神者，白汤调服。

健步虎潜丸

治中风瘫痪，手足不能动，舌强謇于言。

黄芪　当归　枸杞子　龟板　破故纸各一两　牛膝　白术　白芍　生地黄　熟地黄　虎胫骨　杜仲　知母人乳汁拌、盐酒炒　人参　麦门冬各二两　白茯神　远志　石菖蒲　酸枣仁　木瓜　薏苡仁　羌活　独活　防风各一两　黄柏制同知母，三两　五味子　沉香　大附子童便浸透，面裹，煨去皮脐，切四片，又将童便浸透，煮干，各五钱

上为末，炼蜜和猪脊髓五条和为丸，如梧桐子大，每服百丸，温汤酒送下。

鹿角霜丸

治虚损半身痿弱，或二三年不能动履者。

黄芪　人参　白茯苓　白术各二两　当归三两　川芎　白芍　熟地黄各二两　苍术二两　肉桂一两　破故纸二两　小茴香酒炒，一两　肉苁蓉　木瓜　川乌　牛膝各一两半　续断　虎胫骨　防风各一两半　羌活一两　独活二两　甘草生，五钱　大附子制同前，一两　鹿角霜一斤

上为细末，好酒煮米糊为丸，如梧子大。每服七十丸，空心米汤下，酒亦可。

蜜桃酥

治男妇久患风寒湿痹，左瘫右痪。

当归　川芎　白芍　生地黄各一两　人参　白术　陈皮　半夏　白茯苓各五钱　厚朴　苍术　香附　枳壳　乌

药　砂仁　杏仁　木香　沉香各五钱　天门冬　麦门冬　五味子　破故纸　小茴香　牛膝肉　枸杞子　川椒　何首乌　肉苁蓉　川乌　草乌各五钱　细辛　白芷　麻黄　防风　羌活　独活　干姜　官桂　甘草各一两　五加皮五钱　小红枣八两　北蜜八两　胡桃肉泡去皮，八两　真酥油

上共四十四味，俱剉片，用生绢袋盛之，用好酒一大金花坛，浸药三日封固，入锅内悬胎煮三个时辰。取出埋土中三日出火毒，每日空心服三盏，日进三服，其药渣晒干为末，本酒打糊为丸如梧桐子大，每服三十丸，空心本酒下。

仙传药酒方

治男妇左瘫右痪，口眼㖞斜，手足顽麻，筋骨疼痛，一切诸风，痔漏，寒湿脚气，疝气，十膈五噎，胎前产后，子宫久疼，赤白带下，不受胎孕，经水不调，气滞痞块并皆治之，其功不能尽述。

茯神　陈皮　枳壳　牛膝　青皮　熟地黄　肉苁蓉　白茯苓　当归　山药　吴茱萸　防风各七钱　人参　沉香　广木香　丁香　乳香　没药　砂仁　小茴香　大茴香　红豆　白术　草果　黄芩　杏仁　甘草　猪苓　黄芪　三棱　莪术　半夏　南星　牡丹皮　槟榔　青木香　官桂　大腹皮　泽泻　栀子　天门冬　红曲　白花蛇砂土炒，各五钱　荆芥穗　苍术　川乌　白芍　桂皮　知母　细辛　贝母　麻黄　麦门冬　草乌各三钱　藿香　山楂　白芷　白附子　软石膏　羌活　薄荷　木瓜　木通　葛根　山茱萸　独活　香附　破故纸　虎胫骨　天麻　枸杞子各一两　川芎　良姜

二钱半　川椒二钱

　　上七十五味，修合一处，将药绢袋盛，外用蜂蜜、核桃仁、红枣、土核各一斤，同小黄米烧酒共入一大坛，内竹叶封固七日，下锅煮三炷香，取出土埋二七去火毒，每早用一小钟，久服有功，四十以上者方可用。

舒筋酒

　　治瘫痪、腿疼、手足麻痒不能动移者。

　　当归　白芍　生地黄　牛膝　秦艽　木瓜　黄柏　杜仲　防风　陈皮各一两　南芎　羌活　独活各八钱　白芷七钱　槟榔五钱　肉桂　甘草节蜜炙，各三钱　油松节五钱　苍术一两炒　久痛加虎胫骨八钱　苍术一两

　　上剉入绢袋内，入南酒或无灰酒重汤煮一炷香为度，早晚随量饮之，不忌诸物。

防风通圣散

　　治中风，一切风热，大便秘结，小便赤涩，头面生疮，眼目赤痛或热生风，舌强口噤或鼻生紫赤，风刺瘾疹而为肺风，或成风厉而世俗呼为大风，或肠风而为痔漏，或肠郁而为诸热，谵妄惊狂，并皆治之。

　　防风　川芎　芍药　当归　大黄　薄荷叶　麻黄　连翘　芒硝各五钱　石膏　黄芩　桔梗各一两　滑石三两　甘草三两　荆芥　白术　栀子各二钱半

　　上为末，每服三钱，水一大盏，生姜三片，煎至六分，温服。涎嗽加半夏半两，姜制，此药不可无生姜煎。

　　刘廷瑞方有宿砂，无芒硝其余皆同。

一头旋脑热，鼻塞浊涕时下，每一两加薄荷、黄连各二钱半。内经云，胆移热于脑，则辛额鼻渊，鼻渊者浊涕下不已也。王注曰，胆液下澄，则为浊涕，下不已如水泉，故曰鼻渊也。此为足太阳与阳明脉俱盛也。

一风热上攻，头目昏眩闷痛，痰喘咳嗽去麻黄、芒硝，加菊花、人参、砂仁、寒水石。

一耳鸣因酒遏者，加柴胡、枳壳、桔梗、青皮、南星、荆芥。

一眼目赤肿，风热烂弦，内外瘴翳，羞明怕日，倒睫出泪，两睑赤烂，红筋瘀血，加菊花、细辛、羌活、独活、蒺藜、木贼、蔓荆子、草决明、玄参、蝉蜕，生姜煎服。

一小便淋闭去麻黄，加滑石、连翘煎药汤，调木香末二钱。麻黄主表不宜里，故去之。

一腰胁走注疼痛，加芒硝、石膏、当归、甘草，一服各二钱，调车前子末、海金沙末各一钱。内经云，腰者肾之府。

一破伤风者如在表，则辛以散之，在里则苦以下之兼散之。汗下后通利血气，祛逐风邪者，每一两内加荆芥穗、大黄各二钱，调全蝎末一钱，羌活末一钱。

一小儿诸风潮搐，急慢惊风，大便闭结，邪热暴甚，肠胃干涩，寝汗咬牙，目睛上窜，睡语不安，转筋惊悸，肌肉蠕动，每二两加大黄一钱，栀子二钱，调茯苓末二钱。

一肌肉蠕动者，调羌活末一钱。经曰，肌肉蠕动，命曰微风。

一打扑伤损，肢节疼痛，腹中恶血不下，每一两加当归、大黄各三钱半，调乳香、没药各二钱。

一痈疽恶疮肿毒，本方一两倍连翘、当归加黄连、茯苓、黄芪、人参、白芷、木香、金银花、牡蛎各半两，名滕黄饮子。如疮在上加当归，用酒浸。

一发斑热，本方一两，加黄连五钱。

一劳汗当风，汗出为皶，郁乃痤，劳出于玄府，服液所凝，去芒硝，倍加芍药、当归，发散玄府之风，俗云风刺。当调其荣卫。

一生瘾疹或赤或白，麻黄、豆豉、葱白出其汗，麻黄去节，并去芒硝。咸走血而内凝故不发汗，还依前方中加四物汤、黄连解毒汤三药合而服之，日二服。故《内经》曰，以苦发之，谓热在肌表连内也。

一气逆者，调木香末一钱服。

一痢后鹤膝风良验。

泻青丸

治中风自汗，昏冒发热，不恶寒，不能安卧，此是风热烦躁之故也。

当归　川芎　栀子　羌活　大黄　防风　龙胆草各等分

上为末，蜜丸弹子大，每服一丸，竹叶汤化下。

龙星丹

治诸风热壅，痰涎盛。

牛胆南星　朱砂另研为衣，各三钱　片脑另研，三字　牛黄另研，三字　麝香另研，三字　全蝎　防风　薄荷各一钱　黄芩　黄连各二钱　加青黛另研，一钱

上为细末，炼蜜为丸，如龙眼大，每服一丸，噙化。

清凉丹

治风热壅实，上攻头面，口眼㖞斜，语言不正，肌肉瞤动，面若虫行，及治伤寒热盛，狂言昏冒，刚痉，一切风热并皆治之。

片脑另研，五钱　牛黄另研，三两　蝎梢去毒，炒　石膏各一两半　白花蛇酒浸取肉　犀角屑　防风去芦　甘草炙　珍珠末　朱砂　大黄各一两　南星末四两，腊月黄牛胆制

上为细末研匀，炼蜜为丸，每两作寸丸，每服一丸，薄荷汤化下，食后临卧服。

千金保命丹

治诸风瘫痪，不能语言，心忪健忘，恍惚去来，头目晕眩，胸中烦郁，痰涎壅塞，抑气攻心，精神昏愦。又治心气不足，神志不定，惊恐怕怖，悲忧惨慽，虚损少睡，喜怒不时或发狂癫，精神错乱。及小儿惊痫，惊风抽搐不定，及大人暗风，并羊癫、猪癫发叫。

朱砂一两　珍珠二钱　南星一两　麻黄　白附子炮　雄黄　龙脑各半两　琥珀三钱　僵蚕　犀角镑　麦门冬　枳壳　地骨皮　神曲　茯神　远志　人参　柴胡各一两　金箔一百片　牛黄三钱　天麻五钱　脑子少许　麝香少许　胆矾五钱　牙硝四钱　河车　天竺黄　防风　甘草　桔梗　白术　升麻各一两　蝉蜕五钱　黄芩二两　荆芥二两

上为细末，炼蜜为丸如弹子大，每服一丸，薄荷汤化下，不拘时候。忌猪、羊、虾、核桃动风引痰之物，及猪、羊血。

真珠丸

治肝虚为风邪所干，卧则魂散而不守舍，状若惊悸，怔忡不定。

真珠母_{三钱，另研} 当归 熟地黄_{各一两半} 人参 酸枣仁 柏子仁_{各一两} 犀角 茯神 沉香_{各五钱}

上为细末，炼蜜为丸如梧桐子大，朱砂为衣，每服四五十丸，金银薄荷汤，食后吞下，日三服。

活命金丹

治中风神不清。

凉膈散加青黛、蓝根。

上为细末，炼蜜为丸，如弹子大，朱砂为衣，金箔盖，每服一丸，茶清化开，临卧服。

豨莶丸

治中风口眼㖞斜，吐涎沫，语言謇涩，手足缓弱皆治之。

豨莶草_{一名火杴草，生于沃土间，带猪莶气者是。}

上五月五日，六月六日收采，洗去土，摘其叶，不拘多少九蒸九暴，每蒸用酒、蜜、水洒之，蒸一饭久，暴干为末，炼蜜丸如梧桐子大，每服百丸，空心温酒米饮任下。

清阳汤

治中风口㖞，颊腮急紧，胃中火盛必汗不止，小便频数等症。

升麻　黄芪　当归身_{各二钱}　葛根_{一钱半}　红花_{一分}　苏木_{半钱}　甘草_{炙，一钱}　酒黄柏_{一分}　生甘草_{五分}　桂枝_{一分}

正舌散

治中风，舌本强硬，语言不正。

蝎梢_{二钱半}　茯神_{微炒，一两}　薄荷_{焙，一两}

上为末，每服一二钱，温酒调下，或以擦牙颊间，亦好。

转舌膏

治中风瘫痪，舌塞不语。

凉膈散加石菖蒲、远志。

上为末，炼蜜为丸，如弹子大，朱砂为衣，每服一丸，薄荷汤化开，食后或临卧服。

诃子汤

治诸风失音不语。

诃子_{四个，半生半炮}　桔梗_{一两，半生半熟}　甘草_{一寸，半生半熟}

上为末，每服五钱，用童子小便一钟，煎至七沸调，服其者不过三服。

竹沥饮

治中风不语。

用淡竹或苦竹或青水竹，去枝叶截作一尺余长，劈作二片，每用不拘多少，或五六十片，以新汲井水浸一宿。如用急，只浸一二时，却以砖二片，侧立阁竹仰于砖上，砖内以热火烘竹青热，砖外以碗盛竹流下清水，以瓦瓶收贮，外以冷水浸瓶收用，或沉井底亦好。每用半钟与病人服之，或入前药内服亦可。

一方 治中风面目举引，口偏不能言。

独活　竹沥　生地黄汁

上等分，水二盏，煎至一盏，通口，食后服。

一方 治肝脏中风，心神烦热，言语謇涩，不得卧。

竹沥　荆沥　葛根汁　生姜汁　白蜜各一合

上五味汁，相匀，频频服，不拘时，如童子小便尤妙。

苏青丹

治风痰壅盛，手足瘫痪及小儿惊风。

青州白丸子末二两　苏合香丸末一两

右二味和匀，用姜汁面糊为丸，如梧桐子大，淡姜汤吞下三四十丸。

星香汤

治中风痰盛，服热药不得者。

南星八钱　木香一钱

上㕮咀，每服四钱，姜十片，水一大盏，煎七分，温服。

星附汤

治中风痰壅，六脉沉伏，昏不知人。

附子生用，去皮　南星生用，各一两　木香五钱，不见火

上㕮咀，每服四钱，水一大盏、姜九片，煎七分，去渣温服。虚寒甚者加天雄、川乌，名三建汤。痰涎壅盛，

声如牵锯，服药不下者，宜于关元、丹田二穴多灸之。

星附散

治中风虽能言，口不㖞斜，而手足軃曳者。

天南星　半夏　人参　黑附子　白附子　白茯苓　川乌　白僵蚕　没药各等分

上㕮咀，每服五钱，水酒各一盏，煎至八分，热服并进，得汗为度，有效。

大醒风汤

治中风痰涎壅盛，半身不遂及历节痛风，筋脉拘急皆治。

天南星生用，八两　防风生用，四两　独活生用　附子生，去皮脐　全蝎微炒　甘草生用，各二两

上㕮咀，每服四钱，水一盏，姜十片，煎七分，温服。

三生饮

治卒中风，昏迷痰涎壅并，口眼歪斜，脉沉无热者，可服之。

天南星生用，一两　川乌生用，五钱　附子生用，去皮，五钱　木香二钱半

上㕮咀，每服五钱，水二盏，姜十片，煎八分，温服。

省风汤

治中风痰涎壅盛，口眼歪斜，半身不遂。

半夏生用　防风各一两　甘草炙，五钱　全蝎二两　白附子生

用　川乌_{生用}　木香　天南星_{生，各五钱}

上㕮咀，每服半两，水一盏、姜十片，煎七分，温服。

大省风汤

治卒急中风，口噤全不能言，口眼㖞斜，筋脉挛急，抽掣疼痛，风盛痰实，旋晕僵仆，头目眩重，胸膈烦满，左瘫右痪，手足麻痹，骨节烦疼，步履艰辛，恍惚不定，神志昏愦，一切风症可服。

防风　天南星_{生用，各四两}　生甘草　黄芩_{各二两}

上㕮咀，每服一两，水二钱，生姜十片，煎至一盏，去渣温服，不拘时候。与导痰汤相合煎服尤妙_{方见痰门}。

涤痰汤

治中风痰迷心窍，舌强不能言。

南星　半夏_{各二钱半}　枳实_{二钱}　茯苓_{二钱}　橘红_{一钱半}　石菖蒲　人参_{各一钱}　竹茹_{七分}　甘草_{半钱}

上㕮咀，水二钟，生姜五片，煎至一钟，食后通口服。

三生丸

治痰厥头痛，中风痰涎壅盛者。

半夏　白附子　天南星_{各等分}

上为末，生姜自然汁浸，蒸饼为丸如绿豆大，每服四五十丸，食后姜汤下。

青州白丸子

治男、妇风痰壅盛，手足瘫痪，呕吐涎沫，及小儿惊风并皆治之。

半夏_{生用，七两}　天南星_{生用，二两}　白附子_{生用，二两}　川乌头_{去皮脐，生用，五钱}

上为细末，以生绢袋盛于井花水内摆出，未出者更以手揉令出，以渣更研再入绢袋，摆尽为度。于磁盆中，日晒夜露，每日一换新水，搅而复澄。春五夏三，秋七冬十日，去水晒干，如玉片研碎，以糯米粉煎粥清，为丸如绿豆大，常服，二十丸，生姜汤下，不拘时候。如瘫痪风疾以酒下。如小儿惊风，薄荷汤下，三五丸。

加味青州白丸子

治卒中风邪，半身不遂，口眼㖞斜，痰涎闭塞，及小儿诸风皆治。

白附子　天南星　半夏　川姜_{各二两，一六一云川芎}　天麻　白僵蚕　全蝎_{各一两}　川乌头_{去皮煎，五钱}

上并生用，为细末，面糊为丸，如梧桐子大，每服三五十丸，生姜汤下，不拘时候。如瘫痪风，温酒下。小儿惊风，薄荷汤下。

真方白丸子

治中风痰涎壅盛，口㖞不语，半身不遂，及小儿惊风潮搐。初觉中风可常服之，永无风疾壅膈之患。

大半夏_{汤泡七次}　白附子_{洗净略炮}　天南星_{略炮}　川乌头_{去皮炮}　天麻　全蝎_{去毒炒}　木香　枳壳_{去穰麸炒，各一两}

上为细末，生姜汁打糊，丸如梧桐子大，每二十丸，食后临卧茶清热水下。瘫痪风，酒下，日三服。小儿惊风，薄荷汤下，二丸。

上清白附子丸

治诸风痰甚，头目疼眩，旋运欲倒，呕哕恶心，恍惚不宁，神思昏愦，肢体倦痛，颈项强硬，手足顽麻，常服除风化痰，清利头目。

白附子　半夏　川芎　菊花　南星　僵蚕　陈皮　旋覆花　天麻各一两　全蝎五钱

上为细末，用生姜汁浸，蒸饼为丸，如梧桐子大，每服三十丸，食远生汤下。

半夏饮

治风痰，心腹烦满，呕吐不欲饮食。

半夏　麦门冬　赤茯苓　白术　桔梗　青皮　前胡枇杷叶　防风各三分，系七钱半　厚朴一两　大腹皮七钱半

上㕮咀，每服三钱，水一盏，生姜三片，煎至六分，去滓，不拘时候热服。

龙脑丸

治中风，身如角弓反张，不语昏闷。

龙脑研，一钱　麝香研　蝉蜕　牛黄研，各二钱半　干蝎　南星　朱砂研　阿胶　香墨　白附子　防风　羚羊角屑　肉桂　羌活各五钱　乌蛇肉酒浸，去皮骨，炙黄，七钱半

上为末，入别研药和匀，炼蜜和捣三百杵，丸如绿豆大，每服十丸，用水酒下，不拘时候。

牛黄定志丸

治心经中风，精神不宁，此药压惊镇心，化痰涎安神。

牛黄_研　龙脑_研　干蝎　僵蚕　白附子_{炮，各五钱}　雄黄_{研，一两}　丹砂_{研，二两}　天麻_{酒浸焙}　甘草_{炙，各一两}　琥珀_{研，七钱半}　半夏_{汤泡七次，焙干炒黄色用，二两}　南星_{腊月黄牛粘贴制，一两}

上为细末，炼蜜丸如鸡头子大，每服一丸细嚼，荆芥人参汤下，食后临卧服。

琥珀寿星丸

宁神定志，去风化痰。

天南星一斤，掘坑深二尺，用炭火三十斤，于坑内烧红，取出炭扫净。用好酒五升浇之，将南星趁热下坑内，用盆急盖讫，泥壅合经一宿，开取出焙干为末，入琥珀末一两，朱砂末五钱，和匀。以生姜汁煮糊熟，然后入猪心血三具，搅匀和末，为丸如梧桐子大，朱砂为衣，每服五十丸，人参汤空心下，日三服，神效。

搜风丸

治风热上攻，目昏耳鸣，鼻寒头痛，眩晕及治燥热，上热，上壅痰逆，涎嗽，心腹痞痛，大小便结滞。

人参　茯苓　天南星　薄荷_{各五钱}　藿香_{二钱半}　干生姜　白矾　寒水石　半夏_{各一两}　蛤粉　黄芩　大黄_{各二两}　滑石　牵牛_{各四两}

上为末，滴水为丸，如小豆大，每服十丸，生姜汤下，加至二十丸，日三服。

不换金丹

治中风口喝。

荆芥穗　白僵蚕　甘草炙　防风各一两　天麻一两　川乌头生用　白附子生用　羌活　细辛　川芎　全蝎梢去毒炒　藿香各五钱　薄荷三两

上为细末，炼蜜和丸如弹子大，每服一丸，细嚼茶酒任下。如口㖞向左，用此药右腮上涂之，便正。

三蚣散

治诸风口眼㖞斜。

蜈蚣三条，用蜜炙一条，酒浸一条，纸裹煨熟一条　南星三个，每个切作四块，逐个如蜈蚣法制　白芷半两

上为细末，入真麝香少许，热酒调一盏，食后服。

牵正散

治中风口眼㖞斜，半身不遂。

白附子　白僵蚕　全蝎去毒，并生用

上等分为末，每服二钱，热酒调下，不拘时候。

天仙膏

治卒暴中风，口眼㖞斜。

天南星大，一个　白及二钱　大草乌头一个　僵蚕七个

上为末，用生鳝血调成膏，敷㖞处，觉正洗去。

治中风口㖞灸法

以笔管五寸长，插入耳内，外以面塞，四围勿使透风，一头以艾灸七七壮，右㖞灸左，左㖞灸右，耳痛亦灸得。

又灸法　治口㖞即效。

耳垂下，用麦粒大艾炷灸三壮，左㖞灸右，右㖞灸左。

大乌药顺气散

治诸风气，手足瘫痪。

当归　芍药　生地黄　川芎　乌药　陈皮　地龙　香附子　砂仁　枳壳　黄芩　半夏　防风　紫苏　桔梗　甘草各半两　乳香　没药各二钱五分　沉香二钱半，此三味为末，煎熟药加内服

上用姜、枣同煎。

换骨丹

治瘫痪中风，口眼㖞斜，半身不遂，并一切风痫暗风，并宜服之。

麻黄煎膏　仙术①　槐角子　桑白皮　川芎　香白芷　威灵仙　人参　防风　何首乌　蔓荆子各一两　苦参　五味子　广木香各五钱　麝香少许，研　龙脑少许，研　朱砂研为衣，不拘多少

上为末，桑白单捣细称，以麻黄膏和就杵一万五千下，每两分作十丸，每服一丸，以硬物击碎，温酒半盏浸，以物盖不可透气，食后临卧一呷咽之，衣盖覆当自出汗即差和胃汤调补，及避风寒茶下半丸盖出汗。入膏时如稠，再入水少许煎动，入药唯少为妙，其麻黄膏不可多煎，法见前。

续命丹

一名神授保生丹。

---

① 仙术，即苍术。

治男子妇人左瘫右痪，口眼㖞斜，半身不遂，失音不语，遍身疼痛，打扑伤损，外感风邪及诸风痫暗风，角弓反张，目睛上视，搐搦无时，但患风疾皆可服之。

天南星用米泔水浸七日，每日换水，削去皮脐，薄切，晒干，寒天加二日，六两　草乌头清水浸，制法同前，六两　川乌头六两，制法同前　地龙去土，水洗净，晒干，四两　天麻各二两　五灵脂清水淘去沙石，晒干，用姜汁浸晒十日，每日添姜汁，直候其色转黑，六两　全蝎生用　白附子生用　辰砂研　轻粉研　雄黄研，各一两　片脑研，一钱半　麝香研，一钱二分五厘

上为细末，用姜自然汁煮，濡米饭搜和作剂，于石臼内杵五千下，丸成锭子，晒干，以瓦罐收贮。每服一锭，生姜自然汁和好酒一处，磨化临卧通口热服，以衣被厚盖，汗出为度。服药后忌诸动风之物三七日。

脑麝祛风丸

治左瘫右痪最效。

白花蛇头一个，带颈三寸，酒浸，炙　乌梢蛇尾二个，长七寸，酒浸，炙　川乌尖七个，去黑皮　附子底四个，去黑皮　南星　半夏　白附子　防风　细辛　天麻　全蝎　僵蚕　草乌　片脑一分，研　麝香一分，研

上为细末，生姜汁糊丸，如梧桐子大，每服五十丸，煎小续命汤下。

家宝丹

治一切风疾，瘫痪，痿痹不仁，口眼㖞斜者，邪入骨髓可服。

川乌　南星　五灵脂姜汁制，另研　草乌_{各六两}　白附子
全蝎　没药　乳香　辰砂_{各二两}　羌活　僵蚕_{各三两}　片脑_五
_钱　天麻_{三两}　麝香_{二钱半}　地龙_{四两}　雄黄　轻粉_{各一两}

上为末，作散调三分，不觉，调五分，或蜜丸如弹子
大，含化，茶清送下。

白龙丹

治男子妇人诸般风症，左瘫右痪，半身不遂，口眼㖞
斜，腰胸疼痛，手足顽麻，语言謇涩，行步艰难，遍身疮
疥，上攻头目，耳内蝉鸣，痰涎不利，皮肤瘙痒，偏正头
疼，一切诸风并皆治之。

川芎　防风_{各十二两}　滑石_{一斤}　草乌_{十两，生用}　两头尖
甘草_{各八两}　川乌　桔梗_{各四两}　寒水石_{四两}　何首乌_{二两四钱}
茴香_{一两七钱}　广木香_{一两半}　地骨皮_{一两七钱}　白及_{一两四钱}　藁
本　甘松　白芷　香附子　良姜　薄荷　当归　白芍　羌
活　川椒_{去子炒}　广零陵香　藿香叶　全蝎　人参　升麻
天麻　僵蚕　干葛_{各七钱}　麝香_{一钱，同滑石为衣}　蕲州白花蛇_一
_{条，去头尾，酒浸三日，去骨皮，将肉焙干为末}　乌梢蛇_{一条，制同上}　绿
豆粉_{四两，为糊出}　白面_{半斤，蛇酒为糊，出}

上四十一味为末，蛇酒打糊为丸，如弹子大，滑石为
衣，晒干收用。每服一丸，临卧茶清或酒化服，忌诸热
性物。

神效活络丹

治风湿诸痹，肩臂腰膝，筋骨疼痛，口眼㖞斜，半身
不遂，行步艰辛，筋脉拘挛，能清心明目，宽膈宣通气血。

年逾四十预服十数丸，至老不生风病。

白花蛇二两，酒浸焙干　乌梢蛇五钱，酒浸焙干　麻黄二两　细辛一两　全蝎一两半　两头尖二两，酒浸　赤芍一两　贯众二两　防风二两半　葛根一两半　没药一两，另研　血竭七钱半，另研　朱砂一两，另研　乌羊屑半两　地龙半两，去土　甘草二两，去皮，炙　丁香一两，去枝　白僵蚕一两　乳香一两，研　麝香半两，研　片脑一钱半，研　官桂二两　草豆蔻　川羌活各二两　虎胫骨一两，酥炙　玄参一两　牛黄二钱半，另研　天麻二两　威灵仙一两半，酒浸　藿香二两，去土　天竺黄一两　败龟板一两　人参一两　何首乌二两　白芷二两　乌药一两　安息香　青皮　黑附子　香附子　白豆蔻　骨碎补各一两　黄连二两　茯苓一两　黄芩二两　白术一两　熟地黄二两　松脂五钱　大黄二两　当归一两半　木香　沉香各二两　金箔为衣

上为细末，炼蜜为丸如弹子大，每服一丸，细嚼温酒茶清漱下，随症上下，食前食后服。头风，擂茶下。

侧子散

治中风手足不随，言语謇涩，今用累效。

侧子　附子　罗参　白术　白茯神　肉桂　赤芍　当归　川芎　秦艽各一两　防己七钱半　防风　麻黄　粉草炙，各五钱　甘菊花　北细辛　白茯苓各二两

上㕮咀，每五钱，水一盏半，姜三片，枣一枚煎服，不拘时候。惟肥白多湿之人可服，否则非宜。

虎胫骨酒

治中风偏枯，四肢不举，一切诸风挛拳者并皆治之，

神效。

石斛草 石楠藤 防风 虎胫骨 当归 茵芋叶 牛膝 杜仲 川续断 川芎䓖 金毛狗脊燎去毛 川巴戟各一两

上件剉如豆大，以绢袋盛药，用无灰好腊酒一斗，渍之十日后，每服一盏，有量服二三盏，神效。

舒筋保安散

治左瘫右痪，筋脉拘挛，身体不遂，脚腿少力，干湿脚气及血滞经络，走注疼痛，久不能去，用此宣通则愈。

木瓜五两 萆薢 五灵脂 牛膝 续断 白僵蚕 松节 白芍药 乌药 天麻 威灵仙 黄芪 当归 防风 虎骨各一两

上用无灰酒一斗，浸上药二七日，紧封扎坛口，待日数足，取药焙干，捣为细末，每服二钱；用药酒半盏调下，如酒尽米汤下。又方金毛狗脊一两，却将乳香、白胶香各一两同研入干药末内。

一方 治风瘫不能行动

防风 萆薢 当归 桔梗 败龟板 虎骨 川牛膝 枸杞 秦艽 晚蚕砂炒黄色 羌活 干茄根饭上蒸 苍术炒七次、捣碎 苍耳子 五加皮各二两

上剉碎，用绢袋盛药，以无灰酒一斗，浸坛内密固，煮滚，封七日。开取时不可以面向坛口，恐药气冲眼。每日早午晚间，病人自取酒一小盏服之，不许多服，病痊药尽，以药渣晒干，研为细末，酒糊为丸，如梧桐子大，每服五十丸，酒送下，日三服，忌食动风诸毒物。

灵应丹

治瘫痪四肢不举，风痹等疾。

麻黄五斤，煎膏法见前　白芷　桑白皮　苍术　甘松　浮萍各二两　川芎　苦参各三两

上为细末，以麻黄膏为丸，如弹子大。每服一丸，温酒化下，隔二三日再服，手足即时轻快，及治卒中风邪，涎潮不利，小儿惊风，服之立效，但熬时要勤搅，勿令着底焦了，熬膏时忌妇人鸡犬见之。

全生虎骨散

治半身不遂，肌肉干瘦，名曰偏枯，忌用麻黄发汗，恐津液枯竭，惟当润筋去风。

当归一两半　赤芍　川续断　白术　藁本　虎骨各一两乌蛇肉半两

上为末，每服二钱，温酒食后调下。骨中疼痛加生地黄一两，脏寒自利者加天雄半两。

安魂琥珀丹

治中风左瘫右痪，口眼㖞斜，心神不宁。

天麻　川芎　防风　细辛　白芷　羌活　川乌　荆芥穗　僵蚕各一两　薄荷叶三两　全蝎　粉草　藿香　朱砂研，水飞，各半两　麝香　珍珠　琥珀各一钱

上为细末，炼蜜为丸如弹子大，金箔为衣，空心茶清或酒送下，一丸有效。若蛇伤狗咬，破伤风，牙关紧急，先用一丸擦牙后，用茶清调下一丸。如小儿初觉出痘疹，

即用茶清调一丸与服，大能安魂定魄，及疏风顺气。

独神丹

治瘫痪疼痛，手足挛拳。

用淮安陈曲一块，将四面削去各一指厚，用中心的打碎，砂锅内炒去湿气，为细末。用福建黑糖等分入石臼内，捣匀，再用生姜汁熬熟，旋添入内，捣如泥丸作弹子大，收贮磁器内。每服细嚼，病在上者，晚上用黄酒下，病在下者，五更用牛膝煎酒送下一丸，如全身有病，早晚如引送下，克日奏效。

秘方

治瘫痪如神。

熟牛骨内髓一碗，炼熟蜜一斤，二味滤过，入炒面一斤，炒干姜末三两，四味搅匀，丸如弹子大，一日服三四丸，细嚼温酒送下，大效。

荣花散

治瘫痪神效。

鳖甲_{醋炙九次} 鹿茸 乳香 没药 荣花树皮_{即夜合花根}

上五味，各为细末，各二钱，合一处研匀，分为二服，五更黄酒送下，一服五钱，男子至重者二服取效，女人至重者止用一服取效。

神仙外应膏

治左瘫右痪，筋骨疼痛，手足拘挛。

川乌一斤为细末，用隔年陈醋入砂锅内，慢火熬如酱色，敷患处。如病有一年，敷后一日发痒，痒时令人将手拍痒处，以不痒为度。先用升麻、皮硝、生姜煎水洗患处，然后敷药，此膏用者多见功效。

治鸡爪风

手足摇动，不能举物。

五加皮　海桐皮　川乌　牡丹皮　川芎　赤芍各五钱　干姜　肉桂各一钱

上为末，每服三钱，水一盏，将古铜钱一个入清油内浸，每煎药入此钱同煎，不拘时服。

皂角六一丸

疏风活血，肌肉不紧实者最宜服之。

川乌　草乌各一两　天台乌药二两　乌豆一升　猪牙皂角五条，炮去弦　乌梅去核，五十个　何首乌二两

上㕮咀，用无灰酒、酽醋各二升，浸一宿，磁瓦铫内，慢火熬干，取出晒焦，拣何首乌一味另为末煮膏，以六味焙干为末，以前煮药，余酒醋及何首乌和丸，每服三十丸，温酒下。

加减三五七散

治八风五痹，肢体不仁，大治风寒入脑，阳虚头痛，畏闻人声，目旋运转，耳内蝉鸣，应有湿痹，脚气缓弱并皆治之。

山茱萸去核，三斤　细辛一斤半　干姜炮，三斤　防风四斤　茯苓三斤　附子三十五只，炮去皮脐

上为细末，每服二钱，温酒食前调服。

惊风丸

治心受风邪，涎潮昏塞，牙关紧闭，醒则精神若痴，及惊忧积气，并皆治之。

紫苏子一两　附子去皮脐，半两　天麻五钱　橘红二两　朱砂研，一分半，为衣　麻黄去根节，五钱　白僵蚕炒，五钱　南木香一两　天南星浸洗，薄切，姜汁浸一夜，五钱　白花蛇酒浸，炙熟，去皮骨，五钱　干蝎去毒微炒，一钱

上为末，入脑麝少许，同研极匀，炼蜜，杵丸如龙眼大，每服一丸，金银薄荷汤化下，温酒亦可。

生朱丹

治诸风痰盛，头痛目眩，气郁积滞，胸膈不利。

朱砂二两二钱半　龙脑一钱　白附子炮去皮脐，半斤　石膏烧通红令冷，半斤

上为末，烧粟米饭为丸，如小豆大，每服三十丸，食后茶酒任下。

乌药顺气散

治男子妇人，一切风气攻注，四肢骨节疼痛，肢体顽麻，手足瘫痪，言语謇涩者，宜先服此药疏通气道，然后进以风药。气升上为逆，降下为顺，顺气者正所谓降气也。

麻黄　陈皮　乌药各二两　僵蚕　川芎　枳壳　甘草　白芷　桔梗各一两　干姜五钱

上㕮咀，水煎服。

八味顺气散

凡中风之人，先服此药顺气后，进风药。

白术　白茯苓　青皮　陈皮　白芷　乌药　人参　甘草各等分

上咬咀，每服六钱，水一盏煎半盏，温服，仍以酒化，苏合香丸间服尤妙。

人参顺气散

治感风头疼，鼻塞声重，及一应中风，宜先服此药疏通气道，然后进以风药。

干姜　人参各一两　川芎　甘草炙　桔梗　厚朴　白术　陈皮　白芷　麻黄各四两　葛根三两半

上咬咀，每五钱水一盏，姜三片，枣一枚，薄荷五叶，煎至七分，温服效。

匀气散

治腰腿疼痛，手足挛拳，及治中风不语，口眼㖞斜，半身不遂等症。

白术二两，煨　天台乌一两　天麻五钱　沉香　青皮　白芷　人参　甘草　紫苏　木瓜各二钱半

上咬咀，作十服，每服水一盏，生姜三片，煎至半盏，去渣温服。

川芎石膏汤

治风热上攻，头目昏眩痛闷，风痰喘嗽，鼻塞口疮，

烦渴淋闷，眼生翳膜。此药清神爽志，宣通气血，治中风偏枯，解中外诸邪，调理诸病，劳复传染。

川芎　芍药　当归　山栀子　黄芩　大黄　菊花　荆芥穗　人参　白术各五钱　滑石四两　防风　连翘　薄荷叶各一两

上为末，每服三钱，水一盏，煎至六分，去渣食后服。水调亦得，忌姜醋发热物。

丹溪先生曰，凡初中风，非香窜不能开窍，故用诸香以利窍；非辛热不能通塞，故用诸辛为佐使。然辛香走散真气，脑麝能引风入骨，如油入面，不可解也。医者但可用之以救急，慎毋令人多服也。

类中风症

类中风者，则常有之。有中寒、中暑、中火、中气、食厥、劳伤、房劳、痰厥、眩晕、卒死等症，皆类中风者，甚多，各有治法，不可作风治而用风药，误之甚矣。

加味附子理中汤

治冬月卒中寒气，昏冒口噤，肢挛恶寒，脉浮紧或口吐涎沫，重则四肢僵直，先用热酒、姜汁各半盏，灌之，稍醒后用此药急救，若稍缓则舌强囊缩而死矣。

大附子　干姜　吴茱萸　官桂　人参　当归　陈皮厚朴　白术　甘草炙

上㕮咀，姜枣煎服。

十味香茹散

治夏月卒暴，昏冒痿厥，吐泻喘满。

方见中暑。

清燥汤

治中湿，东南之人多由湿土生痰，痰生热，热生风。
方见痿躄，依本方加竹沥、姜汁。

六味地黄丸

四君子汤

三方并见补益。

独参汤

小柴胡汤

治内因恚怒伤肝，火动上炎。方见伤寒。
四方治中火者，河间所谓肝木之风内中，六经之邪外侵良田，五志过极火盛水衰，热气怫郁昏冒而卒仆也。

木香顺气散

治中气晕倒，脉沉。
木香另磨　砂仁各五分　乌药　香附　青皮　陈皮　半夏　厚桂　枳壳　厚朴　干姜　甘草各三分
姜三片水煎，调木香服。气不转加沉香、苏子。

藿香正气散

治中气，调理平和之剂。方见伤寒。

六君子汤

治食厥昏冒，不能运化饮食。

先用姜盐汤灌，探吐之后服药。

人参　白术　茯苓　陈皮　半夏各一钱　香附一钱二分　木香　砂仁各五分　甘草二分

上剉，生姜三片，枣二枚，水煎温服。

补中益气汤

治劳役所伤，元气耗损，脾胃虚衰不任风寒，故昏冒卒倒。方见内伤。

六味地黄丸

治房劳，肾虚精耗，气不归元，昏冒。

方见补益。

加味二陈汤

治痰厥晕倒，脉沉细。

陈皮　半夏　白茯苓　当归　枳实　桔梗　杏仁各一钱　良姜　砂仁各七分　木香　官桂　甘草各三分

上剉，生姜煎服。气逆加苏子，元气虚怯去枳实。

加味四物汤

治血虚眩晕卒倒。不可艾灸，惊哭一动，动则乘虚而死矣。脉微涩。

当归　川芎　白芍　生地黄　熟地黄　黄芪　人参

白术　陈皮　白茯苓　荆芥　甘草炙，各等分

上剉，枣二枚，乌梅一个，水煎服。饱闷加香附、砂仁，去麻黄、白术。

苏合香丸

方见中风。

治卒厥不省人事，其症因犯不正之气，忽然手足厥冷，肌肤粟起，头面青黑，精神不宁，错言妄语，牙紧口噤，昏不知人，头旋晕倒，此中恶卒厥，客忤飞尸，鬼击吊死，入庙登塚，驵舍多有此病也。宜艾灸脐中百壮，以皂角末搐鼻或半夏末亦可，或研韭汁灌耳中即活，急以此丸灌之，俟稍苏，用调气散合平胃散服之，或藿香正气散亦可。

调气散

白豆蔻　丁香　檀香　木香各二钱　藿香　甘草炙，各八钱　砂仁四钱

上为末，每服二钱，入盐少许，沸汤点服。

预防中风

夫圣人治未病之病，知未来之疾，此其良也。其中风者，必有先兆之症，觉大拇指及次指麻木不仁，或手足少力，或肌肉微掣者，此先兆也，三年内必有大风之至。经云，急则治其标，缓则治其本，宜调其荣卫，先服八风散、愈风汤、天麻丸各一料为效，宜常服加减防风通圣散，预防其病，则风疾不作，而获其安矣，卫生者知先之。

愈风汤

初觉风动，服此不致倒仆，此乃治未病之圣药也。又治中风症，内邪已除，外邪已尽，当服此药以行导诸经，久服大风悉去，纵有微邪只从此药加减治之。然治病之法不可失于通塞，或一气之微汗，或一旬之通利，如此乃常治之法也，久则清浊自分，荣卫自和矣。

羌活　甘草　防风　当归　蔓荆子　川芎　细辛　黄芪　枳壳　人参　麻黄　香白芷　甘菊花　薄荷　枸杞子　柴胡　知母　地骨皮　独活　杜仲　秦艽　黄芩　芍药各三两　石膏　苍术　生地黄各四两　肉桂一两

上剉，每服一两，水二钟，生姜三片煎，空心服，临卧煎滓服。

空心一服，吞下二丹丸，谓之重剂；临卧一服，吞下四白丹，谓之轻剂，立其法是动以安神，静以安肺。假令一气之微汗，用愈风汤三两，加麻黄一两，匀作四服，加生姜空心服，以粥投之，得微汗则佳。如一旬之通利，用愈风汤三两，加大黄一两亦匀作四服，如前服，临卧服，得利为度，此药常服之，不可失四时之辅。如望春大寒之后，本方中加半夏、人参、柴胡各二两，通草四两，谓迎而夺少阳之气也。如望夏谷雨之后，本方中加石膏、黄芩、知母各二两，通草四两，谓迎而夺阳明之气也。季夏之月，本方中加防己、白术、茯苓各二两，通草四两，谓胜脾土之湿也。望秋大暑之后，本方中加厚朴、藿香各二两，桂一两，通草四两，谓迎而夺太阴之气也。望冬霜降之后，本方中加附子、官桂各一两，当归二两，通前四两，谓胜少阴之气也。如得春气候，减冬所加，四时类此。此虽立四时加减，更宜临病之际，审察虚实寒热，土地之宜，邪气多少，此药具七情六欲四气，无使五脏偏胜及不动于荣卫，如风秘服之永不结滞。此药与天麻丸相为表里，治未病之圣药也。若已病者，更宜常服，无问男女老幼，惊痫搐搦，急慢惊风，四时伤寒等病，服之大有神功。

四白丹

能清肺气养魄，谓中风者多昏冒，气不清利也。

白术　砂仁　白茯苓　香附　防风　川芎　甘草　人参各五钱　白芷一两　羌活　独活　薄荷各二钱半　藿香　白檀香各一钱五分　细辛　知母各二钱　甜竹叶三两　麝香一钱，另研　龙脑另研　牛黄另研，各半钱

上为末，炼蜜丸，每两作十丸，临卧嚼一丸，分五七次细嚼之，煎愈风汤下。

二丹丸

治健忘，养神定志和血，内以安神，外华腠理。

丹参　天门冬　熟地各两半　甘草　麦门冬　白茯苓各一两　人参　远志　菖蒲　朱砂研为衣，各五钱

上为末，炼蜜丸如梧桐子大，每服五十丸至百丸，空心服，煎愈风汤下。

天麻丸

治风因热而生，热胜则动，宜以静胜其躁，宜此以养其血。

天麻　牛膝二味用酒同浸三日，焙干　萆薢　玄参各六两　附子炮，一两　杜仲七两　羌活十四两　川归十两　生地一斤

一方有独活五两，去肾间风。

上为末，蜜丸如梧桐子大，每服五七十丸，空心温酒或白汤亦可下。

加减防风通圣散

预防风疾，常服最效。

防风　川芎　当归　芍药　薄荷　麻黄　连翘各五钱　黄芩　桔梗各二两　甘草　荆芥　白术各二钱半　乌药　羌活　天麻　僵蚕

体气虚弱者磨木香，痰涎壅盛者加南星、半夏、枳实。

每服六钱，水一盏半，生姜三片煎服。

牛黄清心丸

治诸风缓纵不随，语言謇涩，心怔健忘，恍惚去来，头目眩冒，胸中烦郁，痰涎壅塞，精神昏愦。又治心气不足，神志不定，惊恐怕怖，悲忧惨戚，虚烦少睡，喜怒无时或发狂癫，神情昏乱。

白芍一两半　羚羊角末一两　人参二两　芎劳一两二钱半　白茯苓一两二钱半　防风一两半　阿胶炒，一两七钱　干姜炮，七钱半　白术一两半　牛黄一两二钱半　麝香研，一两　犀角末二两　雄黄研飞，八钱　龙脑研，一两　当归一两半　金箔一千二百片，内四百片为衣　柴胡一两二钱半　甘草剉炒，五两　麦门冬去心，一两半　干山药七两　桔梗一两二钱半　黄芩一两半　杏仁去皮尖，取仁面炒黄，一两二钱半，另研　神曲研，二两半　白蔹七钱半　大枣一百个，蒸熟去皮

核，杵膏　蒲黄二两半，炒　大豆黄卷即豆芽，一两七钱半，炒　肉桂一两七钱半

上除枣、杏、金箔、二角末及牛黄、麝香、雄黄、龙脑四味别为细末，入余药和匀，炼蜜枣膏为丸，每两作十丸，以金箔为衣，每服一丸，食后温水化下。小儿惊痫即酌度多少，以竹叶汤或温酒下。

金箔牛黄丸

治风邪，除热中。

金箔十片，研　牛黄研　犀角镑　龙脑研，各一两　琥珀研人参各二钱半　丹砂研，水飞　白茯苓各二两　天麻　白花蛇酒浸去皮骨，炙，各五钱　白附子　僵蚕

上为细末，入细药和匀，炼蜜和捣二千杵，丸如樱桃大，以金箔为衣，每服一丸，细嚼温酒或温薄荷汤下，茶汤亦可。常服半丸，不拘时候。

一方　治风病不愈者，此药宁心定志。

人参　石菖蒲　茯神各等分

每服五钱，水一钟，生姜三片，煎六分，温服。

搜风顺气丸

治肠胃积热，以致膈间痞闷，大便结燥，小便赤涩，肠风痔漏，腰膝酸疼，肢节顽麻，手足瘫痪，行步艰辛，语言謇涩，三十六般风及七十二般气，无不治之。此药宣通气血，清热润燥，通利大小便，则诸病自愈。

车前子一两半　白槟榔　火麻仁微炒去壳，另研　菟丝子酒浸焙干　牛膝酒浸一宿　干山药各二两　枳壳　防风　独活各一两

郁李仁_{汤泡去皮，研，二两}　山茱萸_{二两}　大黄_{五两，半生半熟}

上为末，炼蜜丸如梧桐子大，每服二十丸，茶酒米饮任下，早晚各进一服。

竹沥枳术丸

化痰清火，顺气除湿，祛晕眩，疗麻木，养气血，健脾胃。

白术　苍术_{米泔制，盐水炒，各二两}　枳实　陈皮　白茯苓半夏　南星_{二味用姜汁白矾皂角水煮干}　黄连_{姜汁炒}　条芩　当归山楂肉　白芥子　白芍_{酒炒，各一两}　人参_{五钱}　木香_{三钱}

上为末，以神曲六两，姜汁一盏，竹沥一碗，煮糊为丸如梧桐子大，每服百丸，食远淡姜汤送下。

选奇汤

治眉骨痛不可忍，此乃风疾先兆也。

羌活　防风_{各三钱}　甘草_{二钱，夏用生，冬用炒}　黄芩_{酒制，冬月不可用，热甚可用}

上㕮咀，每服一两，水二钟煎至一钟，食后时时温服，免致风动倒仆。

灸法：择风池、百会、曲池、肩髃、合谷、风市、绝骨、环跳、三里等穴，皆可灸之。

伤风_{冒风同治}

伤风属肺者，多宜辛温，或以辛凉之剂散之。戴云，新咳嗽，鼻塞声重者是也。

备用诸方

桂枝汤

治太阳经伤风，头疼、头痛或翕翕发热，或洒洒恶风，自汗。无汗者不可服。

桂枝　芍药各三两　甘草炙，一两

上㕮咀，每服三钱，水一盏，姜三片，枣二枚，煎七分，去滓温服，不拘时候。惟春初可依此方，自春末、夏至以前，宜加黄芩半两；夏至后加知母半两，石膏二两或升麻半两。若病人素虚寒，不用加减。

神术散

治四时瘟疫，头疼发热，及伤风鼻塞声重。

苍术　藁本去土　白芷　细辛　羌活　川芎　甘草炙，各二两

上为细末，每服三钱，水一盏，姜三片，葱白三寸，煎七分，温服不拘时候。如伤风鼻塞，用葱茶调下二钱。

定风饼子

治风客阳经，邪伤腠理，背脊强直，言语謇涩，体热恶寒，痰厥头痛，肉瞤筋惕，手颤鼻渊，及饮酒过多呕吐涎沫，头目晕眩，常服消风去邪。

川乌　南星　川芎　干姜　甘草　半夏　天麻　白茯苓各等分，生用　加白附子

上为末，姜汁丸如龙眼大，作饼子，生朱砂为衣，每

服一饼，细嚼，热生姜汤下，不拘时候。

荆芥丸

治一切风邪上攻头目，咽膈不利或伤风发热，头疼鼻塞声重，并皆治之。

荆芥穗二两　天麻　附子炮　白附子炮　乌药　当归　川芎

上为末，炼蜜为丸，每一两作十丸，朱砂为衣，食后细嚼，茶清吞下一丸。

金沸草散

治肺经受风，头痛目昏，咳嗽声重，涕唾稠黏，及治时行寒疫，壮热恶风。

金沸草二两　荆芥穗四两　麻黄　前胡各三两　炙甘草　赤芍药　半夏各一两

上㕮咀，每服五钱，水一盏，姜三片，枣一枚，煎八分，温服。

参苏饮

治感冒风邪，发热头疼，咳嗽声重，涕唾稠黏，此药大解肌热，宽中快膈，或欲成劳瘵，潮热往来皆治。

木香　紫苏叶　干葛　半夏　前胡　人参　枳壳　白茯苓各七钱半　桔梗　甘草炙　陈皮各半两

上㕮咀，每服四钱，水一盏半，生姜七片，枣一枚，煎六分，去滓热服，不拘时候。

易简方，气盛者不用木香。

冲和散

治感冒风湿之气，头目不清，鼻塞声重，肢体倦怠，欠伸出泪。

苍术六两　荆芥穗二两　甘草一两一钱半

上㕮咀，每服五钱，水一盏煎八分，去渣热服。

消风百解散

治四时伤寒，头疼发热，恶寒及风壅咳嗽，鼻塞声重。

荆芥　白芷　陈皮　麻黄　苍术各四两　甘草炙，二两

上㕮咀，每服五钱，水一盏，姜三片，葱白三茎，煎七分，不拘时候。

如咳嗽，再加乌梅煎。

川芎茶调散

治诸风上攻，头目昏重，偏正头疼，鼻塞声重。

薄荷叶不见火，八两　川芎四两　羌活二两　甘草二两　细辛一两　白芷二两　防风一两半　荆芥穗四两

上为细末，每服二钱，食后茶清下，常服清头目。

一方无细辛。

消风散

治诸风上攻，头目昏眩，项背拘急，鼻嚏声重，耳作蝉鸣，及皮肤顽麻，瘙痒瘾疹，妇人血风，头皮肿痒皆治。

荆芥穗　甘草炒，各二两　陈皮五钱　人参　防风　白僵蚕　白茯苓　芎劳　藿香叶去梗　蝉蜕去土翅，各一两　厚朴五钱　羌活一两

上为细末，每服二钱，感风头痛，鼻流清涕者，荆芥汤茶清调下。遍身疮癣，温酒下。

大辰砂丸

清头目，化痰涎，及感冒风寒，头目昏眩，项背拘急，皮肤瘙痒，并皆治之。

天麻一两　防风二两　薄荷叶五钱　细辛半两　川芎一两　甘草炙,一两　白芷一两　朱砂一两,为衣

上为细末，炼蜜丸如弹子大，朱砂为衣，每一丸细嚼，食后茶清送下。

人参败毒散

治伤寒头痛，壮热恶寒，及风痰咳嗽，鼻塞声重。如心经蕴热，口舌干燥者加黄芩。

柴胡　甘草炙　桔梗　人参　羌活　芎劳　茯苓　枳壳　前胡　独活各等分

上㕮咀，每服三钱，水一盏，姜三片，薄荷少许，同煎七分，温服不拘时候。

葱白散

治四时伤寒，头痛壮热，肢体烦疼，小便赤涩，及伤风鼻塞，咳嗽痰涎，山岚瘴气等症。

川芎　苍术　白术各二两　麻黄三两　甘草炙　石膏炮　干葛各一两

上㕮咀，每服五钱，水一盏，姜三片，葱白十寸，煎七分，热服不拘时候，如欲汗并进数服。

羌活散

治风气不调，头目昏眩，痰涎壅滞，遍身拘急及风邪壅塞，头痛项强，鼻塞声重，肢节烦疼，天阴先觉不安者，并宜服之。

羌活　甘菊花　麻黄　川芎　防风　石膏　前胡　黄芩　细辛　甘草炙　枳壳　白茯苓　蔓荆子去白皮，各一两

朱砂一两五钱，为衣

上为末，水糊丸，梧子大，每服四十丸，食后姜汤下。

医家赤帜益辨全书五卷

中寒门

中寒治论

丹溪先生曰，中寒主乎温散，有卒中天地之寒气者，有口得寒物者，从补中益气汤中加发散药；属内伤者十居八九，其法邪之所凑，其气必虚，只用前汤中从所见之症出入加减。必用参芪托住正气，气虚甚者少加附子以行参芪之剂，如果气虚者方可用此法；若胃气大虚，必当温散，理中汤相宜，甚者加附子。仓卒感受大寒之气，其病即发，非若伤寒之邪，循经以渐而深也。

戴云，此伤寒谓身受肃杀之气，口伤生冷之物。因胃气大虚，肤腠疏豁，病者脉沉细，手足厥冷，息微身倦，虽身热亦不渴，倦言动者是也，宜急温之，迟则不救矣。与热症若相似，而实不同，凡脉数者，或饮水者，烦躁动摇者，皆热病。寒热二症若水火然，不可得而同治，误则杀人。

备用诸方

生料五积散

治感冒寒邪，头疼身痛，项强拘急，恶寒呕吐或有腹痛，又治伤寒发热，头疼恶风，无问内伤生冷，外感风寒，及寒热客于经络，腰脚腿酸疼痛，及妇人经滞腹痛等症，并皆治之。

桔梗十二两　苍术二十四两　陈皮　麻黄　枳壳各六两　厚朴　干姜各四两　白芷　川芎　甘草炙　茯苓　肉桂　芍药　当归各三两　半夏二两，汤泡二次

上呚咀，每服四钱，水一盏半，生姜三片，葱白三根，煎七分，热服。胃寒用煨姜，挟气加吴茱萸，如妇人调经则入艾、醋。

正气散

治伤寒阴症，憎寒恶风，正气逆冷。

半夏　厚朴各三两，并为末，以生姜四两，研汁同为饼子炒　甘草炒，七钱　藿香叶　白术　陈皮各一两

上为末，每服三钱，生姜三片，枣一枚，水一盏煎七分，食前稍热服，常服顺气宽中，辟除瘟疫。

理中汤

治脏腑中寒，口噤失音，四肢强直，兼治胃脘停痰，冷气刺痛。

人参　干姜　甘草炙　白术各等分

上㕮咀，每服四钱，水一盏煎服。

三因方加附子，名附子理中汤。

姜附汤

治中寒，昏不知人，身体强直，口噤不语，逆冷及腹脐冷痛，霍乱转筋，一切虚寒并治。

干姜一两　附子生，去皮脐细切，一枚

上㕮咀，每服三钱，水一盏半，煎七分，食前温服。

挟气不仁，加防风一钱，挟湿加白术，筋脉拘急加木瓜，肢节痛加桂二钱。

四逆汤

治伤寒自利，脉微欲绝，手足厥冷。

甘草炙，二两　干姜一两半　附子去皮脐，五钱

上㕮咀，每服五钱，水一盏，煎七分，温服不拘时。

白术散

治阴毒，伤寒心间烦躁，四肢逆冷。

川乌　桔梗　白术　附子　细辛各一两　干姜一钱

上为末，每服二钱，水一盏，煎六分，热服不拘时。

三建汤

治同前。

大川乌　附子　天雄

上剉，每四钱，水二盏，姜十五片，煎服。

霹雳散

用附子一枚及半两者，炮熟取出，用冷灰培之细研，

入真腊茶一大钱同和，分二服，每服水一盏，煎六分，临熟入蜜半匙，放温服之。

真武汤

治伤生冷饮食，数日以后发热腹痛，头目昏沉，四肢疼痛，大便自利，小便或利或涩，或呕或咳，或已经发汗不解，仍发热者，心下悸，头眩晕，肉𥆧动，振振欲擗地者，此由饮食停留中脘所致。

白茯苓　白芍药　白术各一两　附子一枚

每服水一钟半，生姜五片煎，食前温服。小便利者去茯苓，大便利者去芍药加干姜，咳加五味子、细辛、干姜，呕去附子加生姜汁。

搐鼻夺命散

治阴症，及中风不省人事，大效。

一方无细辛，名通神散。

藜芦二钱　川芎二钱半　谷精草　石菖蒲　东平薄荷　头荆叶各二钱　细辛二钱半

上为细末，先令患者吃葱茶一盏，后噙水在口，次以芦管吹药入鼻中，即时痰唾涕喷，见效。

葱熨法

治阴症。

用葱白一大握，如茶盏大，用纸卷紧，却以快刀切齐一指厚片。安于齐中以热熨斗熨之，待汗出为度，一片未效，再切一片熨之，服后药。

胡椒五钱　滑石炮七次，五钱　麝香一钱

上为末，酒调服之，神效。

治阴毒伤寒

用乌豆一合，炒令黑烟起，入水中煎三五沸服，候汗出回阳立瘥。

灸阴症法

气海穴在脐下一寸五分，丹田在脐下二寸，关元在脐下三寸，用艾火灸二七壮。但手足温暖，脉至，知人事，无汗要有汗，汗出即生，不暖不省者死。

回阳救急汤

治伤寒初起，无头疼身热，便就怕寒，四肢厥冷，或过于肘膝，或腹痛吐泻，或吐白沫，或流冷涎，或战栗面如刀刮，引衣倦卧，不渴，脉来沉迟无力，即是寒中阴经，真寒症不从阳经传来。

人参　白术　大附子　五味子　甘草炙

呕吐涎沫或小腹痛，加盐炒茱萸，无脉加猪胆汁一匙，泄泻不止加黄芪、升麻，呕吐不止加生姜汁。

上㕮咀，生姜煎服。

仓卒无药不便，可用葱熨法，或艾灸关元、气海二三十壮，使热气通于内，逼邪出于外，以复阳气，稍得苏醒，灌入姜汁，急煎此汤灌之，神效。

伤寒统论

夫伤寒者，冬时天气严寒，水冰地冻而成杀厉之气，正乃肾与膀胱孤水用事。体虚触冒之人，中而即病曰伤寒，不即病乃伤寒毒藏于股骨，此因肾水涸竭，春木无以发生，热不能发泄，藏郁于内，遇感而发，至春变为温病，至夏变为热病，热病重于温病也。虽曰伤寒实为热病，非时行之气，春应暖而反寒，夏应热而反凉，秋应凉而反热，冬应寒而反温，此非其时而有其气，是一岁之中长幼病皆相似者也，是时行不正之气，非暴厉之气。暴厉者，疫病也；疫病者，乃春分至秋分前，天有暴寒，皆为时行之寒疫也。又有四时之正气者，春气温和，夏气暑热，秋气清凉，冬气凛冽，此四时之正气也。然正气亦能为病，春伤于风，夏必飧泄；夏伤于暑，秋必疟痢；秋伤于湿，冬必咳嗽；冬伤于寒，春必温病，总曰伤寒。病自外而入，或入于阳或入于阴，非但始于太阳终于厥阴。或有太阳伤者，或有传至一二经而亡者，或有始终只在一经者，或有越经而传者，或有入太阳不作郁热，便入少阴而成阴症者，或有直中阴经而成寒症者，缘经无明文，故多妄治。若三阳传至三阴之阴症，外虽有厥冷内有热邪耳；若不发热，四肢便厥恶寒者，此是直中阴经之阴症也。盖先起三阳气分，传入三阴血分，则热深厥亦深矣。此亢则害，承乃制者，与热极反兼寒化也。先热后厥者，传经阴症也，故宜四逆散；大承气，看微甚而下之。如初病无热便厥者，此直中阴经之寒症也，宜四逆汤温之。

伤寒无阴症辨

伤寒无阴症，人伤于寒则为病热。热病乃汗病也，造化汗液皆阳气也。冬时肾水用事为伤寒者，其风伤于荣卫，使人毫毛毕直，皮肤闭而为热。初入太阳膀胱受症，头疼，恶寒发热，腰脊强直，按至皮肤之上，下手便得。脉来浮紧有力，无汗为伤寒表症，寒则伤荣血，冬用麻黄汤开发腠理，表汗除邪。脉来浮缓无力，有汗怕风为伤风，风则伤卫气，冬用桂枝汤充塞腠理，止汗散邪。其余月时，虽无恶寒为重也，治三时感寒无汗，以羌活冲和汤去地黄加紫苏、藿香以发；前之有汗用加减羌活汤；如用桔梗汤止汗退邪，必加凉药于中，免斑出黄生之患。此谓无伐天和也。若将冬时正伤寒之药，通治非时暴感寒热，定为害矣。

一提金启蒙

余谓初学之医，先熟药性，次明经络，再识病名，然后讲解脉理，以证其所生。病症脉相同，药无不应。病家云，发热恶寒、头顶痛、腰脊强，则知病在太阳经也；身热、目痛、鼻干、不得眠，则知病在阳明经也；胸胁痛、耳聋、口苦、舌干、往来寒热而呕，则知病在少阳经也；腹满、咽干、手足自温，或自利不渴，或腹满时痛，则知病在太阴经也；引衣蜷卧、恶寒，或舌干口燥，则知病在少阴经也；烦满囊缩，则知病在厥阴经也；潮热自汗，谵语发渴、不恶寒反恶热、揭去衣被、扬手掷足或发斑黄、狂乱，五六日不大便，则知病在正阳明胃府也。设若脉症不明，误用麻黄，令人汗多亡阳；误用承气，令人大便不禁；误用姜附，令人失血发狂。正为寒凉耗其胃气，辛热损其汗液，燥热助其邪热，庸医杀人莫此为甚。伤寒之邪，实无定体，或入阳经气分，则太阳为首，其脉必浮，轻手便得。或入阴经血分，则少阴为先，其脉必沉，重手方得。浮而有力无力是知表之虚实，沉而有力无力是知里之虚实[1]，中而有力无力是知表里

---

① 原书为"热"，据文意改。

缓急，脉有浮、沉、虚、实，症乃传变不常，治之之法，先分表、里、寒、热、阴、阳、虚、实、标、本。先病为本，后病为标，先以治其急者，此为上工。问症以知其外，察脉以知其内，全在活法二字。不可拘于日数，但见太阳症在，直攻太阳；少阴症在，直攻少阴；但见真寒，直救真寒；但见三症具，便作主张，不必悉具，当知何处，治此为活法，若同而异者，明之似是而非者，辨之在表者，汗之散之；在里者，下之利之；在上者，因而越之；下陷者，升而举之；从乎中者，和解之；直中阴经者，温补之；若解表不开，不可攻里。日数虽多，但有表症而脉浮者，尚宜发散。此事不明，攻之为逆。经云，一逆尚引日，再逆促命期。若表症解，而里症具者，不可攻表。日数虽少，但有里热症而脉弦实者，急当下之，此事不明，祸如反掌。经云，邪热未除，复加燥热，抱薪积火矣。如直中阴经真寒症，然无热恶寒不渴，急宜温补，切禁寒凉，此事不明，杀人甚速。经云，非徒无益而反害之。阴症似阳者温之，阳症似阴者下之，阳毒者分轻重下之，阴毒者分缓急温之，阳狂者下之，阴厥者温之，湿热发黄者利之、下之，血症发黄者渍之、下之，发斑者清之、下之，谵语下之，痞满者消之、泻之，结胸者解之、下之，太阳症似少阴者温之，少阴症似太阳者汗之，衄血者解之、止之，发喘者汗之、下之，咳嗽者利之、解之，正伤寒者大汗之、大下之，感冒暴寒者微汗之、微下之，劳力感寒者温散之，温热病者微解之、大下之。此经常之大法也。有病一经，以用热药而又用寒药，如少阴症用白虎汤、四逆散寒药者，少阴用四逆汤、真武汤。庸俗狐疑，讵能措手哉！呜呼，能察伤寒之症名，需得伤寒之方脉，如此亲切，乃为良医！是知寒药治少阴，乃直中阴经之寒症也。辨名、定经、明脉、识症、验症、用药，直知在表而汗，直知在里而下，真知直中阴经而温，如此而汗，如此而下，又如此而温辛热之剂投之不差，寒凉之药用之必当，病奚逃乎！须分轻重缓急，老少虚实，久病新发，妇人胎产，室女经水，大凡有胎产而伤寒者，不与男子伤寒同治法，无胎产治相同也。妇女经水适来适断，寒热似疟者，即是热入血室，但当和解表里。久病者过经不解，坏症也，新发者始病也。老者、血气衰少者、血气壮缓者、病之轻急者、病之重者寒药热服，热药凉服，其中和之剂，温而服之。战汗分为四症，要知邪正盛衰类伤寒四症，照常法例治之。虽云发蒙，实登仲景之阶梯也。

六经证治捷法

太阳经见症法

头顶痛，腰脊强，发热恶寒，恶心，是足太阳膀胱经受症。假先起恶寒者本，病已后发热者标。若有一毫头痛恶寒身热，不拘日数多少，便宜发散，自然热退身凉，有何变症！

辨症法

表里虚自汗者，为风伤卫气，宜实表；表实无汗①者，

---

① 原书"寒"，据上下文，改之。

为寒伤荣血，宜发表。

诊脉法

脉浮紧有力为伤寒，脉浮缓无力为中风。

用药法

冬月正伤寒，用升阳发表汤，即加减麻黄汤。冬月伤风，用疏邪实表①汤，即加减桂枝汤。春秋无汗，用羌活冲和汤发表，有汗用加减冲和汤实表。夏月无汗，用神术汤，有汗用前加减冲和汤。

阳明经见症法

目痛，鼻干，不眠，微恶寒，是足阳明胃经受症。假如先起目痛，恶寒身热者，阳明经本病；以后潮热自汗，谵语发渴，大便实者，正阳明胃府标病。夫本宜解肌，标宜急下，宜消息用之。

辨症法

头痛鼻干，微恶寒身热，病在经；潮热自汗，谵语发渴，便实不恶寒，病在府。

诊脉法

脉见微洪为经病，脉见沉数为府病。

---

① 原书"邪"，据上下文，改之。

用药法

微恶寒，自然目眶痛，鼻干不眠者，用柴葛解肌汤即加减葛根解肌汤；渴而有汗不解者，如神白虎汤即加减白虎汤；潮热自汗，谵语发渴，揭去衣被，扬手掷足，斑黄狂乱，不恶寒反怕热，大便实者，轻则大柴胡汤，重则三承气选用。俱在秘方六乙顺气汤内加减治之。

少阳经见症法

耳聋胁痛，寒热，呕而口苦，是足太阳胆经受症。假如先起恶寒身热，耳聋胁痛者，本病；以后呕而舌干，口苦者，标病。缘胆无出无入，病在半表半里之间，正宜小柴胡一汤，加减法此。经有三禁，不可汗、下、利也。若治之得法，有何坏症，常须识此，宜当审察焉。

辨症法

耳聋胁痛，寒热，呕而口苦，舌干，便属半表半里症，不从标本从乎中治。

诊脉法

脉见弦数，本经。

用药法

耳聋胁痛，寒热，呕而口苦，舌干者用柴胡双解散，即加减小柴胡汤。

太阴经见症法

腹满自利，津不到咽，手足温者，是足太阴脾经受症。假如先起腹满咽干者，本病；以后身目黄，标病。内有寒热所分，不可混治。临病之际，用在得宜。

辨症法

腹满咽干，发黄者，属腑热；自利不渴或呕吐者，属脏寒。

诊脉法

脉见沉而有力宜当下，脉见沉而无力宜当温。

用药法

腹满咽干，手足温，腹痛者，桂枝大黄汤，即加减桂枝汤。身目黄者，茵陈大黄汤，即加减茵陈汤。自利不渴或呕吐者，加味理中饮，即加减理中汤。重则回阳救急汤，即加减四逆汤。

少阴经见症法

舌干口燥，是足少阴肾经受症。假如先起舌干、口燥者，本病；以后谵语、大便实者，标病。至阴经则难拘定法，或可温而或可下。阴分直中者，寒症；传经者，热症，是其发前人之所未发也。

辨症法

大要口燥舌干，渴而谵语，大便实者，知其热。须详呕吐泻利，不渴或恶寒腹痛者，别其寒。

诊脉法

脉见沉实有力宜当下，脉见沉实无力宜当温。

用药法

口燥咽干，渴而谵语，大便实，或绕脐硬痛，或下利纯清水，心下硬痛者，俱是邪热燥屎使然，急用六乙顺气汤，分轻重下之，即承气汤有加减法。无热恶寒，厥冷蜷卧，不渴，或腹痛，呕吐泻利沉重，或阴毒，手指甲唇青，呕逆绞痛，身如被杖，面如刀刮，战栗者，俱是寒邪中里使然，急用回阳救急汤温之，即四逆汤有加减法。

厥阴经见症法

烦满囊拳者，是足厥阴肝经受症。假如先起消渴烦满者，本病；以后舌卷囊缩者，标病。亦有寒热两端，不可概作热治。

辨症法

烦满囊拳消渴者属热，口吐涎沫不渴厥冷者属寒，似疟不呕清便必自愈。

诊脉法

脉沉实者宜当下，脉沉迟者宜当温，脉浮缓者病自愈。

用药法

消渴烦满，舌卷囊缩，大便实，手足乍冷乍温，急用六乙顺气汤下之，即承气汤有加减法。口吐涎沫，或四肢厥冷，不温过手肘膝，不渴，小腹绞痛，呕逆者，急用茱萸四逆汤温之，即回阳救急汤有加减法。

丹溪心法论

凡症与伤寒相类者极多，皆杂症也，其详出内经热论。自长沙以下，诸家推明，甚至千世之下，能得其粹者，东垣也。其曰内伤极多，外伤间而有之，此发前人之所未发，后人狗俗，不能真切，雷同指为外伤极谬。其或可者，盖亦因其不敢放肆，而多用和解及平和之药散之。尔若粗率者，则必杀人。且有感冒等轻症，不可使认伤寒妄治。西北二方极寒，肃杀之地，故外感甚多。东南二方，温和之地，外伤极少。杂病亦有，六经所见之症大，世俗混而难别。

伤寒秘要杀车槌法

节庵陶先生曰，吾专伤寒深者，脉正则道合神机，用药则随手取效。的本杂论全备，发明杀车槌法，世之罕有，永为养生之宝矣。今将秘验三十七方，就注三十七槌法，二十条藏法，二十条劫病并制解法，名杀车槌也。实肺腑不传之秘，不易所得，我后子孙一字不可轻露，莫与俗人言，莫使庸医见，尔宜谨慎珍藏，毋违我之致嘱云耳。

劫病法

一伤寒发狂奔走，人难制伏，先于病人处生火一盆，用醋一碗倾于火上，其烟冲入鼻内即安，方可察其阳狂阴躁。亲切用药无差。若初起头疼，发热恶寒，方除以后，登高而歌，弃衣而走，逾垣上屋，骂詈叫喊，大渴欲死，脉来有力，乃因邪热传里，阳盛发狂，当用寒药下之，此为阳狂，凡见舌卷囊缩者不治。若病起无头疼，身微热，面赤戴阳，烦躁，脉来沉微无力，欲坐卧于泥水中，乃因寒热而发躁，即阴症似阳，当用热药温之，此为阴躁。凡见厥冷下利，谵语者不治。医者不看脉，以虚阳上膈而躁，误为实热，反与凉药，使渴盛躁急则气消成大害矣，须详脉来有力无力，此为良法。

一伤寒腹中痛甚，将凉水一盏与病人，饮之其痛稍可者属热，痛当用凉药清之，清之不已，而或绕脐硬痛，大便结实，烦渴，属燥屎痛，急用寒药下之。若食积痛同治法。若小腹硬痛，小水自利，大便黑，身目黄者属蓄血痛，亦用寒剂加行血药，下尽黑物则愈。此三者皆痛随利减之法也。若饮水愈加作痛，属寒痛，当用温药和之，和之不已，而或四肢厥冷，腹痛呕吐泻利，急用热药救之。须详脉来有力无力此为良法。

一伤寒直中阴经，真寒症甚重，而无脉，或吐泻脱元而无脉，将好酒、姜汁各半盏与病人服之，其脉来者可治。当察其阴，用药不拘脉浮沉大小，但指下出见者生。如用此法，脉不至者必死。又当问病人处，若有痛症，要知痛甚者，脉必伏，宜随病制宜，不为吉兆，尤当问病人。若平素原无正取，脉须用覆手取之，脉必见也，此属反关脉，诊法与正取法同。若平素正取有脉，后因同病诊之无脉者，亦当覆手取之，取之而脉出者，阴阳错乱也。宜和合阴阳，如覆取正取，俱无脉者，必死矣，此为良法。

一伤寒舌上胎，不拘滑白黄黑，俱用井水浸青布片于舌上，洗净后用生姜片子时时浸水，刮之，其胎自退。凡见舌生黑胎芒刺者必死，此热毒入深，十有九死，是肾水克心火也。若发黄者，用生姜渣时时周身擦之，其黄自退。若心胸胁下有邪气结实，满闷硬痛，又法用生姜一斤，捣渣，去汁，炒微燥带润，用绢包于患处，款款熨之，稍可，又将渣和匀前汁炒干，再熨许久，豁然宽快，俱为良法。

一伤寒鼻衄成流，久不止者，将山栀炒黑色为细末，吹入鼻内，外将水纸搭于鼻，冲其血自止。若点滴不成流者，其邪在经未解，照后叙方，用药不在此法。

一伤寒热邪传里，服转药后，盐炒麸皮一升，将绢包于病人腹上，款款熨之，使药气得热则行，大便易通矣。

一伤寒吐血不止，用韭汁磨京墨呷下，其血见黑必止。如无韭汁，用鸡子清亦可，正谓赤属火而黑属水也。

一伤寒直中阴经真寒症，或阴毒症，身如被杖，腹中绞痛，呕逆沉重，不知人事，四体坚冷如石，小指四唇青，药不得入口，六脉沉细，或无脉欲绝者，将葱缚一握，切去根叶，取白三寸杵如饼。先用麝香半分填于脐中，后放葱饼脐上，以火熨之，连换二三饼，稍醒，灌入生姜汁，煎服回阳救急汤。如不醒，再灸关元、气海二三十壮，使热气通于内，逼邪出于外，以复阳气。如用此法，手足温和汗出即苏者，为有生也；如用此法，手足不温汗不出不省人事者，必死也，此为良法。

一伤寒热病，热邪传里，亢极无解，用黄连煎水一盏，放井中顿冷，浸青布，搭在胸中，徐徐换之，待热势稍退，即除，不可久渍。夏天用此法，冬天不宜用。

一伤寒服药转吐不纳者，随用竹管重捺内关，后将生姜自然汁半盏，热饮其二即止。大凡服寒药热饮，热药寒饮，中和之剂温和服之。如要取汗，虽辛甘之剂亦宜热服；如要止汗，是辛甘温之剂，亦宜温服，此为良法。

一中风痰厥，昏迷卒倒，不知人事欲绝者，先用皂荚末捻纸烧烟，冲入鼻中，有嚏可治。随用吐痰法，将皂荚末五分，半夏、白矾各三分为细末，姜汁调服，探吐后，服导痰汤加减治之，无嚏不可治，此为良法。

一治干霍乱不得吐者，用滚汤一碗，入皂荚末三分，盐一撮，调服探吐。莫与米汤，设若与之即死，是谷气反助邪气也。

一中寒卒倒，昏迷不省者，先用热酒、姜汁各半盏，灌入，稍醒后服加味理中饮为效。如不饮酒人，止用姜汁灌之，依法调治，此症冬月甚有之，余月几希矣。

制药法

一用附子去皮脐，先将盐水、姜汁各半盏，用砂锅煮七沸后，入黄连、甘草各半两，再加童便半盏，再煮七沸，住火良久，捞起入磁器盛贮，伏地气一昼夜，取出晒干，以备后用，庶无毒害。顶圆脐正，一两一枚者佳，此为良法。

一用川大黄须锦纹者佳，剉成饮片，用酒拌匀，燥干以备后用，不伤阴血。如年壮实热者生用，不须制之，此为良法。

一用麻黄去节，先滚醋汤略浸片时，捞起以备后用，庶免太发，如冬月严寒，腠理至密，当生用者，不须制之，此为良法。

一用茱萸，将盐水拌匀，炒燥以备后用，庶无小毒，此为良法。

解药法

一用附子后，身自红者，乃附毒之过。用萝卜捣水，滤汁二大盏，入黄连、甘草各半两，犀角三钱，煎至八分饮之，以解其毒，其红即除。如解迟，必血从耳目口鼻出者，必死。无萝卜，用萝卜子捣水取汁亦可。此为良法，如无萝卜子，用登清泥浆水亦可也。

一用大黄后，泻利不止者，用乌梅二个，炒粳米一合，干姜三钱，人参、炒白术各半两，生附子皮一钱半，甘草一钱，升麻少许，灯心一握，水二大钟，去渣后，入炒陈壁土一匙调服即止，取土气以助胃气也，此为良法。

一用麻黄后，汗出不止者，将病人发披水盆中，足露出，外用炒糯米半升，龙骨、牡蛎、藁本、防风各一两，研为细末，周向扑之，随后秘方用药，免致亡阳而死，此为良法。

煎药法

一用发汗药，先煎麻黄一二沸后，入余药同煎。

一用止汗药，先煎桂枝一二沸后，入余药同煎。

一用和解药，先煎柴胡一二沸后，入余药同煎。

一用下药，先煎滚水入枳实一二沸后，入余药同煎。

一用温药，先煎干姜一二沸后，入余药同煎。

一用行血药，先煎桃仁一二沸后，入余药同煎。

一用利水药，先煎猪苓一二沸后，入余药同煎。

一用止泻药，先煎炒白术一二沸后，入余药同煎。

一用消渴药，先煎天花粉一二沸后，入余药同煎。

一用止痛药，先煎白芍药一二沸后，入余药同煎。

一用发黄药，先煎茵陈一二沸后，入余药同煎。

一用发斑药，先煎青黛一二沸后，入余药同煎。

一用发狂药，先煎石膏一二沸后，入余药同煎。

一用呕吐药，先煎半夏一二沸后，入余药同煎。

一用劳力感寒药，先煎黄芪一二沸后，入余药同煎。

一用感冒伤寒药，先煎羌活一二沸后，入余药同煎。

一用暑症药，先煎香薷一二沸，后入余药同煎。

一用痉病药，先煎防风一二沸后，入余药同煎。

一用腹如雷鸣药，先煎煨生姜一二沸后，入余药同煎。

一用湿症药，先煎苍术一二沸后，入余药同煎。

秘用三十七方就注三十七槌法

升麻发表汤

即麻黄汤加减。

治冬月正伤寒，头痛，发热恶寒，脊强，脉浮紧，无汗，为表症。此足太阳膀胱经受邪，当发汗。以头如斧劈，身如火炽者，宜用此汤。

麻黄　桂枝　甘草　杏仁　升麻　川芎　防风　白芷　羌活

本经发热恶寒，头痛，无汗而喘者，本方加干葛，去升麻。本经发热恶寒，身体痛者，本方加苍术、芍药，去杏仁。本经恶寒发热，身痒面赤者，以其不得小便出故也，本方去白芷、升麻、杏仁，加柴胡、芍药。本经头痛，发热恶寒，胸中饱闷者，本方加枳壳、桔梗。本经感寒深重，服汤不作汗者，宜再服至二三剂，而汗不出者死。本经汗后不解者，宜再服，亦量症轻重用麻黄、升麻，分多寡为当。

水二钟，姜三片，葱白二茎，槌法加江西豆豉一撮煎之，热服取汗有神，宜厚被覆首。凡中病即止，不得多服，多则反加别病矣。

疏邪实表汤

即桂枝汤自有加减法。

治冬月正伤风，头痛，发热恶寒，脊强，脉浮缓，自汗，为表症。此足太阳膀胱经受邪，当实表散邪，无汗者不可服。

桂枝　芍药　甘草　防风　川芎　羌活　白术

如汗不止加黄芪，喘加柴胡、杏仁，胸中饱闷加枳壳、桔梗。

水二钟，姜三片，枣二枚，槌法加胶饴二匙，煎之温服。

羌活冲和汤

以代桂枝麻黄青龙各半等汤，此太阳经之神药也。

治春夏秋非时感冒暴寒，头疼，发热恶寒，脊强，无汗，脉浮紧，此足太阳膀胱经受邪，是表症，宜发散。不与冬时正伤寒同治法，此汤非独三时暴寒，春可治温，夏可治热，秋可治湿，治杂症亦有神也。

　　羌活　防风　苍术　黄芩　白芷　甘草　生地　细辛　川芎

　　如胸中饱闷，加枳壳、桔梗，去生地黄。夏月本方加石膏、知母名神术汤，如服此汤后不作汗，本方加苏叶。喘而恶寒身热，本方加杏仁、生地。汗后不解，宜汗下兼行，加大黄，釜底抽薪之法。其春夏秋感冒，非时伤寒，亦有头疼，恶寒身热，脉浮缓，自汗，宜实表，本方去苍术，加白术。汗不止，加黄芪即加减冲和汤，再不止，以小柴胡加桂枝、芍药一钱，有神。

　　水二钟，姜三片，枣二枚，煎至一钟，槌法加葱白，捣汁五匙，入药再煎一二沸，如发汗用热服，止汗用温服。

柴葛解肌汤

　　即葛根汤自有加减法

　　治足阳明胃经受症，目痛，鼻干，不眠，微头疼，眼眶痛，脉来微洪，宜解肌，属阳明经病。其正阳明府病别有治法。

　　柴胡　干葛　甘草　黄芩　芍药　羌活　白芷　桔梗

　　本经无汗，恶寒甚者去黄芩，加麻黄。冬月宜加，春宜少，夏秋去之，加苏叶。本经有汗而渴者，治法开在如神白虎汤下。

　　水二钟，姜三片，枣二枚，槌法加石膏末，拌煎热服。

柴胡双解饮

　　即小柴胡汤加减。

治足少阳胆经受症，耳聋胁痛，寒热，呕而口苦，脉来弦数，属半表半里，宜和解。此经胆无出入，有三禁，不可汗、下、利也。止有小柴胡一汤，随病加减，再无别汤。

柴胡　黄芩　半夏　甘草　人参　陈皮　芍药

本经症小便不利者，加茯苓。本经呕者，入姜汁、竹茹。胁痛加青皮，痰多加瓜蒌仁、贝母。寒热似疟者，加桂，渴者加天花粉、知母。齿燥无津液，加石膏。嗽者加五味、金沸草，坏症加鳖甲。

本经症心下饱闷，未经下者，非结胸乃表邪传至胸中，未入乎腑。症虽满闷，尚为在表，只消小柴胡加枳桔。未效，就以本方对小陷胸加枳桔，一服豁然，其效如神。虚烦类伤寒症，本方加竹叶、炒粳米。本经与阳明合病，本方加葛根、芍药，效如拾芥。妇人热入血室，加当归、红花。男子热入血室，加生地黄。老妇人伤寒无表症，其热胜者，本方加大黄，甚者加芒硝。

水二钟，姜一片，枣二枚，槌法入生艾汁三匙，煎之温服。

桂枝大黄汤

即桂枝汤加大黄自有加减法。

治足太阴脾经受症，腹满而痛，咽干而渴，手足温，脉来沉而有力，此因邪热传入阴经也。

桂枝　芍药　甘草　大黄　枳实　柴胡

本经腹满不恶寒而喘者加腹皮去甘草。

水二钟，姜一片，枣二枚煎之，临服，槌法临服入槟榔，磨水三匙煎服。

加味理中饮

即理中汤加减。

治足太阴脾经受症，自利不渴，手足温，身无热，脉来沉而无力，此属脏寒。

干姜　白术　人参　甘草　肉桂　陈皮　茯苓

厥阴消渴，气上冲心，饥不欲食，食即吐蛔，腹痛大便实者，本方加大黄、蜜少许，利之。本经腹濡满时减者，依本方去甘草。本经呕吐者，入半夏、姜汁。本经蜷卧沉重，利不止，少加附子。利后身体痛者，急温之，加附子。自利腹痛者，入木香磨姜汁调服，和之。

水二钟，姜一片，枣二枚煎之，临服入陈壁土一匙，槌法调服，取土气以助胃气。

茵陈将军汤

即茵陈汤加减。

治足太阴脾经，腹满，身目发黄，小水不利，大便实，发渴，或头汗齐颈而还，脉来沉重者宜用。

大黄　茵陈　山栀　甘草　厚朴　黄芩　枳实

大便自调者，去大黄、厚朴，加大腹皮，利小便，清为效。

水二钟，姜一片，槌法加灯心一握，煎之。

导赤饮

即五苓散加减。

治小水不利，小腹满，或下焦蓄热，或引饮过多，或小水短赤而渴，脉沉数者，以利小便为先，惟汗后亡津液，与阳明汗多者，则以利小便为戒。

茯苓　猪苓　泽泻　桂枝　白术　甘草　滑石　山栀

中湿身目黄者加茵陈，水结胸症加木通、灯心。如小水不利而见头汗出者，乃阳脱也，得病起无热，但狂言烦躁不安，精彩不与人相当，此汤治之。

水二钟，姜一片，灯心二十茎，槌法入盐二字，调服。

六乙顺气汤

以代大承气、小承气、调胃承气、大柴胡、三乙承气、大陷胸等汤之神药也，加减具后。治伤寒热邪传里，大便结实，口燥咽干，怕热谵语，揭衣狂妄，扬手掷足，斑黄阳厥，潮热自汗，胸腹满硬，绕脐疼痛等症悉治，效不尽述。

大黄　枳实　黄芩　厚朴　甘草　柴胡　芒硝　芍药

潮热自汗，谵语发渴，扬手掷足，揭去衣被，狂妄斑黄，大便实者，俱属正阳明胃府病，依本方。口燥咽干，大便实者属少阴，依本方。下利纯清，心下硬痛而渴者，属少阴，依本方。怕热发渴，谵妄，手足乍冷乍温，大便实者，阳厥症属厥阴，依本方。舌卷囊缩者，难治，急须下之。谵语发渴，大便实，绕脐硬痛者，有燥屎，依本方。热病，目不明，谓神水已竭，不能照物，病已笃矣，惟宜急下，依本方。目不了了，即目不明也，转屎气者，谓下泄也，有燥屎焉当下之，如更衣者，止后服，不必尽剂，不更衣者，宜再少与，大便通者愈。结胸症，心下硬痛手不可近，燥渴谵语，大便实者，依本方，去甘草加甘遂、桔梗。凡伤寒过经及老弱，及气血两虚之人，或妇人产后有下症，或有下后不解，或有表症尚未除，而里症又急不得不下者，用此汤去芒硝下之则吉。盖恐转药，硝性燥急，故有此戒。

大凡伤寒邪热传里结实，须看热气浅深用药，今之庸医与俗医不分当急下可少与，宜微和胃气之论，一概用大黄、芒硝，乱投汤剂下之，因兹枉死者多矣。予谓伤寒之邪，传来非一，治之则殊耳。病有三焦俱伤者，则痞满燥实坚全具，宜大承气汤，厚朴苦温以去痞，枳实苦寒以泄满，芒硝咸寒以润燥软坚，大黄苦寒以泄实去热，病斯愈矣。

邪在中焦，则有燥实坚三症，故用调胃承气，以甘草和中，芒硝润燥，大黄泄实，不用枳、朴，恐伤上焦虚无氤氲之元气，调胃之名自此立矣。

上焦受伤，则痞而实，用小承气汤，枳实、厚朴之能除痞，大黄之泄实，去芒硝不伤下焦血分之真阴，谓不伐其根本也。

若夫大柴胡汤，则有表症尚未除而里症急，不得不下者，只得以此汤通表里而缓治之。犹有老弱及血气两虚之人，亦宜用此。故经云，转药孰紧，有芒硝者紧也。大承气最紧，小承气次之，调胃又次之，大柴胡又次之。其大柴胡加大黄，小柴胡加芒硝，方为转药，盖为病轻者设也。仲景又云，荡涤伤寒积，皆用汤液，切禁丸药，不可不知也。

上先将水二钟，滚三沸后，入药煎至八分，槌法临服入铁锈水三匙，调服开结如神。

如神白虎汤

即白虎汤加减。

治身热渴而有汗不解，或经汗过渴不解，脉来微洪宜用。

石膏　知母　甘草　人参　山栀子　麦门冬　五味子

心烦者加竹茹一团。

如大渴心烦，背恶寒者，依本方去山栀加天花粉，无渴不可服，此药为大忌。

水二钟，枣一枚，姜一片，槌法加淡竹叶十片煎之，热服。

三黄石膏汤

此汤治阳毒发斑黄，身如涂朱，眼珠如火，狂叫欲走，六脉洪大，燥渴欲死，鼻干面赤，齿黄，过经不解，已成坏症，表里皆热，欲发其汗，病热不退又复下之，大便遂频，小便不利。亦有错治温症，而成此症者。又八九日已经汗下后，脉洪数，身壮热拘急沉重，欲治其内，由表未解，欲发其表，则里症又急，越趄不能措手，待毙而已。殊不知热在三焦，闭塞经络，津液荣卫不通，遂成此症。又治汗下后，三焦生热，脉洪数，谵语不休，昼夜喘息，鼻时加衄，身目俱黄，狂叫欲走者，通用此汤，治之有神，人所不识。

石膏　黄芩　黄连　黄柏　山栀　麻黄　香豉

水二钟，姜三片，枣二枚，槌法入细茶一撮煎之，热服。

三黄巨胜汤

此汤治阳毒发斑，狂乱妄言，大渴叫喊，目赤脉数，大便燥实不通，上气喘急，舌卷囊缩难治者，权以此汤劫之，即前汤去麻黄、香豉，加大黄、芒硝是也。

水二钟，姜一片，枣二枚，煎之，槌法临服入泥浆清水二匙，调服即安。

冲和灵宝饮

治两感伤寒，起于头痛，恶寒发热，口燥舌干，以阳先受病多者，先以此汤探之，中病即愈。

羌活　防风　川芎　生地黄　细辛　　黄芩　柴胡　甘草　干葛　白芷　石膏

水二钟，煨生姜三片，枣二枚，槌法入黑豆一撮煎之，温服取，微汗为愈。

如不愈，表症多而甚急者，方可用麻黄、葛根为解表。如里症多而甚急者，先以调胃承气为攻里是也。如以阴经自中病，发热下利，身疼痛，脉沉细无力，不渴，蜷卧昏重者，又当先救里温之，回阳救急汤是分表里寒热而治此，其权变大法也欤！

桃仁承气对子

即桃仁承气汤加减。

治热邪传里，热蓄膀胱，其人如狂，小水自利，大便黑，小腹满闷，身目黄，谵语燥渴，为蓄血症，脉沉有力，宜此汤下尽黑物则愈。未服前而血自下者，为欲愈，不

中医药古籍珍善本

宜服。

桃仁　桂枝　芒硝　大黄　芍药　柴胡　青皮　当归　甘草　枳实

水二钟，姜三片，煎之，临服，槌法入苏木煎汁三匙，调服。

消斑青黛饮

治热邪传里，里实表虚，血热不散，热气乘于皮肤而为斑也。轻则如疹子，重则如锦纹，重甚则斑烂皮肤。或本属阳，误投热药，或当下不下，或下后未解，皆能致此，不可发汗，重令开泄，更加斑烂也。然而斑之方萌，与蚊迹相类，发斑多见于胸腹，蚊迹只在于手足阳。脉洪大，病人自静，先红后黄者蚊也。其或大便自利，怫郁气短，燥屎不通，又如果实屬者，卢医复生不能施其巧矣。凡汗下不解，足冷耳聋，烦闷咳呕，便是发斑之候。

黄连　甘草　石膏　知母　柴胡　玄参　生地　山栀　犀角　青黛　人参

大便实者去人参，加大黄。

水二钟，姜一片，枣二枚，煎之，槌法临服入苦酒一匙，调服。

生地苓莲汤

此汤治鼻衄成流，久不止者，或热毒入深，吐血不止者，宜用。

黄芩　山栀　桔梗　甘草　生地黄　黄连　柴胡　川芎　芍药　犀角

如无犀角以升麻代之。外用劫法，水纸搭于鼻，冲。如去血过多，错语失神，撮空闭目，不知人事者，同法治。

水二钟，枣二枚，煎至八分，槌法临服入茅根捣汁，磨京墨调服。如无茅根，以藕捣汁亦可。

加味犀角地黄汤

此汤治烦躁，漱水不下咽者，属上焦有瘀血，宜用。

犀角　生地黄　牡丹皮　芍药　甘草　桔梗　陈皮　红花　当归

水二钟，姜三片，煎之临服，槌法入生藕节，捣汁三匙，温服。

回阳救急汤

即四逆汤加减，方见中寒门。

回阳返本汤

此汤治阴盛格阳，阴极发躁，微渴面赤，欲坐卧于泥水井中，脉来无力，或脉全无欲绝者，宜用。

熟附子　干姜　甘草　人参　麦门冬　五味子　腊茶　陈皮

面戴阳者下虚也，加葱七茎，黄连少许，用澄清泥浆水二钟煎之，临服，入蜜五匙，顿冷服之，取汗为效。

柴胡百合汤

此汤治瘥后，昏沉发热，渴而错语，失神及百合劳复等症。

柴胡　人参　黄芩　甘草　知母　百合　生地　陈皮

如渴加天花粉，胸中烦热加山栀，有微头疼加羌活、川芎，呕吐入姜汁炒半夏，胸中饱闷加枳壳、桔梗，食复者加枳实、黄连，甚重大便实者加大黄，胸中虚烦加竹茹、竹叶，产后干呕、错语失神、呻吟睡不安者加黄连、犀角，咳喘者加杏仁、百合，宜加麻黄，心中惊惕为血少，加当归、茯神、远志，虚汗者加黄芪，脾倦加白术，腹如雷鸣加煨生姜，劳复时热不除加葶苈、乌梅、生艾汁。

水二钟，枣一枚，姜三片，槌法醋炙鳖甲，煎之温服。

如圣饮

治刚柔二痉，头摇口噤，身反张，手足挛搐，头面赤，项强急与瘈疭同治法。

羌活　防风　川芎　白芷　柴胡　芍药　甘草　当归　乌药　半夏　黄芩

有汗是柔痉，加白术、桂枝；无汗是刚痉，加麻黄、苍术；口噤咬牙者，如大便实者，用大黄利之。

水二钟，姜三片，煎之临服，入姜汁、竹沥温服。

温经益元汤

治因汗后太虚，头眩振振欲擗地，并肉瞤筋惕，及因发汗太多，卫虚亡阳汗不止或下后利不止，身疼痛者并治。

熟地黄　人参　白术　黄芪　甘草　芍药　当归　生地黄　白茯苓　陈皮　肉桂

如饱闷加枳壳去地黄，如瘦人去芍药，有热去附子，利不止加炒白术、升麻、陈壁土，去归、地，呕者加姜汁、

中医药古籍珍善本

制半夏，渴者加天花粉，汗后恶风寒属表虚，去附子、肉桂、生地，加桂枝、胶饴。

水二钟，姜三片，枣一枚，加糯米一撮，煎之温服。

逍遥汤

治有患伤寒瘥后，血气未平，劳动助热复于经络。因与妇人交接淫欲，而复发不易，有病者谓之劳复。因交接淫欲而无病，人反得病者，谓之阴阳。余尝见舌出数寸而死者多矣，此症最难治，必宜此汤。

人参　知母　竹青_{卵缩腹痛者倍加之}　黄连　甘草　滑石
生地黄　韭根　柴胡　犀角

水二钟，枣二枚，姜三片，煎之临服，入烧裈裆末一钱半，调服。

有黏汗出为效，不黏汗出再服，以小水利，阴头肿即愈。

升阳散火汤

此汤治有患叉手冒胸，寻衣摸床，谵语，昏沉不醒人事，俗医不识，便呼为风症，而因风药误人死者多矣。殊不知肝热乘于肺金，元气虚不能自主持，名曰撮空症，小便利者可治，小便不利者不可治。

人参　当归　柴胡　芍药　黄芩　甘草　白术　麦门冬　陈皮　茯神

有痰者加姜汁半夏，大便燥实谵语发，加大黄，泄漏者加升麻、炒白术。

水二钟，姜三片，枣一枚，槌法入金首饰煎之，热服。

再造饮

治患头疼发热，脊强恶寒，无汗用发汗药，二三剂汗不出者。庸医不识此症，不论时令，遂以麻黄重药及火劫取汗，误人，死者多矣，殊不知阳虚不能作汗，名曰无阳症。

黄芪　人参　桂枝　甘草　熟附子　细辛　羌活　防风　川芎　煨生姜

夏月加黄芩、石膏，冬月不必加。

水二钟，枣二枚，煎至一钟，槌法再加炒芍药一撮，煎三沸，温服。

黄龙汤

治有患心下硬痛，下利纯清水，谵语发渴，身热，庸医不识此症，但见下利，便呼为漏底伤寒，而便用热药止之，就如抱薪积火，误人死者多矣。殊不知此因热邪传里，胃中燥屎结实，此利非内寒而利，乃曰逐自饮汤药而利也，宜急下之，名曰结热利症，身有热者宜用此汤，身无热者用前六乙，惟此为妙。

大黄　芒硝　枳实　厚朴　甘草　人参　当归

年老气血虚者去硝。

水二钟，姜三片，枣子二枚，煎之后再加桔梗一沸，热服。

调荣养卫汤

即补中益气汤加减。

治有患头疼，身热恶寒，微渴，潝然汗出，身作痛，脚腿酸疼，无力沉倦，脉空浮而无力。庸医不识，因见头疼，恶寒发热便呼为正伤寒，而大发其汗，所以轻变重而害人者多矣。殊不知劳力内伤气血，外感寒邪，宜少辛甘温之剂则愈，名曰劳力感寒症。故经云劳者温之，损者温之，温能除大热，正此谓也。有下症者，大柴胡下之则缓。

人参　黄芪　当归　生地黄　川芎　柴胡　陈皮　甘草　细辛　羌活　防风　白术

元气不足者加升麻少许。须知元气不足者，至阴之下求其升。口渴加天花粉、知母，喘嗽加杏仁去升麻，汗不止加芍药去升麻、细辛。胸中烦热加山栀、竹茹，干呕者加姜汁炒半夏，胸中饱闷加枳壳、桔梗，去生地、甘草、黄芪、白术少许。痰盛者加瓜蒌仁、贝母，去防风、细辛。腹痛去芪、术，加芍药、干姜和之。有因血郁内伤有痛处，或大便黑加桃仁、红花，去芍、辛、羌、防、黄芪、白术，甚者加大黄，下尽瘀血则愈。后撮本方，去大黄调理。

水二钟，姜三片，枣二枚，槌法入葱白二茎，煎之温服。

导赤各半汤

治患伤寒后，心下不硬，腹中不满，大小便如常，身无寒热，渐变神昏不语，或睡中独语一二句，目赤唇焦，舌干不饮水，稀粥与之则咽，不与则不思，形如醉人，庸医不识而误人者多矣。殊不知热传手少阴心也，心火上而逼肺，所以神昏，名越经症。

黄连　山栀　黄芩　滑石　甘草　知母　犀角　茯神　麦冬　人参

水二钟，姜枣煎之，加灯心一握，煎沸热服。

益元汤

治有患身热，头疼全无，不烦，便作燥闷，面赤，饮水不得入口，庸医不识，呼为热症，而用凉药误死者多矣。殊不知元气虚弱，是无根虚火泛上，名曰戴阳症。

熟附子　甘草　干姜　人参　五味子　麦门冬　黄连　知母　葱　艾

水二钟，姜一片，枣二枚，煎之临服，槌法入童便三匙，顿冷服之。

桂苓饮

治有患初得病无热，狂言烦躁不安，精彩不与人相当，庸医不识，呼为狂发，误用下药死者多矣。殊不知此因热结膀胱，名曰如狂症。

猪苓　泽泻　桂枝　甘草　白术　知母　黄柏　山栀　蕨叶

水二钟，姜三片，煎至一钟，槌法再加滑石末一钱，煎三沸温服，取微汗为效。

当归活血汤

治有患昏沉，无头疼，无恶寒，止则身热发渴，小水利，大便黑，口出无伦语，庸医不识，呼为热症，而用凉剂误人多矣。殊不知内传心脾二经，使人昏迷沉重，故名挟血如见祟。

当归　赤芍　甘草　红花　桂心　干姜　枳壳　生

地　人参　柴胡　桃仁泥

服三帖后，去桃仁、红花、干姜、桂心，加白术、茯苓。

水二钟，姜一片，煎之，槌法入酒三匙，调服。

加味导痰汤

治有患憎寒壮热，头痛，昏沉迷闷，上气喘急，口出涎沫，庸医不识，皆为伤寒治之，误人多矣。殊不知此因内伤七情，以致痰迷心窍，神不守舍，神出舍空，空则痰生也，名曰挟痰如鬼祟痰症。类伤寒与此同治法。

茯苓　半夏　南星　枳实　黄芩　白术　陈皮　甘草　桔梗　黄连　瓜蒌仁　人参

年力壮盛，先用吐痰法，次服此汤。

水二钟，姜三片，枣二枚，煎之临服，槌法入竹沥、姜汁，温服。

加减调中饮

治食积类伤寒，头疼发热，恶寒，气口脉紧盛，但身不痛，此为异耳。经云饮食自倍，脾胃乃伤，轻则消化，重则吐下，此良法也。

苍术　厚朴　陈皮　甘草　白术　山楂　神曲　枳实　草果　黄连　干姜

腹中痛加桃仁，痛甚大便实热加大黄下之，去山楂、草果、干姜。心中兀兀欲吐者，与干霍乱同治法，用滚水一碗，入盐一撮，皂荚末五分探吐。

水二钟，姜一片，煎之，临服入木香，磨取汁调饮，即效。

加减续命汤

治脚气类伤寒，头疼身热，恶寒肢节痛，便秘呕逆，脚软，屈弱不能，转筋但起于脚膝耳，禁用补剂及淋洗。

防风　芍药　白术　川芎　防己　桂枝　甘草　麻黄　苍术　羌活

暑中三阳所患必热，脉来数，去附子、桂枝、麻黄，加黄芩、黄柏、柴胡。寒中三阳所患必冷，脉来迟，加附子。起于湿者脉来弱，加牛膝、木瓜。起于风者脉来浮，加独活。元气虚加人参少许，大便实者加大黄。

水二钟，枣二枚，姜一片，灯心二十茎，煎之，入姜汁，槌法调服。

芩连消毒饮

治天行大头病，发热恶寒，头项肿痛，脉洪，作痰火治之。其喉痹者，亦照此方治之。

柴胡　甘草　桔梗　川芎　黄芩　荆芥　黄连　防风　羌活　枳壳　连翘　射干　白芷

先加大黄，利去一二次，后依本方去大黄，加人参、当归调理。

水二钟，姜三片，煎至一钟，鼠粘子一撮，再煎一沸后，入槌法竹沥、姜汁调服。

六神通解散

治时行三月后，谓之晚发，头痛，身热恶寒，脉洪数，先用冲和汤不愈，后服此汤。

麻黄　甘草　黄芩　石膏　滑石　苍术　川芎　羌活　细辛

水二钟，姜三片，槌法入豆豉一撮，葱白二茎，煎之热服取汗，中病即止。

麻黄汤

治伤寒恶风发热，身疼无汗。

麻黄六钱　桂枝四钱　甘草炙，三钱　杏仁二十个

上㕮咀，水煎如法服。按此太阳经药也。

葛根汤

治伤寒项背强，兀兀无汗恶风，或下利。

葛根四钱　麻黄　生姜各三钱　桂枝　芍药各二钱　甘草炙，二钱　大枣三枚

上㕮咀，水煎如法服。按此出太阳例，阳明药也。

柴胡桂枝汤

治伤寒发热，潮热，脉弦，自汗，或渴或利。

桂枝二钱　黄芩　人参　白芍各四钱半　甘草炙　半夏　柴胡　生姜各一钱，炮　大枣二枚

上㕮咀，水煎如法服。按此出太阳例，少阳经药也。

桂枝汤

治伤风寒发热，自汗，鼻鸣，干呕者。

桂枝　白芍　生姜各三钱　大枣二枚　甘草炙，二钱

上吹咀，水煎如法服。按此出太阳例，太阴经药也。

麻黄附子细辛汤

治感寒，脉沉或微细，反发热或但欲寐者。

麻黄　细辛各四钱　附子炮，二钱半

上吹咀，水煎如法服。按此少阴经药也。

当归四逆汤

治感寒，手足厥冷，脉细欲绝者。

当归　桂枝　白芍　细辛各三钱　大枣三枚　甘草炙　通草各二钱

上吹咀，水煎如法服。按此厥阴经药也。

桂枝麻黄各半汤

治伤寒见风脉，发热，自汗或无汗。

桂枝二钱　白芍　生姜　甘草炙　麻黄各一钱半　杏仁十一个　大枣二枚

上吹咀，水煎如法服。按此足太阳手足太阴、手少阴经药，出太阳例，治风寒之剂也。

夫仲景论以上六经药，然其中有发表、解肌、温经不同，盖风寒有浅深，荣卫有虚实故也，学者审此，则用药汤液之源可得而悉。

小柴胡汤

治少阳往来寒热，心烦善呕，耳聋胁痛，及伤寒杂症，蒸热作发，并两感可和解者。

柴胡三两　黄芩　甘草　人参各三钱　半夏一两,泡七次

上锉如麻豆大，每服五钱，水一钟，煎至半钟，姜、枣同煎，不计时温服。

大柴胡汤

治诸服小柴胡汤后，病不解，表里热势更甚，而心下急，郁微烦或发热，汗出不解，心下痞硬，呕吐不利土属太阳。或阳明病多汗，或少阴病下利清水，心下痛而口干，或太阴病腹满，或无表里症但发热七八日，脉浮而数，脉在肌肉实而滑数者。及两感诸症可微下者，双除表里之热，并阳明少阳合病下利，日晡发热如疟。

柴胡五钱　黄芩　芍药各二钱半　大黄五钱　半夏汤泡洗七次,切作片子,二钱　枳实三钱,生用,小者是也,兼不去穣,其效甚速

上锉如麻豆大，作三服，水一盏半，生姜、枣子同煎至半盏，温服，如未利再服。

大承气汤

治胃实不大便，发热烦渴，谵语，三焦俱实，痞满燥实坚全者宜之。

大黄　厚朴　枳实　芒硝各等分

上㕮咀，每服看症斟酌多少，先煮厚朴、枳实二物至七分，纳大黄煮至五分，去渣，纳芒硝煎一二沸，通口服，以利为度，不利再服。

小承气汤

治上焦受伤则成痞满，大便结或利，小便数，谵语潮

热而喘。

大黄五钱　厚朴　枳实各三钱

上剉如麻豆大，分作二服，水一盏，姜三片，煎至半盏，绞汁服，未利再服。

调胃承气汤

治阳明症俱，大便秘，谵语，脉实，不恶寒反恶热，作渴者。

大黄　芒硝　甘草各等分

上剉，每服临期斟酌多少，先熟煮二味，去渣入硝，上火煮二三沸，顿服之，服法同前。

九味羌活汤

治发热恶寒，无汗或自汗，头痛项强，或伤风见寒脉，伤寒见风脉，并宜服之。此药不犯三阳禁忌，为四时发散之神方也。

羌活　防风　苍术各一钱半　甘草　川芎　白芷　生地黄　黄芩　细辛各一钱，一云细辛只用五分

每服，水一钟半，生姜三片，葱白三根，煎至一钟，食后温服，取微汗为度，如无汗，啜稀粥助之。

八味羌活汤

治同前。

羌活　防风　桔梗　川芎　枳壳　柴胡　黄芩　白芷各等分

上吹咀，姜、葱煎服。

中医药古籍珍善本

藿香正气散

治伤寒头疼，憎寒作热，上喘咳嗽，反胃呕恶，气泻，霍乱，脏腑虚鸣，山岚瘴气。

大腹皮　白芷　白茯苓各一两　白术　炙甘草　厚朴　桔梗　紫苏各二两　藿香　陈皮各三两　半夏汤泡洗七次，二两

每服，水一钟半，生姜三片，枣一枚，同煎热服。

如欲汗加葱白二茎，以衣被盖，再煎服。冷嗽喘满加人参、五味子，心腹痛加木香、玄胡索，呕恶甚加生姜五片，名顺气木香散。

不换金正气散

治四时伤寒，瘟疫时气，及山岚瘴气，寒热往来，霍乱吐泻，下痢赤白，并宜服之。若出远方，不服水土者宜常服之。

厚朴　藿香　甘草　陈皮　半夏　苍术各等分

上咬咀，每服四钱，水一盏半，姜三片，枣二枚，煎七分，去渣食前热服。

僧伽应梦人参散

治伤寒体热头痛，及风壅痰嗽、咯血等症，并皆治之。

甘草炙，六两　人参　桔梗微炒　青皮　白芷　干葛　白术　干姜各五钱半

一方加豆豉。

上咬咀，每服三钱，水一盏，姜二片，枣一枚，煎七分，去渣热服。

香苏散

治四时伤寒，头疼，发热恶寒。

紫苏叶　香附子各三两　　陈皮一两　甘草五钱

每服四钱，水一盏，姜、葱煎七分，空心热服。

如头痛加川芎、白芷。

和解散

治四时伤寒头痛，烦躁自汗，咳嗽吐痢。

陈皮　厚朴各四两　藁本　桔梗　甘草炙，各半斤　苍术去皮，一斤

上为粗末，每服三钱，水盏半，姜、枣煎七分，不拘时热服。

八解散

治四时伤寒，头疼体热，恶风多汗，呕吐恶心，咳嗽喘满，痞闷。

人参　茯苓　甘草炙　陈皮　藿香　白术　厚朴　半夏各一两

每服五钱，水一盏，姜三片，葱、枣同煎，不拘时候。

十味和解散

治外感内伤寒邪，头疼发热。

白术二两　桔梗一两　人参　甘草炙　当归　陈皮　枳壳　赤芍　防风　厚朴各半两

每服四钱，水一盏，姜三片，葱白三根煎，热服。

中医药古籍珍善本

调中汤

治夏秋之间，暴寒折于盛热，热结于四肢则壮热，头疼，寒伤于胃则下利，或血或水，脉数，宜用此下之。

大黄_{去皮，七钱} 黄芩 藁本 白术 葛根 芍药 桔梗 白茯苓_{各半两} 甘草_{炙，四钱}

每服五钱，水盏半，煎八分，移时再服，得利即止。

十神汤

治时令不正，瘟疫妄行，感冒发热，或欲出疹，此药不问阴阳，两感风寒并治。

川芎 甘草_炙 麻黄 干葛 紫苏 升麻 赤芍 白芷 陈皮 香附_{各等分}

每服三钱，水盏半，姜五片，煎七分，去滓温服。

如发热头痛加连翘、葱白，中满气实加枳壳。

十味芎苏散

治四时伤寒，发热头痛。

川芎_{七钱} 紫苏叶 干葛_{各半两} 桔梗_{二钱半} 柴胡 茯苓_{各半两} 甘草_{炙，三钱} 半夏_{六钱} 枳壳_{三钱} 陈皮_{三钱半}

每服三钱，姜枣煎服。

升麻葛根汤

治大人小儿，时气瘟疫，头痛发热，及疮疹已发、未发疑似之间，并服之宜。

川升麻 白芍药 甘草_{炙，各一两} 葛根_{一两半}

每服三钱，水一盏，煎七分，热服。

柴胡升麻汤

治时行瘟疫，壮热恶风，头疼体痛，鼻塞咽干，痰盛咳嗽，涕唾稠黏。

柴胡　前胡　干葛各一两　荆芥一两半　赤芍　石膏炒，各一两　升麻五钱　桑白皮　黄芩去皮，各六钱半

每服五钱，水一盏，姜三片，豉十余粒煎，热服。

香葛汤

治四时感冒不正之气，头痛身疼，项强，寒热呕恶，痰嗽，腹痛泄泻，不问阴阳，两感风寒湿瘴并治。

紫苏　白芍　香附　川升麻　干葛　薄荷　陈皮各一两　白芷　大川芎　甘草各半两　苍术一两

每服五钱，水一盏半，生姜三片煎，热服不拘时。

清热解肌汤

治伤寒瘟病，天行头痛，壮热。

葛根一两　黄芩　芍药　甘草炙，各半两

每服五钱，水一盏半，枣一枚，煎七分，温服。日三次，如三四日不解，脉浮者宜重服发汗，脉沉实宜下之。

双解散

即防风通圣散与益元散相合。

治风寒暑湿，饥饱劳役，内外诸邪所伤，以致气血怫郁，变成积热，发为汗病，杂病非此不除。但觉不快便可

用。此通解小儿生疮，疹用此解，出尤快。其大黄、芒硝、麻黄三味对症旋入，自利去大黄、芒硝，自汗去麻黄。

防风　川芎　当归　赤芍　大黄　麻黄　薄荷　连翘　芒硝各二分半　石膏　黄芩　桔梗各五分　滑石一钱半　甘草一钱　荆芥　白术　栀子各一分二厘半

以上共六钱六分二厘半，系防风通圣散。

滑石三钱　甘草五分

以上共三钱五分，系益元散。

上㕮咀，作一服，水二盏，生姜三片，葱白一茎，豆豉三十粒，同煎一盏，去渣热服。

人参白虎汤

治发热自汗表虚者。

石膏五钱三分　甘草七分　人参一钱　知母二钱

水二盏，加粳米五十粒，煎至一盏，温服。

瓜蒂散

治伤寒表症罢，邪热入里，结于胸中，烦满不得息，而饥不能食，四肢微厥而脉乍紧者，宜以此吐之。经云，在上吐之，在下泄之。

瓜蒂炒黄　赤小豆等分

上为末，香豉半合即豆豉，水一钟半，煮取汁半钟，调下一钱，不吐加服，亡血体虚者不可服。

大陷胸汤

治汗下之后，不大便五六日，舌干而渴，日晡潮热，从心至小腹胀满而痛不可近，脉当沉紧滑数。或但胸结，则无大段热，头微汗出，脉沉涩者，水结也。

大黄_{三钱} 芒硝_{三钱半} 甘遂末_{五分}

上剉如麻豆大，分作二服，每服水一钟，煎大黄至六分，纳硝一二沸，绞汁调甘遂末二分，半温服，未快利，再服，势恶不能利，以意加服。

大陷胸丸

治发热而下之太早，热入因作结胸者，项亦强如柔痓状，下之则和也。

大黄_{半两} 芒硝_{二钱半} 杏仁_{十二个，去皮尖，双仁草灰炒变色} 葶苈_{三钱，微炒}

上大黄为末，下葶苈杵罗，研杏仁、硝如泥，和丸弹子大，每服一丸，入甘遂末三字，白蜜半匙，水一钟，煮半钟，温服。当一宿许乃下，未利再服。

小陷胸汤

治小结胸，心下按之痛，脉浮而滑，无大段热。表未罢不可下之，下之即死。水结胸亦宜服此。

半夏_{四钱，汤洗全用不剉} 生姜_{二钱，切} 黄连_{二钱，剉} 瓜蒌实_{大者半两，惟剉其壳，子则不剉，若剉其子者非也}

上以水三钟，煮瓜蒌汁一钟半，纳药至一钟，绞汁，两次温服，以微吐黄涎为愈。

茵陈汤

治阳明里热极甚，烦渴热郁，留饮不散，以致温热相传而身发黄疸，但头汗出，身无汗，小便不利，渴引水浆，身必发黄，宜茵陈汤调下五苓散，利大小便。

茵陈蒿一名山茵陈，一两，去茎　川大黄半两　大栀子七个，色深坚实好者，稍小者用十个

上剉如麻豆大，水二钟半，慢火煮至一钟，绞汁温服，以利为度，甚者再服。

栀子豆豉汤

治汗吐下后，胸满痛，头微汗，虚烦不得眠，反复颠倒，心内懊恼，乃燥热怫郁于内，而气不宣通故也。

大栀子七枚，剉碎，如小者用十个　豆豉半合，俗言盐豆豉

少气者加甘草二钱半，呕者误以凡药下之者用生姜半两，或用温汤濯手足，使心胸结热宣通而已。

上剉如麻豆大，或先以水二盏，煮栀子至一钟半，纳豉煮至半钟，绞汁温服。凡加者皆用栀子先煮，或吐止后服。凡用栀子汤皆非吐人之药，以其燥热郁结之甚，而药顿攻之，不能开通，则热发而吐，因其呕吐发，达郁结则气通津液宣行而已，故不须再服也。

小青龙汤

治伤寒表未罢，心下有水气，干呕发热而咳，或渴利或小便不利，小腹满，喘。

麻黄去节，汤泡去黄汁焙干，三钱，利者去麻黄，加芫花弹子大，噎者去麻黄加附子二钱，泡，以开怫热结滞，小便不利，小腹胀满去麻黄，加茯苓四钱，喘者去麻黄，加杏仁三钱，去皮尖　桂枝三钱　芍药三钱　半夏渴者去半夏加瓜蒌根，三钱　细辛　甘草炙　干姜各三钱　五味子二钱

上剉如麻豆大，每服五钱，水一钟半，生姜四片，煎

至七分，去渣温服。

十枣汤

治太阳中风，下利呕逆，短气，不恶寒热，热汗出，发作有时，头痛，似下痞硬引痛，兼下水肿腹胀，并酒食积，肠垢积滞，痃癖坚积，蓄热暴痛，疟气久不已。或表之正气与邪热并甚于里，热极似阴反寒战，表气入里阳极深，脉微而绝，并风热燥甚结于下，使大小便不通，实热腰痛。及小儿热结，乳癖积热，作发惊风，潮搐斑疹，热毒不能了绝者。

芫花 慢火炒变色，仲景乡俗异语，言炒作熬，下凡言熬者皆干炒也 大戟 甘遂 各等分

上为末，水一钟，枣十枚，切开煮取汁半钟，调半钱。若壮实人每服一钱。

旋覆代赭汤

治伤寒发汗，若吐下解后，心下痞硬，噫气不除者。

旋覆花 甘草 炙，各三两 人参 二两 生姜 五两 代赭石 一两 大枣 十二个 半夏 半升，汤洗

上㕮咀，每服一两，水二钟，煎至一钟，去滓通口服。

枳实理中丸

治伤寒曾经吐利后，胸痞欲绝，膈高起急，痛不安者。

枳实 茯苓 人参 白术 干姜 甘草 炙，各等分

上为末，蜜和一两，作四丸，米汤化下。

渴加瓜蒌根，下痢加牡蛎。

一方只用枳实麸炒为末，米饮调服三钱，日三服，加桔梗等分尤妙。

近效方

阳症结胸垂死。

用活蚯蚓十条，捣烂入水半碗，蜜半钟，灌下。

结胸灸法

巴豆_{十四粒}　黄连_{大者七寸}

上为末，用津唾和成膏，填入脐心，以艾炷不拘壮数，灸其上腹中有声为度，灸毕，汤浸用帛拭净，恐生疮。

蜜导法

治阳明病汗下后，体虚气弱，津枯竭，脏腑闭塞，大便不行，宜之。

蜜一两，铜器中微火煎之，稍凝如饴状，搅之勿令焦，可丸入皂角末、盐少许，捻作挺子，如指许，长二寸，当令头锐，纳谷道中，以手急抱，欲大便时乃去之。

猪胆汁导法

以大猪胆一枚，泻汁，和醋少许，灌谷道中，如一食顷，当大便。

一方用萝卜子一勺，研烂，取汁入蜜调服。

发汗法

用葱白一握，姜豆一两，以水煮，热服。以被盖暖取汗，如不汗，更葛根、升麻煎服，必汗。若又不汗，更加麻黄取汗。

温粉扑汗法

凡发汗不欲多，多即亡阳，用此粉扑之，庶免速死之患。

白术　藁本　川芎　白芷

上为末，一两，入米粉三两，匀和扑之。

医家赤帜益辨全书六卷

中暑门 暑风　附绞肠痧

中暑总论

丹溪云，夏月阳气尽出于地，人之腹属地气，于此时浮于肌表，腹中虚矣。夏月伏阴在内，此阴字有虚之义。若作阴冷看，其误甚矣。前人治暑有用大顺散等剂，尽以凉亭水阁，寒泉水雪之伤，不用温热，病何由安？非为伏阴而用也。火令之时，流金烁石，何阴冷之有？孙真人制生脉散，令人夏月服之，非虚而何！

中暑

东垣曰，避暑于深堂大厦得之，曰中暑，大顺散主之。动中劳役得之，曰中热，白虎汤主之。又云动而伤暑，心火大盛，肺气全亏，故身脉洪大。动而火胜者，热胜气也，白虎加人参汤主之。辛苦之人多得之，不可不知也。静而伤暑，火胜金位，肺气出表，故恶寒脉沉疾。静而湿胜者，身体重也，白虎加苍术汤主之。安乐之人多受之，不可不知也。春不服白虎，为泻金也。秋不服柴胡，为泻木也。

此言体之常也。

用药心法

暑症用黄连香薷饮，挟痰加南星、半夏，乘虚加人参、黄芪。暑风挟痰挟火实者，可用吐法，秋初夏末头痛脚软，食少体热者是也。

暑病中伤者，用清暑益气汤。

注：夏属阴虚元气不足，宜补中益气汤去柴胡、升麻，加炒黄柏、白芍药，挟痰者加南星、半夏、陈皮煎服，或用生脉散。

香薷饮

治一切暑热，腹痛霍乱，吐利烦心等症。

香薷　厚朴　扁豆　加黄连更妙

上剉剂，每服三四钱，水煎，顿冷服。

如卒昏仆发搐，不省人事，名曰暑风，加羌活。泻利加白术、茯苓。脉虚弱加人参、五味子、麦门冬。虚汗不止，加黄芪、白术。心烦加栀子、黄连，调辰砂末服，胸胀加枳壳、桔梗，夹痰加南星、半夏，虚加人参、黄芪，小便不利加赤茯苓、滑石，呕吐加藿香、陈皮、姜汁少许，渴加葛根、天花粉。

十味香薷散

治伏暑，身倦体困，神昏头重，吐利。

黄芪　人参　白术　茯苓　白扁豆　木瓜　厚朴　甘草炙　陈皮各五钱　香薷一两

上剉，每服四五钱，水煎服。

暑风减黄芪，加羌活一钱五分。

清暑益气汤

治长夏湿热蒸人，人感之，四肢困倦，精神减少，懒于动作，胸满气促，肢节疼痛，或气高而喘，身热而烦，心下膨闷，小便黄而数，大便溏而频，或利，或渴，不思饮食，自汗体虚等症。

黄芪　苍术　升麻各一钱　人参　白术　陈皮　神曲　泽泻各五分　甘草炙　黄柏　当归　青皮　麦门冬　干葛各三分　五味子九粒

上剉，一剂水煎，温服。

益元散——名天水散，一名六一散

治中暑，身热小便不利，此药性凉，除胃脘积热。又淡能渗湿，故利小便，散湿热，凡人之仙药也。

白滑石六两　甘草炙，一两

上为细末，每服三钱，加蜜少许，热汤冷水任下，如发汗用葱白，豆豉汤调下。

麦门冬汤

治暑热作渴，腰膝痛。

生地　麦门冬　牛膝　黄柏　知母　葛根　甘草

上剉剂，水煎服。

黄龙丸

治一切暑毒。

赤亮雄黄_{五钱} 硫黄 硝石_{各一两} 明白矾_{五钱} 好面_{五钱}

上为末，水丸桐子大，每服五七十丸，白汤送下。

中暍是阳症，中暑是阴症，脉沉弱者切不可用寒凉。清热宜天水五苓白虎汤，热闷恍惚辰砂五苓散，脉弦实黄连香薷汤。热甚而渴自汗便涩者，五苓散分利之，或桂苓甘露饮。吐泻脉沉微甚者，可用附子大顺散。伏热伤冷缩脾饮、冷香饮子皆可，浸冷服，或剥蒜入鼻中，或研蒜水解灌之，盖蒜气臭烈，能通窍故也。

却暑散

赤茯苓 生甘草 寒食面 生姜_{各一斤}

上为末，每服二钱，白汤调下

大顺散

治冒暑伏热，饮水伤脾，霍乱吐泻。

甘草_{四两，用蜜炒熟次入} 干姜_{炒褐却入} 杏仁_{炒，不作声为度，取起后入} 肉桂_{各五钱}

上为末，每二钱，水煎服，烦躁冷水调服。

诱行丸

治吃冷水膨腹，兼吐泻作渴。

百药煎 麦门冬 乌梅 葛根_{各一两}

上为末，炼蜜丸，如弹子大，每含化一丸。

谢傅万病无忧散

治夏月霍乱吐泻，烦渴尿赤，似疟非疟，似痢非痢，不服水土，常服可防疟痢。

草果　黄连　滑石　泽泻_{各一两二钱}　枳壳　木通　厚朴　陈皮　赤茯苓　车前子　猪苓　砂仁_{各八钱}　香薷　扁豆_{各二两}　白术　小茴_{各五钱六分}　木香　甘草_{各二钱半}

上为末，每二钱，滚水调服，素虚者温酒或茶清下，忌米饮，孕妇禁服，如不善服末者，水煎三沸服，或摊冷服，不尔则吐。

清肺生脉散

治暑入肺，咳嗽，脾胃虚弱，气喘气促。

黄芪_{二钱}　当归　生地黄　人参　麦门冬_{各五分}　五味子_{十粒}

水煎服。

桂苓甘露饮

治夏月引饮过多，小便不利，湿热为患，及吐泻惊风。

茯苓_{一两}　甘草_{炙，二两}　白术_{五钱}　泽泻_{一两}　桂_{五钱}　石膏_{二两}　寒水石_{一两}　滑石_{四两}　猪苓_{半两}

为末，每服三钱，温汤调下。

缩脾饮

治夏月伏热，酒食所伤。

砂仁　草果　乌梅　甘草_{炙，各四钱}　扁豆　干葛_{各一钱}

上剉，作二剂，水煎服。

六和汤

治夏月病人，霍乱转筋，呕吐泻，寒热交作，倦怠嗜卧。伏暑烦闷，小便赤涩，或利，或渴，中酒，痰喘咳嗽，妇人胎前产后，并宜服之。

　　砂仁　半夏　杏仁　人参　白术　甘草　藿香　木瓜　厚朴　扁豆　赤茯苓各等分

　　水煎姜枣，温服。

参归益元汤

治注夏等弱症。

　　人参五分　当归　白芍　熟地黄　白茯苓　麦门冬各一钱　五味子十粒　陈皮　黄柏　知母各七分　甘草三分

　　上到一剂，枣一枚，乌梅一个，炒米一撮，水煎服。

五苓散

治中暑烦渴，身热头痛，霍乱泻泄，小便赤少，心神恍惚。

　　猪苓　泽泻各一钱　白术　茯苓各一钱五分　肉桂五分

　　上到一剂，水煎服。

人参白虎汤

方见伤寒门。

苍术白虎汤

本方去人参换苍术。

加味人参白虎汤

治夏月中暍，即中热舌燥生胎刺。

人参五分　石膏　知母各一钱半　甘草三分　麦门冬一钱
白术七分　栀子　茯苓　芍药各一钱　陈皮七分　香薷一钱　扁
豆八粒

上剉剂，莲肉十个，乌梅一枚，水煎服。

若腹痛呕哕吐泻饱闷，切不可用石膏。

竹叶石膏汤

治伏暑内外热烦躁。

石膏二钱　青竹叶五皮　半夏一钱　麦门冬　人参　甘草
各一钱　生姜五片　粳米百余粒

上咬咀，水煎服。

枇杷叶散

治中暑伏热，烦渴引饮，呕哕恶心，头目昏眩。

香薷七钱半　白茅根　麦门冬各一两　丁香五钱　甘草炙
干木瓜各一两　厚朴　陈皮各五钱　枇杷叶五钱

上为末，每服二钱，水一盏，姜三片，煎服，烦躁冷
水调下。

冷香饮子

治虚中伏暑，烦躁引饮，服凉药不得者。

草果仁　附子　橘红各一两　甘草炙，五钱

上咬咀，每服一两，水二碗，姜十片，煎一碗沉冷，
不拘时候服。

来复丹

治上盛下虚，里寒外热，伏暑泄泻如水。

硝石　硫黄各一两，同硝石为末，入铫内炒，以柳条搅，不可火太猛，恐伤药力，候得所研极细，名二气砂　五灵脂二两　陈皮　青皮去白，各二两　太阴玄精石一两，炒为末

上件为末，和匀，好醋打糊为丸，如豌豆大，每服三十丸，空心米饮下。

二气丹

治伏暑伤冷，二气交错，中脘痞结，或泄或呕。

硝石　硫黄各等分

上为末，于银石器内，火炒令黄色，再研，用糯米糊为丸，梧桐子大，每服四十丸，新井水下，不拘时服。

一人夏大发热，谵语，肢体莫举，喜冷饮，脉洪大而数，以黄芪、茯苓浓煎，用冷水调服，三四次后，昏冒如死，气息如常，次日方醒而愈。

一人夏发热，大汗，恶寒战栗，烦渴，此暑病也。脉虚而微，其人好赌，致劳而虚，以人参作汤调辰砂五苓散去桂，八帖而安。

一妇人，暑月因厨房热极遂出，当风处脱衣乘凉，被风吹即头痛，发热恶寒身痛，草医不识，误认为寒，用附子理中汤，一服下咽，立时不语，口中无气，唇口青紫，心头微温，举家哭泣，求救于予。诊六脉洪大而数，此热症而误用热药，以烧酒喷胸前，将镜扑之，更将新汲水入蜜，将鸡翎沃入其口数次，少顷患人即伸舌，探以益元散，

灌下即活。

一人仲夏，患腹痛吐泻，两手足扪之则热，按之则冷，其脉轻诊则浮大，重诊则微细，予曰此阴寒之症也。服附子理中汤四剂始愈。

绞肠痧

绞肠痧方

痛不可忍，展转在地，或起或仆，其肠绞缩在腹，此是中毒之深，须臾令人死，古方名干霍乱，急用。

食盐一两，热汤调灌，入口即安。

又方 治肠痧。

将石砂炒令赤色，冷水淬之，良久澄清，水一二合服。

又方 治绞肠痧。

陈樟木　陈艾　陈壁土各等分

上为末，水煎浓去渣，连进三四服，即安。

经验方 治急心痛，绞肠痧，腹痛呕吐，泄泻及霍乱中暑，烦渴不省人事，用马粪研，同蜜擂，滤过，用新汲水下，随手即愈。

治绞肠痧证 手足厥冷，痛不可忍者。

以手蘸温水于病者膝腕内，拍打有紫黑点处，以针刺，忍血即愈。

救绞肠痧 即腹痛难忍。

但阴痧腹痛，而手足冷，看其身上红点，以油灯心点火，燎之即愈。阳痧腹痛而手足暖，以针刺其十指背近爪甲半分许，即动爪甲而指背皮肉动处，血出即安，仍先自两臂，捋下其恶血，令聚指头，血出为妙。

中湿门

中湿总论

湿之为气，冲溢天地之间，流注四时之内。体虚之人，或为风雨所袭，或卧平湿之地，远行涉水，或感山泽蒸气，或汗出衣里冷，则浸渍脾胃，皆能中伤。着肾者，腰痛身重，如坐水中，小便不利。着脾则四肢浮肿，不能伸屈。挟风则眩晕呕逆，烦热。兼寒则拳挛掣痛，无汗恶寒。滞暑则烦渴引饮，心腹疼痛，面垢恶寒。凡感湿之症，其脉多沉缓而微，其症四肢倦怠，法当疏利小便为先，决不可轻易汗下，并用火攻。若有泄泻等症，又当各类推之。经曰，因于湿，首如裹。盖首为诸阳之会，位高气清，为湿气熏蒸，而沉重似有物以蒙之也。失而不治，则郁而为热，热伤血，不能养筋，软短而为拘挛。湿伤筋，不能束骨，故小筋弛长，而为拘偻之症矣。

六气之中，湿热为病十居八九。湿在上，宜微汗而解。经曰，湿上甚而热，治以苦温，佐以甘辛，以汗为效，而止也。不用汗多，故不用麻黄、干葛等。则湿在中下，宜利小便，此淡渗治湿也一云湿在下，宜升提。湿有自外入者，有自内得者。阴雨湿地，皆从外入，治宜汗散。久则疏通渗泄。苍术治湿，上下部都可用一云上焦湿用苍术，其功甚烈。二陈汤加酒芩、羌活、苍术，散风行湿最妙。肥人多湿，局方用燥剂为劫湿病也，湿得燥则豁然而收。

备用诸方

渗湿汤

治一切湿症。

苍术　白术　茯苓_{各一钱半}　陈皮　泽泻_{各一钱}　猪苓_{一钱}　香附　抚芎　砂仁　厚朴_{各七分}　甘草_{三分}

上剉剂，生姜一片，枣一枚，水煎服。

又方　治寒湿所伤，身体重着，如坐水中，小便涩，大便溏。

苍术　白术　甘草_{炙，各二两}　茯苓　干姜_{炒，三两}　橘红　丁香_{各一分}

上㕮咀，每服四钱，水二盏，枣一枚，姜三片煎，食前温服。

肾着汤

治肾虚伤湿，身重腰冷，如坐水中，不渴，小便自利。

干姜　茯苓_{各四两}　甘草_炙　白术_{各二两}

上㕮咀，每服四钱，水一盏煎，空心温服。

渗湿汤

治坐卧湿地，或两雨露所袭，身重脚弱，关节疼痛，发热恶寒，或多汗恶风，小便不利，大便泄。

白术_{二两}　人参　干姜　白芍药　附子　白茯苓　桂_{不见火}　甘草_{炙，各五钱}

上每服四钱，水盏半，姜五片，枣一枚，煎八分，不拘时服。

大橘皮汤

橘皮　猪苓　泽泻　白术　官桂_{各五钱}　茯苓_{一两}　滑石_{六两}　槟榔　木香　甘草_{各三钱}

每服四钱，姜五片，水煎温服。

术附汤

治风湿相抟，腰膝疼痛，四肢重着，不呕不渴，大便坚硬，小便自利。

白术_{二两}　甘草_{二两}　附子_{一两半}

每服三钱，水一盏，姜五片，枣一枚，煎七分，空心温服。

防己黄芪汤

治风湿相抟，客在皮肤，四肢少力，关节烦疼。

防己_{四两}　黄芪_{五两}　甘草_{炙，二两}　白术_{一两}

每服五钱，水一盏，姜枣煎，热服。

五苓散

治伤湿有热，小便赤少。

方见中暑门。

除湿汤

治寒湿所伤，身体重着，腰脚酸疼，大便溏泄，小便或涩或利。

半夏曲　厚朴　藿香叶　陈皮　苍术各二钱　白茯苓　白术各一两　甘草炙，七钱

每服五钱，水一盏，姜七片，枣一枚，煎七分，食前温服。

生附汤

治受湿腰痛。

附子生用，二钱半　苍术　杜仲各五钱　牛膝　厚朴　干姜　生白术　茯苓　甘草炙，三钱半

每服五钱，姜三片，枣一枚，食前煎服。

羌附汤

治风湿相抟，手足掣痛，不可屈伸，或身微浮肿。

羌活　附子　白术　甘草炙，各等分

每服五钱，姜五片，水一盏温服。

薏苡仁散

治湿气伤肾，肝气不调，自然生风，遂成风痹偏注，四肢肌肉疼痛。

当归　小川芎　干姜　茵芋　甘草　官桂　川乌　防风　麻黄　人参　羌活　白术　独活各五钱　薏苡仁一两

上为细末，每服二钱，空心临卧酒调下，日三服。

白术酒

治中湿骨节疼痛。

白术一两

用酒三盏，煎一盏，顿服，不能饮酒者，以水代之。

麻黄白术散

治感风湿，身体烦疼，无汗发热者。

麻黄三两　白术四两　甘草炙，二两　桂心一两　杏仁十六个

每服四钱，水一盏，煎七分，空心服。

苍术汤

治暑湿郁发，半身不遂，口眼㖞斜。

附子　茯苓　白术　干姜　泽泻　桂心各等分

每服四钱，水一盏煎，温服。

白术茯苓干姜汤

治风湿挟暑，烦渴引饮，恶风微汗。

白术　茯苓　干姜　细辛　乌梅　桂心　干葛　甘
草　陈皮　豆豉各等分

上为末，每服二钱，白汤调下。

四物附子汤

治风湿相抟，骨节疼痛，四肢拘急，不得伸屈。

附子一钱　肉桂八分　白术八钱　甘草四钱

每服五钱，姜五片，煎八分，温服。

白术除眩汤

治感寒湿，头目眩晕。

甘草_炙　川芎　附子　白术　官桂_{各等分}

麒麟竭散

治寒湿抟于经络，疼痛不可忍。

血竭　乳香　没药　白芍药　当归　水蛭_{炒令烟尽}　麝香_{各二钱}　虎胫骨_{五钱}

上为末，每服三钱，温酒调下，食前服。

赤茯苓丸

治痹湿太过，四肢肿，满腹胀，喘逆，气不宣通，小便赤涩。方见水肿门。

羌活胜湿汤

治脊痛项强，腰似折，项似拔，上冲头痛，及足太阳经下行。

羌活　独活_{各一钱}　藁本　防风_{各半钱}　蔓荆子_{二分}　川芎_{二分}　甘草_{炙，半钱}

如身重，腰沉沉然，乃经中有湿热也，加黄柏一钱，附子半钱，苍术二钱，水二盏，煎一盏，食后温服。

清燥汤

六七月之间，湿令太行，子能令母实而热旺，湿热相合而形庚大肠，故寒凉以救之，燥金受湿热之邪，绝塞水生化之源，源绝则肾亏，痿厥之病大作，腰以下痿厥，瘫痪不能动，行步不正，两足倚侧，此药主之

黄连_{一分}　黄芪_{一钱半}　苍术_{一钱}　五味子_{九个}　白术　橘

皮各半钱　人参三分　麦门冬二分　生地　当归　神曲炒，各二分　猪苓二分　白茯苓　升麻各三分　酒黄柏一分　柴胡一分　甘草炙　泽泻各五分

每服半两，水二盏，煎至一盏，去渣，通口食前服。

除湿丹

治诸湿客抟，腰膝重痛，足胫浮肿，筋脉紧急，津液凝涩，便溺不利，目赤癍疹，痈疽发背，疮癣走注，脚气，无首尾疮疖，不可尽述。

槟榔　甘遂　威灵仙　葶苈　赤芍各二两　乳香　没药各一两　牵牛炒，三两　陈皮四两

上为末，面糊丸如梧桐子大，每服五十丸加至七八十丸，温水下，食前乃更衣止，如服药前后忌酒二日，药后亦忌湿面三两日，食温淡粥补胃尤佳。经验良方，有泽泻、青皮，无葶苈。

三仙散

治湿气下注者，因久坐久立阴湿之地，坐卧当风，醉脱鞋靴，皆成脚气，若暑月久立，湿热郁蒸，荣滞不和发热。冬月寒气冷麻，或疼痛闷乱，晴阴皆发，富贵人亦有此症，并宜服之有验。

蓬莪术一两半　玄胡索一两　蛤粉三分　陈皮一两

上为末，每服二钱，炒黑豆五十粒，以汤二盏，生姜三片，煎至五分，去滓调服。

独活寄生汤

治肾气虚弱，冷卧湿地，腰背拘急，筋挛骨痛，或当

风取凉过度，风邪流入脚膝，为偏枯冷痹，缓弱疼痛，或腰痛牵引，脚重行步艰辛。

独活　杜仲　牛膝　细辛　秦艽　茯苓　桂心　防风　川芎　人参各二两　甘草炙，五钱　当归　芍药　生地黄各三两　桑寄生如无以续断代之

每服一两，生姜三片，水二盏，煎至一盏，去滓，通口食前服。

导水圆

治带暑湿热。

大黄　黄芩各二两　黑牵牛头末四钱　滑石末四钱

去湿热腰痛，泄水湿肿痛，久雨则加甘遂一两。去遍身走注肿痛，加白芥子一两。退热散肿毒止痛，久旱宜加朴硝一两。散结滞，通关节，润肠胃，行滞气，通血脉，加郁李仁一两。去腰腿沉重，加樟柳根一两。

上为末，如梧桐子大，每服五十丸加至一百丸，临卧温水送下，有效。

天麻散

治风湿疼痛，黄肿。

天麻　全蝎各四钱　地黄　木瓜各三钱　没药　乳香　穿山甲各一钱　川芎　乌头各二钱　牛膝二钱

上为末，每服三钱，空心温酒调服。

二妙散

治湿热腰膝疼痛。

黄柏_{乳汁浸一宿}　苍术_{米泔浸七日，各等分}

上为末，空心酒调下三钱。

燥门_{即秘结}

燥症总论

经云，诸涩枯涸，干劲皱揭，皆属于燥。河间云，风热火，同阳也。燥湿寒，同阴也，又燥湿小异也。然燥金属秋阴，而异于寒湿。反同其风热，故火热胜，金衰而风生，则风能胜湿热，能耗液而反寒。阳实阴虚，则风热胜于水湿，而为燥也。热燥在里，耗其津液，故大便秘结，消渴生焉。夫风劲肃清，燥气在表，中于皮肤则皮毛燥涩皱揭，干疥爪枯之病生焉。

东垣云，饥饱劳投损伤胃气，及食辛辣味厚之物而助火邪，伏于血中，耗散真阴，津液亏少，故大便结燥。然燥结亦有风燥、热燥、寒燥、阴结、阳结之类。治之治法，以辛润之，以苦泻之，则热结散而燥除也。

丹溪云，凡人五味之秀者，养脏腑诸阳；之浊者，归大肠，大肠所以司出而不纳也。今停蓄蕴结，独不得疏导，何哉？抑有由矣，邪入里则胃有燥粪，三焦伏热则津液中干，此大肠之挟热然也。虚人热冷而血脉枯，老人肠寒气道涩，此大肠之挟冷然也。有肠胃受风涸燥秘涩，此症以风气蓄而得之。若夫气不下降而谷道难，噫逆泛满，必有其症矣。

备用诸方

润燥通幽汤

治大便难，幽门不通，上冲吸门，不开噎塞，不便燥秘，气不得下治，在幽门以辛润之。

当归　升麻各一两　桃仁泥一两　生姜　熟地各半两　甘草炙　红花各二分

加大黄名当归润燥汤。

上作一服，水煎，食前调槟榔末半钱，或加麻仁泥一钱。

润燥汤

升麻　生地各三钱　归梢　甘草生　大黄煨　桃仁泥　麻仁各一钱　红花半钱

上除桃仁，另研，作一服，水煎，次下桃仁，空心热服。

居血润燥丸

治大便风秘血秘，常常燥结。

归梢一钱　防风二钱　大黄煨　羌活各一两　桃仁　麻仁各两半,另研　皂角仁烧存性,一两半

上为末，和二仁，泥以蜜丸如梧桐子大，空心服五十丸，白汤送下，三两后以苏子、麻子粥，每日早晚食之大便不致结燥，其效如神。

半硫丸

治老人风秘冷秘。

透明硫黄_研　半夏_{洗七次，各等分}

上为末，生姜糊丸，桐子大，服廿丸，姜汤下，或用葱白三条，姜三片，煎入阿胶一片，溶化，空心服。

麻仁丸

治大便秘风秘，脾约。

郁李仁　麻仁_{各六两}　大黄_{二两半，炒}　山药　防风　枳壳_{各七钱半}　槟榔　羌活　木香_{各五钱半}

上为末，蜜丸桐子大，每服五七十丸，白汤下。

脾约丸

麻黄_{一两二钱，研}　枳实　厚朴　芍药_{各二两}　大黄_{四两，蒸}　杏仁_{一两一钱，研}

上为末，炼蜜丸，桐子大，服三五十丸，温水下。

清凉饮子

治燥热结者。

大黄　赤芍　当归　甘草

水煎食后服。

当归龙荟丸

治内有湿热，两胁痛，痛甚者炒热吞服。

草龙胆　当归　大栀子　黄连　黄芩　黄柏_{各一两}　大黄　芦荟_{各五钱}　木香_{一钱半}　麝香_{半钱}

上为末，神曲糊丸，生姜汁吞下。

一方有柴胡、青黛、川芎各半两。

润肠丸

治胃中伏火，大便秘塞，不思饮食，风秘血秘。

麻子仁　桃仁各一两　羌活　当归尾　大黄煨　皂角仁　秦艽各半两

末之，蜜丸，温水下。

凡诸秘，服药不通，或兼他症，又或老弱虚极，不可用药者，须蜜导法，或猪胆汁导法，二方并见伤寒门。

润肤生血饮

红花　五味子　天门冬　麦门冬　当归　生地　熟地　麻仁　黄芪　黄芩　瓜蒌根　桃仁

白水煎服。

小麻仁丸

治血燥大便秘。

麻仁　当归　桃仁　生地　枳壳各一两

上为末，蜜丸梧子大，每五十丸，空心白汤下。

参仁丸

治气壅风盛，便秘，后重疼痛，烦闷

麻仁　大黄各三两　人参七钱半　当归一两

上为末，蜜丸梧子大，每卅丸热水下。

槟榔丸

治大肠湿热不通，心腹胀满，大便秘结。

槟榔　黄芩　大黄　白芷　枳壳　羌活　牵牛　麻仁　杏仁各一两　人参五钱

上为末，蜜丸梧子大，每四十丸，空心热水下。

有虫积者加雷丸，锡灰醋炒为末，空心砂糖调下。先将烧肉一片口中嚼之，吐去肉汁，然后服药。

单槟榔散

治肠胃有湿，大便秘涩。

槟榔尖圆花纹密者

为末，每二钱，蜜汤点服。

古苁沉丸

治发汗过多，耗散津液，大腑秘结。

肉苁蓉二两　沉香一两

为末，用麻仁汁打糊为丸，梧子大，每七十丸，空心米饮下。

导气除燥汤

治小便闭。

茯苓一钱半　滑石　知母　泽泻各一钱　黄柏一钱二分

空心，水煎服。

掩脐法

蜗牛三枚，或田螺连壳捣烂，入麝少许，贴脐中，以手揉按，立通大小二便。

麻油导法

令人口含香油，以小竹管一个，套入肛门，将油吹入肛门，过半进许，其油入肠，渐渐上行，片时即通。

又治痘疹余毒，郁结热滞肠间，大便闭塞，肛门连大肠不胜其痛，诸药不效。

火门 君火　相火　郁火　五志之火　虚火　实火

火症总论

经云，五行各一，惟火有二。夫君火，人火也；曰相火，天火也。火内阴而外阳，主乎动者也。故凡动皆属火，以名而言，形质相生，配于五行，故谓之君。以位而言，生于虚无，守位禀命，因动而见，故谓之相。肾肝之阴，悉其相火也。

东垣曰，相火元气之贼，火与元气不相两立，一胜则一负。然则如之，何则可使之无胜负乎？曰，神发知矣，五性感动而万事出，有知之后，五者之性为物所感，不能不动，谓之动者，即内经五火也。相火易起，五性厥阳之火，相煽则妄动矣。火起于妄，变化莫测，无时不有，煎熬真阴，虚则病，阴绝则死。君火之气，经以暑与热言之；相火之气，经以火言之。盖表其暴悍酷烈有甚于君火者也。故曰相火元气之贼。周子又曰，圣人定之以中正仁义而主静。朱子亦曰，必使道心常为一身之主，而人心每听命焉。此善处乎火者，人心听命于道心，而又能主之以静，彼五火将寂然不作，而相火者，惟有裨补造化，以为生生不息之运用耳，何贼之有哉。

丹溪云，凡气有余便是火也。气从左边者，乃肝火也。气从脐下起者，乃阴火也。气从脚上起入腹如火者，乃虚之极也。盖火起于九泉穴内，以四物加降火药服之妙。山栀仁大能降火从小便泄去，其性能屈下降，人所不知。阴虚火动难治。火郁当发，看何经。轻者可降，重者则从其性而升之。实火可泻，虚火可补。小便降火极速，不足者是气虚。火急甚重者必缓之，以生姜、甘草，兼泻兼缓，参、术亦可。人壮气实火盛癫狂者，可用正治，或硝黄、冰水饮之。人虚火盛致狂者，以生姜与之，若投冰水立死。有补阴即火自降炒黄柏、生地之类。凡火盛者不可骤用凉药，必须温服。

备用诸方

左金丸

治肝火。

黄连_{六两}　吴茱萸_{一两或半两}

为末，水丸或蒸饼丸服。

东垣泻阴火升阳汤

治肌热头热，面赤食少，喘咳痰盛，此药发脾胃火降，又心、胆、肝、肺、膀胱药也。泻阴火升发阳气，荣养气血者也。

羌活　甘草_炙　黄芪　苍术_{各一两}　升麻_{八钱}　柴胡_{一两半}

人参　黄芩_{各七钱}　黄连_{五钱}　石膏_{炒，五钱}

上水煎服。

升阳散火汤

治男子妇人，四肢发热，肌热筋痹热，骨髓中热，发用热，如撩扪之烙手，此病多因血虚而得之，或胃虚过食冷物抑遏阳气于脾土，火郁则发之。

升麻　葛根　独活　羌活_{各五钱}　防风_{二钱半}　柴胡_{八钱}
甘草_{炙，三钱}　人参　白芍_{各五钱}　甘草_{生，三钱}

每服半两，水煎稍热服。

防风当归饮

治诸般火症，功效如神。

滑石_{六两，坠三焦湿热妄火，从小便出}　大黄_{泻阳明湿热，从大便出}
黄芩_{凉膈}　柴胡_{解肌}　防风_{清头目}　人参　甘草_{俱补气}　当归
芍药_{俱补血，各一两}

每三钱，姜煎服。

清金丸

治肺火降火。

黄芩_{枯者炒黑}

为末，天门冬煎膏和丸服，或加川芎能调心血，心平则血不妄行而火自降。

泻心汤

治心实热，谵语癫狂，二腑涩黄。

黄连_{生用}

为末，水调服。

单苦参丸

治肺风及痰火，兼治狂邪大叫杀人，不避水火，及遍身生疮，满头面风粟，痒肿血痢。

苦参_炒

为末，水丸，温汤下。

白虎丸

专泻胃火，及食积痰火。

石膏_{火炒，去火毒}

为末，醋糊丸绿豆大，白汤下。

古萸连丸

治肝火，气从左边起。

茱萸_{一两}　黄连_{六两}

为末，水丸绿豆大，白汤下。

戊己丸

治湿热痰火痞结，腹痛吞酸，泄利米谷不化等症并皆治之。

吴萸　黄连　芍药_{各等分}

为末，醋丸，白汤下。

三黄丸

治三焦积热，咽喉肿痛，心膈烦躁，二便涩秘。

大黄　黄连　黄芩_{各等分}

为末，蜜丸，热水下。

三补丸

去三焦热，泻五脏火。

黄连　黄柏　黄芩_{各等分}

为末，蒸饼丸服。

大金花丸

治内外诸热，寝汗咬牙，妄语惊悸，溺血淋闭，咳衄血，瘦弱头疼，并骨蒸肺痿喘嗽。

黄连　黄柏　黄芩　大黄_{自利去之，换山栀}

为末，水丸小豆大，每服二三十丸，新汲水下。

火郁汤

治四肢热，五心烦热伏土中，或血虚得之，胃虚多飧冷物，抑遏阳气于土中。

羌活　升麻　葛根　芍药　人参_{各五钱}　柴胡　甘草_{炙，各四钱}　防风_{二钱半}　葱白_{三钱}

上剉，水煎服。

凉膈散

大黄　朴硝　甘草_{各一两}　连翘_{四两}　栀子仁　黄芩　薄荷_{各一两}

为末，每二钱，加竹叶、蜜少许，煎服。

黄连解毒汤

黄连一两　黄柏　黄芩各四钱　栀子四枚

上剉，水煎服。

紫雪丹

治内外烦热不解，口中生疮，狂惕叫走，解诸热毒邪热，小儿惊痫百病。

黄金一百两　寒水石　磁石　石膏　滑石各一斤

上用水一石，煮至四片，去渣，入下项药。

甘草炙，八两　青木香　犀角屑　羚羊角屑　沉香各五两　丁香一两　升麻　玄参剉细，一斤

以上再煮至一斗五升，入下项药。

硝石二斤，芒硝亦可　朴硝十斤，干净者

以上入前药汁，微火煎，柳枝不住手搅，候有七升，投放木盆中，半日欲凝，入下项药，搅令匀。

朱砂三两　当门子麝一两二钱半

上药成霜雪紫色，每服一钱或二钱，冷水调下，大人小儿随时以意加减，并食后服。

泻白散

治肺热。

桑白皮　地骨皮各一两　甘草五钱

上为末服。

妙香丸

治时疫伤寒，解五毒，潮热积热，及小儿惊百病。

巴豆_{净肉三百十五粒，炒}　牛黄　片脑　腻粉　麝香_{各五钱}
辰砂_{九两}　金箔_{九十片}

上研极细，炼蜡六两，入蜜七钱半，同炼令匀，每两作三十丸，每服一丸，小儿绿豆大，每二丸。

拔萃方无金箔，有水银、铜砂，治久远沉积。

泻青丸

治肝热。

当归　龙胆草　川芎　山栀　大黄　羌活　防风
上为末，蜜为丸。

泻黄散

治脾热。

藿香_{二钱}　山栀_{一两}　石膏_{五钱}　甘草_{三两}　防风_{四两}
上为末，用蜜酒拌炒服。

大补丸

去肾经火燥，下焦湿，治筋骨软，及阴火从脐下起者。
黄柏_{炒褐色}
为末，水丸。气虚补气药，血虚补血药下。

滋肾丸

治膏粱过积，损伤北方真阴，以致阳气不化，肾热小便不通，渐成中满腹大，坚硬如石，壅塞之极，腿脚坚胀，裂出黄水，双睛突出，昼夜烦躁不眠，虽不作渴，饮食不下，痛苦难当，服诸淡渗之药，反致膀胱干涸，久则火反逆上而为呕哕，非格上所生，乃关病也，宜治下焦可愈，是以用知柏苦寒，滋阴泻火，肉桂与火邪同体为引，服后前阴火热溺出肿消，凡病居上焦气分则渴，下焦血分则不渴，以血中有湿，故不渴也。

黄柏_{一两}　知母_{二两}　肉桂_{一钱半}

为末，蜜丸梧子大，每七十丸，沸汤下。

正气汤

降阴火，止盗汗。

黄柏　知母_{各一钱半}　甘草_{五分}

水煎服。

先坎离丸

治阴火，遗精盗汗，潮热咳嗽。

黄柏　知母_{各等分，用童便九蒸九露九晒}

为末，地黄煎膏为丸，脾弱者山药糊丸服。

后坎离丸

生精益血，升水降火。

当归　川芎　白芍　熟地　知母_{各四两}　黄柏_{八两，用盐水、人乳、蜜水、酒各浸二两，知母制同，和一处，日晒夜露三昼夜}

上为末，蜜丸梧子大，每八九十丸，空心盐汤，冬温酒。此药取天一生水，地二生火之意也。

四物坎离丸

善乌须发，善治肠风。

生地一两半　熟地三两，同酒浸捣膏　当归二两　芍药一两半，同酒炒　知母一两　黄柏二两，同酒浸炒　侧柏叶　槐子各一两，同炒　连翘六钱

为末，蜜丸梧子大，用磁盘盛之，以绵纸糊口，凉，地下放七日去火毒，晒干收之，每三四十九至五六十丸，白汤或酒下。

神芎丸

降火蠲痰，滋润大肠。

川芎　大黄　黄芩各二两　牵牛　活石各四两

为末，水丸绿豆大，白汤下。

导赤散

甘草梢　生地黄　木通　淡竹叶

水煎服。

消毒犀角饮

治颈项两颐生结核，除风热，疗疮疡。

防风　荆芥　犀角　甘草　牛蒡子

水煎服。

滋阴降火汤

天门冬　麦门冬　远志　甘草　陈皮　白术　当归

川芎　白芍　熟地　黄柏　知母各等分

姜煎，温服。如有痰加瓜蒌仁、贝母，有嗽加五味子、

阿胶，梦遗加芡实、石莲肉，有热加秦艽、地骨皮，唾吐咯血加茜根、藕汁、玄参，气虚血少加参、芪，久病者去川芎。

人中白散

治阴虚火盛，及五心烦热等症。

人中白二两　黄柏　甘草　青黛各五钱

为末，每二钱，童便调服。

上清丸

治诸般火症，及小儿惊热。

玄参八两　薄荷叶六两　荆芥穗五两　苦桔梗八两　甘草生，五两　当归须五两　大黄二两，酒蒸　陈皮八两　枯黄芩　半夏　枳壳各八两　川芎四两　青黛一两，为衣

为末，稀糊丸如绿豆大，每三五十丸，小儿丸如龙眼大，每一丸，灯心薄荷汤下。

井华水

内服外渍，有既济之功。

甘梨浆

虚用熟，实用生。

人屎尿、人中白、牛马屎、驴尿等方

孙思邈千金方云，凡治火症、热症，须取上件绞汁服之，当获神效，或鄙而远之，未达医之妙也。

清咽太平丸

治膈上有火，早间咯血，两颊常赤，咽喉不清等症并效。

薄荷叶十两　川芎　甘草　防风　乌犀角　柿霜各二两桔梗三两

为末，蜜丸噙化。

珍珠散

治五脏积热，癫狂，心胸闷乱，口干舌燥，精神恍惚，安镇灵台。

琥珀　珍珠粉　铁粉　天花粉　朱砂　牙硝　寒水石　大黄　生甘草各等分

为末，每用薄荷汤，调下三钱。

凡饮酒发热者难治，不饮酒人因酒发热者亦难治。轻手按之热甚，重手取之不甚，此热在肌表，宜清之，地骨皮、麦门冬、竹茹之类。烦躁者，气随火升也。人因酒肉发热，用青黛、瓜蒌仁、姜汁日饮数匙，三日愈。室女六月烦闷，欲入井。方见郁门。

痰　门

痰论

人身之痰如长流水，贵乎顺行，又赖土之为堤防。偶为风所逆，或为物所壅滞，则使有声，可以过颡。故痰之为疾，或由脾胃虚弱不能摄养金肺，或为四气七情所干，气壅痰聚，发而为喘为咳。又有水饮停滞胸膈，亦能为喘为咳为呕为泄，为眩晕，心嘈怔忡，为寒热，为疼痛，为痞满痿痹，为癃闭痞膈，皆痰所至。古方所载，四饮生六症。悬饮者，饮水流在胁下，咳嗽引痛。溢饮者，饮水流于四肢，当汗而不汗，身体疼痛。支饮者，咳逆倚息，短气不得卧，其形如肿。痰饮者，其人素盛，令痰肠间历历有声。流饮者，背寒如手大，或短气而渴，四肢历节疼痛，胁下满饮，缺盆咳嗽转甚。伏饮者，膈满喘嗽呕吐，发则寒热腰背饮痛，眼泪流出，其人振振恶寒，其脉皆弦微沉滑。治法，悬饮当下之，溢饮当发其汗，支饮则随症汗下，痰饮则用温药，从小便利之。此固定法，而严氏独以痰饮之疾，皆气不顺而致之，当顺气为先，分导次之，气顺则津液流通，痰饮自下，亦至当之论。亦有肾气虚寒，不能摄养肾水，使邪水溢上，多吐痰唾，又当温利之，八味丸最得其宜。或因酒后停饮而呕者，二陈汤、丁香煮散主之。或脾胃为物所伤，而停积痰饮，五套丸、破饮丸主之。临病之际，更宜详审。

丹溪心法

脉浮当吐，久得脉涩，卒难开也，必费调理。大凡痰用利药过多，脾气易虚，则痰易生，而多湿痰，用苍术、白术。热痰用青黛、黄连、黄芩，食积痰用神曲、麦芽、山楂，风痰用南星，老痰用海石、半夏、瓜蒌、香附。痰在膈上必用吐法，泻亦不出。湿痰多软，如身倦之类。气实痰热结者，吐难得出，或成块，或吐咯不出，气滞者难治。胶固稠浊者，必用吐。热痰挟风外症为多，寒热者清之是。食积痰，必用攻之兼气类。内伤挟痰，必用参、芪、白术之属，姜汁传送，或加半夏，虚加竹沥，中气不足加人参、白术。痰之为物，随气升降，无处不到。脾虚者，宜清中气以运痰挟下，二陈汤加白术之类，用升痰提起。中焦有痰食积，胃气亦赖所养，卒不便虚。若攻令尽，则虚矣。痰成块或吐咯不出，气郁者难治。痰布肠胃间可下而愈，在经络中非吐不可，吐法中就有发散之意为。假如痫病因惊而得，惊则神出舍，舍空则痰生也，血气入在舍而拒，其神不能归焉。血伤必用姜汁传送，黄芩治痰假治其下火也。二陈汤一身之痰都治，如要下行，加引下药，在上加引上药。凡用吐药，宜升提其气，便吐也，如防风、山栀、川芎、桔梗、茶芽、生姜、蘁汁之类，或用瓜蒂。凡风痰病，用风痰药如白附子、天麻、雄黄、僵蚕、猪牙皂角之类。凡人身中下有块，是痰。问其平日好食何物，吐下后方用药。许学士用苍术治痰成窠囊一边行极妙。眩晕嘈杂乃火动其痰，用二陈汤加山栀子、黄连、黄芩之类。噫气吞酸此食郁有热，火气上动，以黄芩为君，南星、半夏为臣，橘红为使，热多加青黛。痰在胁下非白芥子不能达，痰在皮里膜外非姜汁、竹沥不可攻，痰在四肢非竹沥不开。痰结核在咽喉中，燥不能出入，用药化之，加咸药软坚之味，瓜蒌仁、杏仁、海石、桔梗、连翘，少佐朴硝，以姜、蜜和丸，噙服之。枳实泻痰有冲破墙壁之功。海粉热痰能降，湿痰能燥，结痰能软，顽痰能消。可入丸子末，不可入煎药。小胃丹能损气食积痰，积实者用之，不宜多服。

备用诸方

青礞石丸

治食积，去湿热痰。

青礞石二两，同焰硝二两，捣碎，入小罐内，瓦片盖之，铁线缚定，盐泥固济晒干，火煅通红，候冷取出　南星二两，白矾水浸二日　半夏皂角水浸二日　黄芩姜汁炒　茯苓　枳实各三两　风化硝用萝卜同煮硝化，去萝卜，滤净入腊月牛胆内风化，五钱

上为末，神曲糊丸梧子大，每三五十丸，白汤下。

一方加苍术半两，滑石一两。

一方去硝、芩，加黄连三两，连翘五钱，麝一分，治膨胀。虽下药不消者，用此即效。

吐法用药

附子尖　桔梗芦　人参芦　瓜蒂　藜芦　砒不甚用

艾熏末探，此皆自吐之法，不用手探，但汤皆可吐，吐时先以布搭膊，要于不通风处行吐法。

又方

萝卜子半斤

擂碎，以浆水一淬，滤去粗，入小油与蜜，温服后以鸡翎探吐，翎用桐油洗沨，却以皂角水洒洗，晒干用。

润下丸

降痰甚妙。

南星　半夏各二两　黄芩　黄连各一两　橘红半斤，以盐五钱，水拌湿，煮干焙燥　甘草炙，一两

上为末，蒸饼丸如绿豆大，每服五七十丸，白汤送下。

一方用陈皮一味，盐水炒，亦好。

又方 治湿痰，喘急心痛。

半夏一味不拘多少，油炒

为末，粥丸如梧桐子大，每服三五十丸，姜汤下。

又方 治湿痰。

黄芩　香附　半夏　贝母

加瓜蒌仁、青黛作丸子，治热痰，亦治酒痰。

又方 燥湿痰。

南星　半夏各一两　蛤粉二两

湿痰加苍术。

上为末，糊丸如梧桐子大，青黛为衣，服五十丸，姜汤送下。食积痰加神曲、麦芽、山楂。

四妙丸

治湿痰气热。

苍术　黄芩　半夏　香附子各等分

上为末，粥糊丸，如梧桐子大，每五七十丸，姜汤送下。

又方 治痰嗽。

黄芩　贝母　南星各一两　滑石　白芥各五钱　风化硝二钱半

为末，蒸饼丸服。

导痰汤

南星　橘红　赤茯苓　枳壳　甘草　半夏各一钱

生姜煎服。

千缗汤

治痰喘。

半夏七个，泡，每个切作四片　皂角去皮　甘草炙

水煎服。

小胃丹

治食积痰实者用之，不宜多服。

芫花醋拌湿，干炒黑用　甘遂面裹，水浸，冬七日，春秋五日，或水煮亦可　大戟水煮焙　木香　槟榔各五钱，大黄湿纸包，火煨　黄柏二两

为末，汤浸一宿，蒸饼丸如黍米大，每七八丸至十丸止，临卧津液吞下，或白汤一口送下。取膈上之痰，湿热食积，以意消息之，欲利则空心服。

又方　治痰结于耳后、顶门，各有核块。

僵蚕　酒大黄　青黛　牛胆南星

水煎服。

又方　治颈项下生痰结核。

二陈汤加炒大黄、连翘、桔梗、柴胡，煎服。

又方　治臂核作痛。

二陈汤加黄连、防风、川芎、皂角刺、苍术。

又方　治郁痰。

白僵蚕　杏仁　瓜蒌仁　诃子　五倍子　贝母

为末，糊丸如梧桐子大，服五十丸，白汤下。

治凡痰

半夏　瓜蒌仁　海粉　香附子

为末，如前丸。

导饮丸

吴茱萸二钱　茯苓二两　黄连五钱　滑石七钱半　苍术一两

为末，糊丸如桐子大，服八九十丸，姜汤下。

半苓丸

半夏四两　茯苓二两　枳壳一两　风化硝五钱

为末，姜糊丸如桐子大，每服七十丸，姜汤下。

人中白丸

治阴虚，内多食积痰。

川芎　黄连　瓜蒌仁　白术　神曲　麦芽各一两　青黛五钱　人中白三钱

为末，姜汁蒸饼服。

黄连化痰丸

半夏　黄连　吴茱萸各一两半　桃仁二两半　陈皮五钱

为末，糊丸绿豆大，服一百丸，姜汤下。

化痰丸

快脾顺气，化痰消食。

半夏　南星　白矾　生姜　皂角各四两，同入砂锅内，水煮，南星无白点为度，去皂角不用　青皮　陈皮　干葛　苏子　神曲　麦芽　山楂　萝卜子　香附　杏仁各一两

一方加枳实、茯苓各一两。

为末，姜汁蒸饼丸梧子大，每五七十丸，食后，临卧茶酒任下。

清气化痰丸

治痰因火动，胸膈痞满，头目昏眩。

半夏二两　陈皮　茯苓各一两半　薄荷　荆芥各五钱　黄芩　连翘　山栀　桔梗　甘草各一两

如肠胃干燥加大黄、芒硝。

为末，姜汁糊丸梧子大，每五十丸，姜汤下。

抑上丸

治痰因火动。

白术　黄芩　黄连各一两　石膏二两　青黛五钱

为末，蒸饼为丸服。

滚痰丸

治千般怪症如神，惟孕妇、产后禁服。

大黄酒蒸　黄芩各八两　沉香五钱　礞石一两，制法见前

一方加朱砂二两，研极细为衣。

为细末，水丸如绿豆大，每服三五十丸，量虚实加减，服之各随引子送下。凡失心丧志，或癫或狂等症每服百丸，人壮盛气实能饮食，狂甚者服百二十丸。以上三十丸，以效为度。凡中风瘫痪，痰涎壅塞，大便或通或闭者，每服八九十丸。人壮气实者百丸常服，二三十丸无大便不利之患，自然上清下润之妙。凡阳症风毒脚气，遍身游走疼痛，每服八九十丸，未效，更加十丸。凡走刺气痛每服八九十丸，未效，加至十丸。凡无病之人，遍身筋骨平白疼痛，不能名状者，每服八九十丸，以效为度。凡头痛，非头风症牙疼，或

浮或痒，非风痓牙疼者，每服八九十丸，神效。凡噫气吞酸，至于嗳逆呃气，及胸闭或从胸中气块冲上，呕吐涎饮状如翻胃者，每服八九十丸，未效再服。凡心下怔忡如畏人捕，惕怵不安，阴阳关格，变生乖症，每服八九十丸。凡失饥伤饱，忧思过虑，至于心下嘈杂，或呕或哕，昼夜饮食无度，或只虚饱，稍饥并不喜食，每服八九十丸。凡新久疾病，喘嗽或呕吐涎沫，或痰结实热，或头目眩晕，每服八九十丸，虚老羸者五六十丸，未效再加十丸。凡急慢喉闭，赤眼，每服八九十丸。腮颔肿硬，绕项结核，若瘰疬者，正宜服之，若年深多次服之。口糜舌烂，咽喉生疮者，每服五六十丸，同蜜少许，口嚼碎，噙，徐徐咽下，此小口疮，如此三四夜即瘥也。凡遍身无故游走疼痛，或肿或挛，或无常处，痛无所定，不肿在一处，及酸软沉滞者，每服八九十丸，量大小轻重加减服之，其妙通玄。凡心气疼如停冰块，或动身散入腹中绞痛，上攻头面，肿硬遍身，四肢去处肿起软浮，或痛或痒，或穿或不穿，或穿而复闭，或消或长，渐成笃疾，皆系痰毒内攻，或使烂痰臭，或作肠痈内疽，服之打下恶物，日浅脓近者，克日全安。凡男妇久患心疼下连小腹，面黄羸瘦，痛阵日发，必呕绿水黑汁冷涎，乃致气绝心下，温暖者，每服八九十丸立见生意，然后陆续服之，以瘥为度，兼服生津化痰，温中理气之药，惟豁痰汤加减为妙。凡痢疾不问杂色，或滞血块恶物者，不问曾经推挨，但是新久不已者，或热或不进饮食，每服八九十丸，次日热退，再进二三十丸，即服止痢药，万无一失。若兼寒热痰涎者，并用仓廪散，更捷。凡苴莄之疾日久，男妇之患非伤寒内外之症，或酒色吐血，或月水过期，心烦志乱，或腹胀胁痛，劳痛，耳聩鼻塞，骨节酸疼，干呕哕恶心，百药无效，病者不能喻其状，方书未尝载，医者不能辨其症，并依前法加减服之，无不效之理也。

竹沥化痰丸

上可取上之湿痰，下可取肠胃之积痰，一名导痰小胃丹。

南星 半夏二味，用皂矾姜水浸，煮干，各二两 陈皮 枳实二味，用皂矾水泡半日，炒 白术 苍术用米泔皂矾水浸一宿，去黑皮，切，晒干，炒 桃仁 杏仁用皂矾水泡，各二两 红花一两，酒蒸 白芥子炒 大戟长流水煮一时，晒干 芫花醋拌湿过一宿炒黑 甘遂面裹煨 黄柏炒褐色，各一两 大黄酒湿纸包煨，再以酒炒，一两半

上为末，姜汁、竹沥打，蒸饼糊为丸如绿豆大，每服二三十丸，极甚者五七十丸，量人虚实加减，不可过多，恐伤胃气。一切痰饮临卧时白汤下，一日一服量，能化痰化痞化积，治中风喉痹，极有神效。

一中风不语，瘫痪初起，用浓姜汤送下三五十丸，少时痰活即能说话。一头风头痛，多是湿痰上攻，临卧时姜汤下二十丸。一眩晕多属痰火，食后姜汤下二十五丸，然后以二陈汤加柴胡、黄芩、苍术、白芷，倍用芎，热多加石膏、知母。一痰痞积块，临卧白汤送下三十丸，一日一服。虽数十年，只五七服见效。一哮吼乃痰火在膈上，临卧姜汤下二十五丸，每夜服一次，久服自效。

无比清气化痰丸

橘红盐水洗，二两 香附米盐水炒，四两 青黛四钱 半夏温水

洗七次，姜汁浸炒，二两　片黄芩酒炒　贝母　天门冬　瓜蒌仁微炒，另研　桔梗　杏仁微炒，各二两　枳实　山楂肉蒸，去核　黄连姜汁炒　白茯苓　白术不油者，各二两　苏子微炒　连翘　海石各一两　皂角火炮去皮弦子，一两，熬膏

为末，用神曲、竹沥，打糊为丸如梧桐子大，每服五十丸，食后白汤下，茶清亦可。

千金化痰丸

健脾理胃，清火化痰，顽痰能软，结痰能开，疏风养血，清上焦之火，除胸膈之痰，清头目，止眩晕，其神效不可笔记者。

牛胆南星　半夏姜矾同煮半日　陈皮三两　白茯苓二两　枳实一两　海石火煅，二两　天花粉一两　片芩酒炒　黄柏　知母俱酒炒，各一两　当归四两　天麻火煨，三两　防风　白附子　白术米泔浸炒，各二两　大黄酒拌蒸九次，五两　甘草生，三钱　气虚加人参八钱

为细末，神曲二两，打糊为丸如梧桐子大，每服六七十丸，清茶任下。

坠痰丸

治心腹走注疼痛，及气痰风痰，或头目眩晕，或迷塞心窍，不省人事，或头面结核不一，或肩背两手十指麻木，或气塞胸中，一切痰症神效。

皂角醋浸一宿，炒　黑牵牛各一斤　白矾用完玛瑙一两同枯，候冷，去玛瑙　萝卜子各半斤　青木香四两

为末，姜汁糊丸绿豆大，每四五十丸，量人虚实，五

更白汤或姜汤下。天明取下，顽痰病根即除。

控涎丹

治忽患胸背项胁、手足腰胯隐痛，筋骨牵引钓痛，时时走注，乃痰在胸膈，上下作楚而然，或手足冷痹，气脉不通，误认为瘫痪者。

甘遂去心　大戟去皮　白芥子

惊痰加朱砂为衣，痛甚加全蝎，酒痰加雄黄、全蝎，惊气痰成块加穿山甲、鳖甲、玄胡索、莪术，臂痛加木鳖子、桂心，热痰加盆消，寒痰加丁香、胡椒、肉桂。

为末，糊丸梧子大，每五七丸至十丸，量虚实加减，丸数食后，临卧，淡姜汤下。

三花神祐丸

治风痰涎嗽，气血凝滞不通，及一切湿热积结，痰饮悬饮变生诸病，或水肿，大腹实胀，喘满，或风热燥郁，肢体麻痹，走注疼痛等症，人壮气实者可暂服之。

甘遂　大戟　芫花各醋炒，五钱　黑丑牛二两　大黄一两
轻粉一钱

为末，水丸小豆大，每初服二丸，渐加二丸，日三服，温水下，至便利即止。多服顿攻，转加痛闷损人。

一方去牵牛、轻粉，亦好。

开结枳术丸

导滞化痰，升降阴阳，通行三焦，荡肠胃，导膀胱。专主胸痞，恶心呕哕，酒食停积，两胁膨闷，咽嗌不利，

上气喘嗽，黄痰等症。

枳实　白术　半夏　南星　枯矾　葶苈　大黄　青皮各五钱　木香三钱　黑丑牛二两　皂角酥炙　旋覆花各一两

为末，姜汁糊丸，梧子大，每五十丸，姜汤下。

妇人干血气，膈实肿满，或二便不通，姜葱煎汤下。

祛风痰丸

祛风痰，行浊气。

防风二两　明矾　川芎　牙皂　郁金各一两　赤足蜈蚣黄足蜈蚣各一条

为末，蒸饼丸梧子大，每三十丸，食前茶汤下。

法制半夏

化痰如神，若不信，将半夏七八粒研入痰碗内，化为清水，有痰疾中风不语，研七八粒用井花水送下，以手摩运腹上一炷香时，即醒能言。

用大半夏一斤，石灰一斤，滚水七碗，和盆内搅，晾冷澄清去滓。将半夏入盆内，手搅之，日晒夜露一七日足捞出，井花水洗净三四次，泡三日，每日换水三次，捞起控干，用白矾八两，皮硝一斤，滚水七八碗，将矾、硝共入盆内搅，晾温，将半夏入内，浸七日，日晒夜露，日足取出，清水洗三四次，泡三日，每日换水三次，日足取出，控干入药。

甘草　南薄荷各四两　丁香五钱　白豆蔻三钱　沉香一钱枳实　木香　川芎各三钱　陈皮五钱　肉桂三钱　枳壳　五味子　青皮　砂仁各五钱

上共十四味，切片，滚水十五碗量温，将半夏同药共入盆内，泡二七日，日晒夜露，搅之，日足取出药，与半夏用白布包住，放在热土坑，用器皿扣住，三炷香时，药与半夏分，迨半夏干收用。有痰及火者服之，一日大便出似鱼胶，一宿尽除，痰除永不生也。按上方皆治壮人痰火有余之症宜服之，若虚人痰火宜照后论治。

若脾肺气虚不能运化而有痰者，宜六君子汤加木香。若肺气虚弱不能清化而有痰者，宜六君子汤加桔梗。若因脾经气滞而痰中有血者，宜加味归脾汤。若因肝肾阴虚而痰中有血者，宜六味地黄丸。若过服寒凉之剂而唾痰有血者，必用四君子汤之类以主之。若中虚而痰甚者，用补中益气汤加茯苓、半夏，如未应，加一味姜汁尤妙。以上方见补益。若因肝经血热而痰中有血者，宜加味逍遥散，方见妇人虚劳。

涤痰散

清肺消痰，定嗽，解酒毒，除一切痰火。

广陈皮，先用白水洗净，每一斤入食盐四两，同入水浸过一宿，锅内煮干，略去筋膜，切作小片，炒干。每陈皮一两，入粉草二钱，共为末。每日早晚各二匙，白汤调下。

瓜蒌丸

治燥痰、郁痰、酒痰、咳嗽、呃逆，凡积痰非此不除。

香附　瓜蒌　青黛各等分

为末，蜜丸，芡实大，每一丸，食后临卧嚼化。

贝母丸

贝母一味_{童便浸，春夏一日，秋冬三日，洗净晒干}

为末，糖霜调和，不时服之，或白汤调服。治痰要药，或加童便制，香附为丸服亦可。

丁香半夏丸

治脾胃宿冷，胸膈停痰，呕吐恶心，吞酸噫气，心腹满闷，不思饮食等症。

半夏_{三两} 藿香_{五钱} 肉豆蔻 丁香 木香 人参 陈皮_{各二钱半}

为末，姜汁煮糊丸如小豆大，每服三十丸，食后姜汤下。

霞天膏

治虚痰、老痰稠黏，胶固于胸臆，依附盘泊于肠胃，当用此膏。吐泻不致虚损元气，如瘫劳鼓噎，于补虚药中加之，以去痰积，可收万全。服此比之倒仓更稳，仍须善调养者方获全效。

用一二岁纯色肥泽无病黄牛牯四腿项脊净肉，四五十片，切成块子，于净室中以铜锅贮，长流水煮之，不时搅动，另以新锅煮沸汤旋加，常使水淹肉五六寸，掠去浮沫，煮烂如泥。以绢滤肉汁入小铜内，用桑柴文武火候，不住手搅，只以汁渐加，熬如稀饧，滴水成珠，其膏成矣。大抵肉十二斤炼膏一斤为度，以磁器收贮用，调药剂初少渐多，沸热自然溶化，用和丸每三分，掺白面一分同煮成糊，或用炼蜜，寒天久收，生微用重汤煮过，热天冷水窨之，可留三日。

王汝言化痰丸

黄芩　天门冬各一两　桔梗　连翘各五钱　橘红　海蛤粉另研　瓜蒌仁各一两　青黛二钱，另研　香附子盐水浸炒，五钱　芒硝二钱，另研

为末，炼蜜入生姜汁少许，和如小龙眼大，噙化一丸，或丸如黍米大，淡姜汤吞下六十丸。

谢传清金丸

化痰止嗽，清金降火，又解酒毒。

薄荷四两　百药煎二两　土桔梗　儿茶各五钱　砂仁　诃子各三钱　硼砂二钱

为末，用粉草八两，以水熬成膏，和末捣丸如樱桃大，每噙化一丸，缓缓咽下。

加减温胆汤

治痰燥，痰火，惊惕失志，神不守舍。

茯神　半夏　陈皮　枳实各一钱　当归八分　酸枣仁　竹茹各八分　山栀一钱　人参六分　白术　麦门冬　辰砂　黄连各一钱　竹沥半盏　甘草三分

作一服，姜、枣、乌梅煎，调辰砂末，温服。

治痰要略

二陈汤

治一切痰饮化为百病，此药主之。

　　陈皮　半夏　白茯苓　甘草

　　姜三片，水煎服。

　　咳嗽白痰者，肺感风寒也以后诸痰为病，悉依前方加减。风痰加南星、桔梗、防风、枳实，寒痰加干姜、官桂。食积痰者，多冷饮食郁久成痰也小儿多有此症，加山楂、神曲、香附。咳嗽绿痰者，脾胃有湿也，加苍术、白术、山药、砂仁。痰气者，胸膈有痰气胀痛也。痰在咽喉间有如绵絮，有如梅核吐之不出，咽之不下，或升或降塞碍不通，亦痰气也，后成膈噎病，加香附、砂仁、瓜蒌、枳实、苏子、桔梗、当归、贝母，去半夏。痰饮者，痰在胸膈间，痛而有声也，痰饮与死血结成窠，加苍术、瓜蒌、枳实、木香、砂仁、当归、川芎、香附、青皮、白芥子，治痰饮极效。痰涎者，浑身胸背胁痛不可忍也，牵引钓痛手足冷痹，是痰涎在心膈也，加白芥子、砂仁、木香、茴香、香附、枳实、当归、酒炒黄芩。湿痰流注者，浑身有肿块也，凡入骨体串痛，或作寒热，都是湿痰流注经络也，加瓜蒌、枳壳、苍术、酒芩、羌活、防风、连翘、当归、香附、砂仁、木香、红花、竹沥、姜汁少许，有热加柴胡，上痛加川芎、白芷，下痛加黄柏、牛膝，块痛加乳香、没药，颈项痛加威灵仙，肿块痛加用五倍子、朴硝、大黄、南星四味为细末，醋调敷肿块上，渐渐自消，不散则成脓矣。痰核者，浑身上下结核不散也，或发肿块者是痰块也。大凡治痰块流注结核，俱与湿痰流注同治法，俱加皂刺引药至毒所。湿痰加苍术、白术、砂仁、香附、枳壳、桔梗。热痰加黄芩、山栀、贝母、枳实、桔梗、麦门冬、竹沥，去半夏。痰火加炒黄连、竹沥、贝母，去半夏。痰呃者，咳嗽气逆，发痰呃也，加砂仁。酒痰加炒黄连、砂仁、干葛、乌梅、桔梗、贝母，去半夏。项背骨节疼痛者，皆是痰气风热也，老痰加枳实、瓜蒌、海石、连翘、香附、枯芩、桔梗，去半夏。咳嗽咯吐黄痰者，肺胃有热也，久不愈成肺痿，日吐血脓，或痰血，作气臭难治也，加瓜蒌、枳实、桔梗、片芩、山栀、天门冬、桑白皮、杏仁、苏子、竹沥、麦门冬。咯吐黑痰成块者，劳伤心肾也，皆是久郁老痰，同法脾虚生痰，加白术、人参、白芍、枳实、砂仁、桔梗。痰喘所急加苏子、砂仁、木香、茴香、白芥子、瓜蒌、枳实、酒炒枯芩、羌活、苍术、当归、竹沥、川芎、姜汁少许，去半夏。痰症发热咳嗽生痰加片芩、麦门冬、五味子、贝母、知母、桑白皮、当归、桔梗、竹沥、姜汁少许，去半夏。如饮酒呕哕吐痰，加砂仁、乌梅。

瓜蒌枳实汤

治痰结咯吐不出，胸膈作痛不能转侧，或痰结胸膈，满闷作寒热气急，并痰迷心窍不能言语。

瓜蒌　枳实　桔梗　茯苓　贝母　陈皮　片芩　山栀子各一钱　当归六分　砂仁　木香各五分　甘草三分

上剉剂，生姜煎，竹沥、姜汁少许同服，痰迷心窍不能言语，加石菖蒲，去木香。气喘加桑白皮、苏子，外用姜渣揉擦痛处。

医家赤帜益辨全书七卷

嗽 门

咳嗽总论

夫肺居至高之上，主持诸气，属金而畏火者也。清虚高洁，覆盖五脏，乾金之象，外主皮毛，司腠理，开阖卫护一身，如天之覆物，体之至轻清者也。或外因六淫之邪相侵，内因七情之气相忤，则肺金受伤，而清纯之气扰乱妄动为火、为痰，故咳嗽之病从兹作矣。故咳嗽有因风、寒、暑、温之邪伤肺者，必显形症于外，此外因也。有火郁于肺而嗽者，有声而无痰是也。有湿痰嗽者，有痰，痰出嗽止是也。有阴虚而嗽者，其气泛下而上，多重于夜分是也。有肺胀而嗽者，动则喘，气急息重是也。有劳嗽者，干咳声哑，痰中有血丝、血点者是也。有因嗽而成肺痈、肺痿者，则云门、中府痛，吐咯脓血臭秽不可近是也。故因外感者，汗之发之；火者，清之降之；痰者，豁之导之。郁者开之，虚者补之，实者泻之，燥者润之。务令其肺气平和，不使火邪乘克而嗽自止矣。大抵肺位最高，针石不能及，药饵不能到，惟桔梗能舟楫诸药入肺。药须临卧时服，细细咽下，则能入于肺也。

丹溪治法

大率有风寒，有火，有劳，有痰有肺胀。风寒者，戴氏曰鼻塞、声重、恶寒是也，主发散行痰，二陈汤加麻黄、芩、杏仁、桔梗之类。风寒郁热于肺，夜嗽者，三拗汤加知母，脉大浮有热加黄芩、生姜。寒嗽，古方有以生姜切作薄片焙干为末，糯米糊丸芥子大，空心米饮下三十丸。声哑属寒，寒包热也，此言乍感寒而嗽者，宜细辛、半夏、生姜三以散之。风入肺久嗽者，鹅管石、雄黄、郁金、款冬花为末，和艾，以生姜一片置舌上，以药艾于姜上灸之，取烟入喉中。一方有南星、佛耳草，无郁金，此即烟筒法，而少异烟筒，以鹅管石、雄黄、款冬花、佛耳草为末，以鸡子清刷纸卷药末作筒烧烟，口衔吸之。喘嗽遇冬则发，此寒包热也，解表热自除，枳壳、桔梗加麻黄、防风、陈皮、紫苏、木通、黄芩。严寒嗽甚加杏仁，去黄芩。感冷则嗽，膈上有痰，二陈加炒枳壳、黄芩、桔梗、苍术、麻黄、木通、生姜。

火者，戴氏曰有声痰少、面赤是也，主降火清金化痰，黄芩、海石、瓜蒌、青黛、桔梗、半夏、香附、诃子、青皮之类。干咳嗽者，系火郁之甚，难治，乃痰郁火邪在肺中，用苦梗以开之，下用补阴降火，不已则成劳，须行倒仓法。此证多是不得志者有之。有痰因火逆上者，必先治其火，然亦看痰火孰急，若痰急则先治痰也。

劳者，戴氏曰盗汗出、痰多、作寒热是也，主补阴清金，四物加竹沥、姜汁。阴虚火动而嗽，四物加二陈，顺而下之加黄柏、知母尤妙。阴虚喘嗽或吐血者，四物加知母、黄柏、五味、人参、麦门冬、桑白皮、地骨皮。好色之人元气虚，咳嗽不愈琼玉膏，肺虚甚者人参膏，以生姜、陈皮佐之，有痰加痰药，此好色肾虚者有之。有虚则水失所养不能制火，火寡子畏于母，所胜肺金受伤而虚，所谓子能令母虚，久嗽劳嗽用贝母、知母各一两，以巴豆同炒黄色去巴豆，再用白矾、白及各一两为末，以生姜一片，蘸药睡时嚼化，药尽嚼姜咽之。咳嗽声斯者，乃血虚受热，用青黛、蛤粉、蜜调服之。一方治痰嗽用蛤粉新瓦上炒通红半钱，青黛少许，以淡水滴入麻油数点调服。

　　痰者，戴氏曰扰动有痰声、痰出嗽止是也，主豁痰。痰嗽用半夏、瓜蒌各五两，贝母、桔梗各二两，知母一两，枳壳一两半为末，生姜汁蒸饼丸之服。一方黄芩一两半酒洗，白芥子去壳、滑石各五钱，贝母、南星各一两，风化硝二钱半，蒸饼丸，青黛为衣。痰多喘嗽白术、半夏、苍术、香附子、杏仁各一两，黄芩五钱为末，姜汁糊丸。痰嗽因酒伤肺，瓜蒌、杏仁俱捣为泥，黄连为末，以竹沥入紫苏叶，再入韭汁调丸服。一方用青黛为衣，蜜丸嚼化以救肺。痰嗽有因积痰留肺，脘中如胶，气不能升降，或挟湿与酒而作，用茜根童便浸、僵蚕炒、海粉、瓜蒌仁、蜂房、杏仁、神曲为末，姜汁、竹沥调，嚼化。痰嗽气急，苍术三两，砂仁一两五钱，萝卜子蒸、杏仁、瓜蒌仁、半夏各一两，黄芩、茯苓各五钱，川芎三钱。嗽而有痰，灸天突穴在胸横上端近咽宛中，灸七壮，肺腧二穴在三椎骨下横过各一寸半，泄火热泻肺气。食积痰嗽发热，半夏、南星为君，瓜蒌、萝卜子为臣，青黛、海石、石卤为使。食积痰嗽，用三补加二母，炒为末，糊丸如椒子大，以竹沥、藕汁吞之。

肺胀者，戴氏曰动则喘满，急气息重是也，主收敛。肺因火伤极，遂成郁遏胀满，用诃子为主，佐以海粉、香附、青黛、杏仁之类，肺胀郁遏，不得眠者难治。凡嗽，春是春升之气，夏是火，炎上最重，秋是湿热伤肺，冬是风寒外束。用药发散之后，必半夏等药逐去其痰，庶不再来。

早晨嗽多者，此胃中有食积，至此时火气流入肺中，以知母、地骨皮降肺火。上半日嗽多者，胃中有火，贝母、石膏降之。午后嗽多者，属阴虚，四物加知母、黄柏先降其火。黄昏嗽多者，火气浮于肺，不宜用凉剂，以五味子、五倍子敛而降之。嗽而胁痛，宜以青皮疏肝气，后以二陈汤加南星、香附、青黛、姜汁，实者白芥子之类。嗽而心烦，六一散加辰砂。嗽而失声，润肺散，诃子、五味子、五倍子、黄芩、甘草等分为末，蜜丸噙化。嗽而无声有痰，半夏、白术、五味、防风、枳壳、甘草。嗽而有声无痰，生姜、杏仁、升麻、五味、防风、桔梗、甘草。嗽而有声有痰，白术、半夏、五味、防风，久不愈加枳壳、阿胶。寒①热交作而痰嗽者，小柴胡汤加知母之类，一方加白芍药、五味子、桑白皮。阴气在下，阳气在上，咳嗽呕吐喘促，泻白散加青皮、五味、人参、茯苓、秔米。热嗽胸满，小陷胸汤。五嗽劫药，五味子五钱，甘草二钱半，五倍子、风化硝各一钱为末，蜜丸噙化，或用诃子、百药煎、荆芥穗，蜜丸噙化。嗽最要分肺虚实，若肺虚久嗽宜五味、款冬花、紫苏、马兜铃之类补之；若肺实有邪，宜黄芩、天

---

① 寒：原书无此字，据文意补。

中医药古籍珍善本

花粉、桑白皮、杏仁之类泻之。治法必用五味子，东垣之法。然骤用之，恐关住其邪，必先发散之或兼用之可也。嗽用诃子，味酸苦，有收敛降火之功；五味收肺气，乃火热必用之剂；杏仁散肺气风热，然性实，有热因于寒者为宜；桑白皮泻肺气，然性不纯良，用之多者当戒，或用马兜铃以其去肺热。补肺也，多用生姜以其辛能发散也；瓜蒌甘能补肺，润能降药，胸有痰者，以肺受火逼，失降下之令，今得甘缓润下之助，则痰自降，宜其为治嗽要药也。

人患咳嗽，恶风寒，胸痞满，口稍干，心微痛，脉浮紧而数，左大于右，盖表盛里虚，闻其素嗜酒肉有积，后因行房，涉寒冒雨，忍饥继以饱食，先以人参四钱，麻黄连根节一钱半，或云此丹溪神方，与二帖，嗽止寒除，改用厚朴、枳实、青陈皮、瓜蒌、半夏为丸，与二十服，参汤送下，痞除。

人患干咳嗽，声哑，用人参、橘红各一钱半，白术二钱，半夏曲一钱，茯苓、桑白皮、天门冬各七分，甘草、青皮各三分，五帖后去青皮加五味三十粒，知母、地骨皮、瓜蒌子、桔梗各五分作一帖，入姜煎。夏加黄芩五分，仍与四物入童便、竹沥、姜汁并炒黄柏二药，昼夜相间服，两月声出而愈。

备用诸方

参苏饮

治四时感冒，发热头疼，咳嗽声重，涕唾稠黏，中满，呕吐痰水。宽中快膈，不致伤脾，此药大解肌热，将欲成劳，痰咳喘热最妙。

方见伤寒门，加减具后。

若天寒感冒，恶寒无汗，咳嗽喘促，或伤风无汗，鼻寒声重，加麻黄二钱，杏仁一钱，金沸草一钱，以汗散之。若初感冒，肺多有热，加杏仁、黄芩、桑白皮、乌梅。肺寒咳嗽，加五味子、干姜。心下痞闷，或胸中烦热，或停酒不散，或嘈杂恶心，加黄连、枳实各一钱，干姜、陈皮倍用之。胸满痰多加瓜蒌仁一钱，气促喘嗽加知母、贝母。鼻衄加乌梅、麦门冬、白茅根，头痛加川芎、细辛，心盛发热加柴胡、黄芩，咳嗽吐血加升麻、牡丹皮、生地黄。劳热咳嗽久不愈，加知母、贝母、麦门冬。见血加阿胶、生地黄、乌梅、赤芍药、牡丹皮。吐血痰嗽加四物，名茯苓补心汤。妊娠伤寒去半夏，加香附。

三拗汤

治感冒风邪，寒冷鼻塞，声重语音不出，咳嗽多痰，胸满短气喘急。

甘草生　麻黄不去节　杏仁不去皮尖

加石膏、桔梗名五拗汤。

上㕮咀，生姜煎服。

润白散

治劳嗽吐红。

半夏　杏仁　甘草　天门冬　白芍　人参　白术　茯苓　百合　红花　细辛　五味　官桂　阿胶　黄芪

热去桂枝、芪，用桑白皮。麻黄不去节，杏仁不去皮。

上哎咀，姜一片煎服。

定红丸

治嗽血。

红花　杏仁　枇杷叶　紫苏　鹿茸　木通　桑白皮

为末蜜丸，噙化。

一黄丸

治痰嗽。

黄芩一两半　滑石　白芥子各五钱　贝母　南星各二两　风

化硝二钱半，取其轻浮退降

为末，蒸饼丸。

定嗽劫药

诃子　百药煎　荆芥穗各等分

为末，姜蜜丸噙化。

清肺汤

治一切咳嗽，上焦痰盛。

黄芩一钱半　桔梗　茯苓　陈皮　贝母　桑白皮各一钱

当归　天门冬　山栀　杏仁　麦门冬各七分　五味子七粒　甘

草三分

剉剂，生姜、枣子煎，食后服。

痰咯不出加瓜蒌、枳实、竹沥，去五味子。咳嗽喘急

加苏子、竹沥，去桔梗。痰火咳嗽，面赤身热，咯出红痰，

加芍药、生地黄、紫苏、阿胶、竹沥，去五味子、杏仁、

贝母、桔梗。久嗽虚汗多者，加白术、芍药、生地黄，去桔梗、贝母、杏仁。久嗽喉痛，声不清者，加薄荷、生地、紫菀、竹沥，去贝母、杏仁、五味。嗽而痰多者，加白术、金沸草，去桔梗、黄芩、杏仁。咳嗽身热，加柴胡。咳嗽午后至晚发热者，加知母、黄柏、生地、芍药、竹沥，去黄芩、杏仁。咳嗽痰结胁痛者，加白芥子、瓜蒌、枳实、砂仁、木香、小茴、竹沥、姜汁少许，去贝母、杏仁、山栀，亦加柴胡引经。

吕洞宾仙传芦吸散

治新久咳嗽，百药无功，服此立效。

款冬花蕊_{五钱}　鹅卵石_{二钱五分}　陈皮_{二钱五分}

年老人及虚者加人参五分，冬月加肉桂一钱五分。

上忌铁器，为细末，和匀分作七帖，作七日服。每服一帖，夜仰卧，将药一帖作三次入竹筒内，病者口嚼竹筒近咽喉，用力一吸，将白汤温水一口送下，不可多吃水。忌诸般油腻盐。以七日药完后，亦少用些油盐，至半月后不忌。

吸药仙丹

歌曰：

仙方二两鹅卵石，青礞白附款冬花。三味各称七钱重，四钱甘草与儿茶。枯矾寒水四钱半，八味精研制莫差。日进六分三次吸，寒用姜汤热用茶。虚加五分沉木桂，咳而惊悸用朱砂。薄荷煎汤潮热使，化痰止嗽最为佳。

鹅卵石_{二两}　寒水石_{四钱半}　金星礞石_{七钱，焰硝煅后醋淬}　白附子_{七钱}　白矾_{七钱，枯过四钱半}　孩儿茶_{四钱}　款冬花蕊_{七钱}

粉草四钱

上各为末，研令极细称过，方用总罗过，兑匀。

如有气加沉香五分，木香七分，官桂七分。如心下虚悸，加朱砂三分。嗽作茶清下，寒用姜汤下。咳如浮肿，用木瓜、牛膝汤下。咳而有红痰，吐血，白芥子汤下。

鸡鸣丸

治男妇不问老少，十八般咳嗽吐血诸虚等症，其效如神。

咳嗽从来十八般，只因邪气入于肺。胸膈咳嗽多加喘，胃嗽膈上有痰涎。大肠咳嗽三焦热，小肠咳嗽舌上干。伤风咳嗽喉多痒，胆嗽夜间不得安。肝风嗽时喉多痹，三因嗽时船上滩。气嗽夜间多沉重，肺嗽痰多喘嗽难。热嗽多血连心痛，膀胱嗽时气多寒。暴嗽日间多出汗，伤寒嗽时冷痰酸。此是神仙真妙诀，用心求取鸡鸣丸。

知母　杏仁各三钱　桔梗五钱　阿胶四钱　葶苈三钱　款冬花四钱　旋覆花一两　半夏三钱　甘草炙，一两　人参五钱

上共为细末，炼蜜丸如弹子大，每服一丸，五更，乌梅、生姜、枣子汤下。

一方　治心烦咳嗽等症。

六乙散加辰砂，蜜水调服。

清化丸

治食积火郁嗽，劫药。

贝母一钱半　知母二钱半　巴豆半钱

为末，姜泥丸，辰砂为衣，食后服五丸，白汤下。

清金丸

与清化丸同用，泻肺火，降膈上热痰。

片子黄芩^炒

为末，糊丸桐子大，服五十丸。

霹丸

与清金丸同用，专治热嗽及咽痛故，苦能燥湿热，轻能治上。

灯笼草^炒

为末，蒸饼糊丸。又细末醋调，敷咽喉间痛。

润下丸

治胸膈有痰兼嗽。

陈皮^{去白，半斤，以盐半斤水煮干为末}　甘草^{一两}

为末，蒸饼丸。

上热加清金丸，有湿加参苓丸，须看虚实作汤。

又方　治痰嗽。

礞石^{五钱}　风化硝^{一钱半}　半夏^{一两}　白术^{一两}　茯苓^{七钱半}
陈皮^{七钱半}　黄芩^{五钱}

为末蒸饼丸。

苍附丸

调中散郁。

苍术　香附^{各四两}　黄芩^{一两}

为末，蒸饼丸桐子大，服五十丸，食后姜汤下。

粟壳丸

治咳嗽气实，无虚热者可服，汗多者亦用之。

粟壳_{四两}　乌梅_{一两}　人参_{五钱}　款冬花_{五钱}　桔梗_{五钱}
马兜铃_{一两}　南星_{一两}

为末，蜜丸弹子大，含化。

加味上清丸

治咳嗽烦热，清声润肺，宽膈化痰，生津止渴，爽气益神。

南薄荷叶　柿霜_{各四两}　玄明粉　硼砂_{各五钱}　冰片_{五分}
寒水石　乌梅肉_{各五钱}　白糖_{八两}

上为细末，甘草水熬膏为丸，如芡实大，每一丸噙化，茶清送下，神效。

杏仁煎

治老人久患喘嗽不已，睡卧不得者，服之立效。

杏仁　胡桃仁_{去皮，各等分}

上二味共碾为膏，入炼蜜少许，为丸如弹子大，每服一丸，细嚼姜汤下。

治痰火咳嗽

兼当酒痔。

白矾_{一两}　矿石灰_{一两半}

上研匀，每服一钱，或茶或滚水，酒亦可。如作丸用灰面一两，和合冷水为丸，如梧子大，每服三五十丸，前引下。

清上噙化丸

清火化痰，止嗽定喘。

瓜蒌霜　天门冬　橘红　枯芩　海石　柿霜各一两　桔梗　连翘　玄参　青黛各五钱　风化硝三钱

上为细末，炼蜜为丸，如龙眼子大，食远噙化。

九仙散

化痰止嗽，降火清金。

贝母　粟壳　阿胶　人参　五味子　乌梅　桔梗　款冬花　桑白皮各等分

剉剂，姜煎服。

九宝饮

治一切咳嗽。

紫苏　陈皮　薄荷　麻黄　桂枝　桑白皮　大腹皮甘草　杏仁

加乌梅一个，姜煎服。

华盖散

治寒嗽。

紫苏　赤茯苓　麻黄　枳壳　杏仁　桑白皮　陈皮生姜　半夏

水煎服。

璚玉散

治久嗽虚喘。

桑白皮　陈皮　五倍子　甘草_炙　金樱子　诃子

水煎服。

璃玉膏

治劳嗽及干咳嗽。

人参　茯苓　生地黄汁

参苓为末，生地黄汁调成剂，时时服之。

金沸草散

治伤风咳嗽生痰。

金沸草　前胡_{各一两}　赤芍　甘草_{各三钱}　半夏_{五钱}　荆芥

穗_{一两半}　赤苓_{六钱半}

生姜煎服。

蜡煎散

消痰宁嗽。

桑白皮　五味子　款冬花　桔梗　紫苏　甘草　杏仁

水煎，临熟入黄蜡一小块煎服。

人参蛤蚧散

治二三年脾气上喘，咳嗽脓血，满面生疮者，此方主之。

人参二两　真蛤蚧_{一对，全者，河水浸五日，每换水洗，炙干听用}

杏仁　甘草_{各五两}　茯苓　知母　桑白皮　贝母_{各二两}

每服三钱，水煎服。

补肺汤

治肺虚咳嗽。

人参　黄芪　川五味　紫苏_{洗去土, 各一两}　桑白皮　熟地黄_{各二两}

水煎服。

顺气消食化痰丸

治酒食生痰，五更咳嗽，胸膈膨闷者，此方主之。

半夏　胆南星_{各一斤}　陈皮　香附　青皮　苏子_{沉水者}　神曲　萝卜子　棠球肉　麦芽　杏仁　葛根_{各一两}

为末蒸饼丸。

琼玉膏

生地黄_{四斤}　白蜜_{二斤}　白茯苓_{十三两}　人参_{六两}

上以地黄捣汁和蜜，以参、苓为末，拌入蜜汁，用瓶贮以纸箬包其口，用桑柴火蒸煮三昼夜，取蜡再换，蜡纸包封十数重，沉井底一昼夜，取起再如前蒸煮一日，白汤点服，须于不闻鸡犬处制之。

火嗽汤

治郁火多咳。

陈皮　半夏　茯苓　甘草　贝母　栀子　瓜蒌　青黛　竹沥　桑白皮　黄芩_{各等分}

水煎服。

虚嗽汤

清肺降火。

当归　川芎　白芍　熟地　知母　黄柏　黄芩　黄连

麦门冬　五味子

水煎服。

痰盛配二陈汤亦妙。

加减三奇汤

治痰涎咳嗽。

甘草　五味子　桑白皮　青皮　陈皮　紫苏　贝母
半夏　人参　杏仁

生姜煎服。

贝母散

治火嗽。

桑白皮　款冬花　杏仁　五味子　甘草各等分
生姜煎服。

洗肺散

治咳嗽痰盛。

半夏　黄芩　天门冬　麦门冬　杏仁　甘草　五味
生姜煎服。

橘苏散

治身热多痰，咳嗽有汗伤风。

陈皮　紫苏　桑白皮　五味子　杏仁　生姜　半夏
苍术　甘草

水煎热服。

款冬花散

治新久咳嗽。

款冬花　知母　桑白皮　紫苏　麻黄　阿胶　杏仁
贝母　半夏　甘草

生姜煎服。

发明半夏温肺汤

细辛　半夏　桂心　旋覆花　甘草　陈皮　人参　桔
梗　芍药　赤茯苓

水煎服。

柴胡饮子

清热化痰。

柴胡　甘草　麦门冬　黄芩　苍术　半夏

姜枣煎服。

治咳嗽、肺痿、吐血、气喘等症，用猪肺一个，倒悬，滴尽血水，又用大萝卜十个，捣烂，用新砂锅一个，水五碗，煮前萝卜烂，滤去渣，添蜜四两，鸡子清十个，不用黄，与蜜搅匀，却装入肺内，又用款冬花、五味子、诃子去核各一钱，白矾五分，俱为末，通搅蜜入鸡子清内，入肺管，煮熟空心服之，如神。

又方，猪肺一具，洗净血水，若病人每岁用杏仁一个去皮尖，将肺以竹刀刺眼，每眼入杏仁一个，麻扎住，安磁器内，重汤煮熟，去杏仁不用，只吃此肺，轻者只用一具而已，重者制二具服之，痊安。

一人患痰嗽喘热，左足肿痛，日轻夜重，每年发一二次，已经三十年，遍医弗效。予诊左脉微数，右脉弦数，此血虚有湿痰也，以四物汤加苍术、黄柏、木瓜、槟榔、木通、泽泻，空心服，以治下元，以茯苓补心汤临卧服，以治下焦，各三服而愈，后以神仙飞步丸，空心服，清气化痰丸临卧服，各一料，永不再发。

　　一儒者每至春咳嗽，用参苏饮之类乃愈。后复发仍用前药，反喉瘖，左尺洪数而无力。予以为肾经阴火刑克肺金，以六味丸料加麦门、五味、炒山栀，兼补中气汤而愈。

哮喘门

哮喘总论

　　夫肺为五脏华盖，主持诸气，所以通荣卫，统脉络，合阴阳，升降出入，营周不息，循环无端，无过不及，何喘之有？其或肺气有所受伤，呼吸之息不得宣通，则喘病生焉。气喘者，呼吸急促而无痰声；痰喘者，喘动便有痰声；火喘者，乍进乍退，得食即减，食已则发，此有余之喘也。胃虚喘者，抬肩撷肚，喘而不休，此不足之喘也。若肺气太虚，气不能布息，呼吸不相接续，出多入少，名曰短气，此虚之极也。若气欲绝者，则汗出如油，喘而不休，此六阳气脱也，不治。

丹溪治法

　　喘急者气为火所郁，而为痰在肺胃也。有痰者，有火炎者，有阴虚自小腹下火起，而上逆者，有气虚而致气短者。痰者降痰化气为主，火炎者降心火清肺金。食虚痰喘者补阴降火，四物汤加枳壳、半夏。一云阴虚气喘，四物加陈皮、甘草。此二方大能降火补阴，白芍药须用酒浸日干，忌火。气虚者参、芪补之。凡久喘未发时以扶正气为主，已发以攻邪为主。喘急甚者不可用苦寒药，火盛故也。宜温劫之，后因痰治痰，因火治火，专主于痰宜用吐法，亦有虚而不可吐者。治哮必使薄滋味，不可纯用凉药，必兼发散。

备用诸方

清肺汤

治火喘。

片黄芩一钱　山栀子　枳实　桑白皮　陈皮　白茯苓
杏仁　苏子　麦门冬　贝母各八分　沉香磨水　辰砂研末，二味临
服调入，各五分

上剉一剂，姜一片，水煎入竹沥同服。

四君子汤

治短气。

人参　白术　茯苓　陈皮　厚朴　砂仁　苏子　桑白
皮　当归　沉香另磨水　甘草

姜枣煎，磨沉香调服。

滋阴降火汤

方见火门。

依本方加苏子、沉香、杏仁、桑白皮、竹沥。

理中汤

治寒喘。

砂仁　干姜　苏子　厚朴　官桂　陈皮　甘草炙,各一钱
沉香　木香各五分,另磨水

姜煎,调木香服。

若手足冷加附子。

五虎汤

治伤寒喘急。

麻黄　杏仁各三钱　石膏五钱　甘草一钱　细茶一撮　桑白
皮一钱

有痰哮吼合二陈汤。

姜三片,葱白三茎,煎热服。

若虚喘急,先用五虎汤表散,后用小青龙汤加杏仁。

千缗汤

治痰喘不能卧,人扶而坐,数日一服而安。
方见痰门。

一方加雄黄,无甘草,大治痰。

一方用导痰汤合千缗汤。

一方用椒目为末,每服一二钱,姜汤调下。

定喘丸

萝卜子二两,蒸热　皂角五钱,烧灰　瓜蒌仁　海粉　南星用

白矾一钱半，入水浸之曝干，各一两

为末，炼蜜丸噙化。

又方

南星　半夏　瓜蒌　香附　橘红　萝卜子　皂角　青黛

为末，神曲糊丸，姜汤下。

一方有杏仁。以上方类皆劫药也。

瓜蒌枳实汤

治痰喘。

方见痰门。

瓜蒌　枳实　桔梗　茯苓　贝母　陈皮　片芩　山栀仁各一钱　当归六分　砂仁　木香各五分　甘草三分

加生姜煎，入竹沥、姜汁少许调服，痰迷心窍，不能言语，加石菖蒲，去木香。

苏子降气汤

治虚阳上攻，气不升降，上盛下虚，痰涎壅盛，喘促短气，咳嗽。

苏子五钱　陈皮　厚朴　前胡　肉桂各二钱　半夏　当归　甘草

一方加桂加南星。

上㕮咀一剂，姜三片，枣一枚，水煎服。

若加川芎、细辛、茯苓、桔梗，名大降气汤。

定喘汤

治哮吼喘急。

麻黄_{二钱} 杏仁_{一钱半} 片苓 半夏 桑白皮 苏子 款冬花蕊_{各三钱} 甘草_{一钱} 白果_{二十一个，去壳切碎炒黄}

上剉一剂，白水煎服。

紫金丹

凡遇天气欲作雨，便发齁喘，甚至坐卧不得，饮食不进，此乃肺窍中积有冷痰，乘天阴寒气皆从口鼻而入，则肺胀作声。此病有苦至终身者，亦有子母相传者，每发即服，不过七八次，觉痰腥臭，吐出白色是绝其根也。

白砒_{一钱，生用} 枯矾_{三钱，另研} 淡豆豉_{出江西者，一两，水润去皮，蒸研如泥，旋加二末和匀}

上捻作丸，如绿豆大，但觉举发，冷茶送下七丸。甚者九丸，以不喘为愈，再不必多增丸数，慎之慎之。小儿每服一二丸，大获奇效。

竹沥化痰丸

治哮吼十数年不愈，宜久服之奏效。

方见痰门。

三白丸

治诸般咳嗽吼气。

白大半夏_{一两，生用} 白砒_{三钱} 白矾_{三钱} 通明雄黄_{三钱} 巴豆仁_{去油，三钱}

上将白矾溶化入砒末，在矾内焙干，取出擂烂，再炒成砂同煎药为细末，面糊为丸如粟米大，大人服十丸，小儿三五丸，咳嗽茶下，吼气桑白皮汤下。

治哮积方

用鸡子一个，略敲碎，膜不损，浸尿缸内三四日夜，取出煮熟，食之神效，盖鸡子能去风痰。

青金丸

治哮喘因厚味发者用之。

萝卜子淘净，蒸熟晒干为末，姜汁浸蒸饼为细丸，每服三十粒津下。

久喘良方

用青皮一枚，展开去穰，入江子①一个，将麻线系定，火上烧尽烟，留性为末，生姜汁和酒一大钟，呷服之。

人参定喘汤

治填胸逆气喘促。

甘草　麻黄　桑白皮　五味　半夏　阿胶　粟壳

姜煎服。

分气紫苏饮

治痰喘。

紫苏　桑白皮　大腹皮　桔梗　五味　陈皮　茯苓
草果　甘草

姜、食盐煎服。

---

① 江子：即巴豆。

神秘汤

治喘急不得眠。
橘红　人参　五味　桔梗
水煎服。

四磨汤

治喘逆。
乌药　甘草　槟榔　沉香
温水磨服。

五味子汤

治脉沉喘促，四肢厥。
人参　五味子　麦门冬　杏仁　陈皮
姜枣煎服。

泻肺汤

治肺实胸满，上气喘逆，身体面目俱浮肿。
葶苈三钱　大枣十枚
白水煎服。

生脉散

治久病气虚喘者，气不能接续。
人参　麦门冬　五味子　阿胶　白米　陈皮
水煎服。

六磨汤

治气滞，腹急，大便秘涩。

沉香　木香　槟榔　乌药　枳壳　大黄各等分

热水磨服，以利为度。

一方　治七情伤感，妨闷不食。

人参　槟榔　沉香　乌药

上磨浓汁，取一盏，煎三五沸，食后服。

白前汤

治呃逆喘促，及水肿短气，胀满，喉中常作水鸡声。

白前二两　紫菀　半夏各三两　大戟七合

上水十盏，浸一宿，明日煎至三盏，分三服，忌羊肉。

加减三拗汤

治伤风寒喘。

麻黄一钱　杏仁　桑白皮各七分　甘草五分　苏子　前胡各
三分

姜三片，水煎服。

如痰盛加南星、半夏，烦喘加石膏，火喘口干加黄芩、瓜蒌仁、薄荷，寒喘加细辛、肉桂，气喘加兜铃、乌梅。气短而喘去麻黄，加人参、茯苓。

含奇丸

治喘嗽。

葶苈　贝母　知母各一两

为末，枣肉砂糖捣丸弹子大，每用绵裹一丸，含化，徐徐咽下，有效。

杏参散

治因坠堕惊恐，渡水跌仆，疲极筋力，喘急不安。

杏仁　人参　陈皮　大腹皮　槟榔　白术　诃子　半夏　桂心　紫菀　桑白皮　甘草　紫苏各五分

姜煎服。

定喘化痰散

用猪蹄四十九个，每个甲内入半夏、白矾各一分，置罐内密封，勿令烟去，火煅通红，去火毒，入麝香一钱为末。如上气喘急咳嗽，糯米饮调下一钱，小儿五分。

定息饼子

用皂角三大荚，去黑皮，刀切开去子，每子仓内入巴豆肉一粒，以麻缚定，用生姜自然汁和蜜涂，令周匝慢火炙之，又涂又炙，以焦黄为度，擘开去巴豆不用，又以枯矾一两，蓖麻子七粒入仓内，姜汁和蜜再涂炙如前，去蓖矾，用皂角为末，却以杏仁二两研膏与前药和匀，每服一钱，用柿干炙过，候冷点入药内，细嚼，临卧服，忌一切热毒之物。

兜铃丸

治男妇久患咳嗽，肺气喘促，倚息不得睡卧，齁齁咳嗽亦效。

马兜铃　杏仁　蝉蜕各二两　人言①煅，六钱

为末，枣肉为丸葵子大，每六七丸，临卧葱茶清放冷送下，忌热物半日。

一人患上气喘急，其脉寸口洪滑，此痰喘胸膈也。予令先服稀涎散二钱，更以热水频频饮之，则溢而吐其痰如胶，内有一长条裹韭叶一根，遂愈。

一人年近五旬，身体肥大，饮食倍常，患月余，每行动即喘，求予诊，六脉微涩，予曰此死症也。众皆以予为妄，后逾月，果中痰而卒。

吃逆门 今改咳逆即哕也

吃逆论

吃病气逆也，气自脐下直冲上，出于口而作声之名也。书曰，火炎上。内经曰：诸逆冲上，皆属于火。东垣谓火与元气不两立，又谓火气之贼也。古方悉以胃弱言之，而不及火，且以丁香、柿蒂、竹茹、陈皮等剂治之，未审孰为降火，孰为补虚。人之阴气依胃为养，胃土伤损，则木气侮之矣，此土败木贼也。阴为火所出，不得内守，大挟相火来之，故直冲清道而上害。胃弱者阴弱，虚之甚也。病人见此似为死矣，然亦有实者，不可不知，敢陈其说。赵立道年近五十，质弱而多怒。七月炎暑，大饥索饭，其家不能急具，因大怒，两日后得滞下。病口渴，自以冷水

---

① 人言：即砒霜。

调生蜜饮之甚快，滞下亦渐缓，如此五七日。召予，视脉稍大不数，遂令止蜜水，渴时但令以人参白术煎汤，调益元散与之，滞下亦渐收，七八日后觉倦甚，发呃，予知其因下久而阴虚也，令其守前药，然滞下尚未止，又以炼蜜饮之，如此者三日，呃犹未止，众尤药之未当，将以姜附饮之。予曰，补药无速效，附子非补阴者，服之必死。众曰冷水饮多，得无寒乎？予曰，炎暑如此饮凉，非寒勿多疑，待以日数，力到当自止。又四日而呃止，滞下亦安。又，陈择仁年近七十，厚味之人也，有久喘病而作止不常。新秋患滞下，食大减，至五七日后呃作，召予视，脉皆大豁，众以为难。予曰，形瘦者，尚可为，以人参白术汤下大补丸，以补血，至七日而安。此二人者虚之为也。又一女子年逾笄，性躁味厚，暑月因大怒而呃作。每作则举身跳动，神昏不知人，问之乃知暴病。视其形气皆实，遂以人参芦煎汤，饮一碗，大吐顽痰数碗，大汗，昏睡一日而安。人参入手太阴补阳中之阴者也，芦则反尔大泻太阴之阳。女子暴怒气上，肝主怒，肺主气，经曰怒则气逆，气因怒，逆肝木乘火侮肺，故呃大作而神昏。参芦善吐，痰尽气降而火衰，金气复位，胃气得和而解。麻黄发汗，节能止汗；谷属金，糠之性热，麦属阳，麸之性凉，先儒谓物物具太极，学者其可不触类而长，引而伸之乎！

备用诸方

橘皮干姜汤

治咳逆不止。

橘皮　通草　干姜　桂心　甘草各等分　人参一两

上用五钱，水煎服。

生姜半夏汤

通治咳逆欲死。

半夏一两　生姜二两

水煎，作三次温服。

一方　治阴症咳逆。

川乌　干姜　附子　肉桂　甘草炙　芍药　半夏　吴茱

黄　陈皮　大黄各等分

为末，每服一钱，生姜五片煎服。

小半夏茯苓汤

治胃火上逆而呃。

半夏倍　茯苓

生姜煎服。

若无别症，忽然发呃，痰气逆滞，气从胸中起，加枳

壳、木香，或用萝卜汤调木香亦可。

羌活附子汤

治胃寒吃逆。

木香　附子各五钱　干姜一两　羌活　茴香各五钱

每服二钱，盐一捻，水一盏半煎服。

丁香散

治咳逆噎汗。

丁香　柿蒂各一钱　甘草炙　良姜各五分
上为末，每服二钱，用热汤点服，不拘时服。

倍陈汤

治胃虚呃逆。
陈皮四钱　人参二钱　甘草四分
水煎服，有效。

增半汤

治胃虚中寒，停痰留饮，呕吐呃逆。
藿香二钱　半夏汤泡，炒黄，三钱半　人参　丁香皮各一钱半
姜七片煎服。

十味小柴胡汤

治气虚不足呃逆。
人参　黄芩　柴胡　干姜　山栀各七分半　白术　防
风　半夏　甘草各五分　五味子九粒
姜煎服。

丁香柿蒂散

治吐利及病后胃中虚寒，呃逆至七八声相连，收气不
回者难治。
丁香　柿蒂　人参　茯苓　橘皮　良姜　半夏各一两
生姜一两半　甘草三分
为末，每服三钱，乘热顿服，或用此药调苏合香丸服
亦妙。

三香散

治胃冷呃逆,经久不止。

沉香　紫苏　白豆蔻各等分

为细末,每服五七分,柿蒂煎汤调下。

丁香透膈汤

治胃寒呕吐,呃逆不止。

沉香　木香　甘草　草果　人参　茯苓　神曲　黄柏
藿香　白术　砂仁　香附　青皮　陈皮　厚朴　肉豆蔻
白豆蔻　半夏各等分

姜煎服。

丁香二陈汤

治呃逆。

丁香　陈皮　半夏　白茯苓　甘草　藿香各等分

水煎,加姜汁二匙服。

柿蒂二陈汤

治呃逆。

柿蒂　竹茹　人参　陈皮　半夏　茯苓　甘草各等分

水煎,倍姜汁调服。

灸咳逆法

妇人屈乳头向下尽处骨间是穴,丈夫及乳小者,以一指为率正，男左女右，与乳相直间，陷中曲求处是穴，艾炷如小豆大，灸三壮。

阴证咳逆

川乌　干姜_炮　附子_炮　肉桂　甘草_炙　芍药　半夏　吴茱萸　陈皮　大黄_{各等分}

为末，每服一钱，生姜五片煎服。

脾胃门

脾胃论

夫脾为仓廪之官，胃为水谷之海。然胃主司纳，脾主消导，一表一里，一纳一消，运行不息，生化血气，滋荣脉络，四肢百骸，五脏六腑，皆藉此以生养，故四时皆以胃气为本。如易之坤厚载物，德合无疆，故万物资生于坤元也。脾胃论云，人之脾胃盛则多食而不伤，过时而不饥。脾胃衰则多食而伤而瘦，少食而肥，过时而饥，此脾胃盛衰可见也。不善撮生者，则饮食不节，寒暑不调，喜怒失常，劳役无度，未有不损其脾胃者也。经云，饮食劳倦则伤脾胃。脾土既伤，不能输运，则气血精神由此而日亏，脏腑脉络自此而日损，肌肉形体因此而日削，故有怠惰嗜卧，四肢无力，面色痿黄，食侏消痹，肿满泄利之病生焉。经云三损，损于脾则肌肉消瘦，饮食不能为肌肤，故损其脾者，调其饮食，适其寒温，此调理脾胃之良法也。故东垣先生谆谆于健脾理胃者，良有以也。

备用诸方

参苓白术散

治脾胃虚弱，饮食不进，或致呕吐泄泻，及大病后扶助脾胃，此药最妙。

白术　人参　甘草　山药　白茯苓各二斤　莲子肉　薏苡仁　桔梗炒，各一斤　白扁豆一斤半，去皮，姜汁炒

上为末，每服二钱，枣汤调下。

嘉禾散

治脾胃不和，胸膈痞闷，气逆生痰，不进饮食，及五噎五膈并皆治之。

枇杷叶　白茯苓　砂仁　薏苡仁炒　丁香　白豆蔻　人参各一两　沉香　藿香　随风子　石斛酒炒　陈皮　杜仲　大腹子炒　半夏姜一分同盐作饼，炙黄色　神曲各二钱半　木香七钱半　甘草炙，两半

上吹咀，每服三钱，水一盏，姜三片，枣二枚，煎七分，去渣温服。

上噎入干柿一枚，膈气吃逆放薤白三寸，枣五枚煎。

四君子汤

治脾胃不调，不思饮食。

人参　白术　甘草炙　茯苓各等分

上吹咀，每服三钱，水一盏，煎七分，不拘时服。

一方加橘红，名异攻散。

又方加陈皮、半夏，名六君子汤。

人参丁香散

治脾胃虚弱，停痰留饮，不能运化，腹胁胀满，短气噎闷，或痰水噫醋，吞酸不思饮食，渐至羸瘦。

白芍半斤　当归　丁香　丁皮　肉桂　莪术　人参各一两　干姜　茯苓　白术　香附子　甘草炙　芍药各四两

上㕮咀，每服五钱，水一盏，姜一片，煎至七分，去滓，空心温服。

人参煮散

治脾胃不和，中脘气滞，停积痰饮，或因饮食过度，内伤脾气，呕吐痰水。

人参四两　青皮　三棱各十二两　干姜　丁皮各六两　苍术　茯苓各半斤　芍药一斤　甘草炙，十两

上为末，每服二钱，水一盏半，姜五片，枣二枚，煎至七分，去渣空心温服。

理中汤

治脾胃虚寒，呕吐恶心。

方见中寒门。

红丸子

壮脾胃，消宿食，并治冷疟。

荆三棱　青皮　莪术　陈皮各五斤　干姜　胡椒各二两

上为细末，醋煮糊丸如梧桐子大，以矾红为衣，每服

二十九，食后姜汤下。

治中汤

治脾胃不和，呕逆霍乱，中满虚痞，或致泄泻。

人参　甘草炙　干姜　白术　青皮　陈皮各一两

上㕮咀，每服三钱，水一盏，煎七分，去渣，空心温服。

呕吐不已加半夏等分，丁香减半，名丁香温中汤。

进食散

治脾胃虚冷，不思饮食。

青皮　陈皮　肉桂　良姜　甘草炙，各二钱半　川乌　草果仁各三钱　诃子五个

上为末，每服二钱，水一盏，姜五片，煎七分，去滓，空心服。

平胃散

治脾胃不和，不进饮食，常服暖胃消痰。

苍术去皮，米泔浸三日焙干，五斤　厚朴　陈皮各三斤二两　甘草炒，三十两

上为末，每服三钱，水一盏，姜三片，枣一枚煎，或盐汤点服。

一方加草果，名草果平胃散。

养脾丸

治脾胃虚冷，心腹胀满，呕逆恶心，脏寒泄泻。

大麦糵　白茯苓　人参各一斤　白术半斤　干姜　砂仁各二斤　甘草炙，斤半

上为末，炼蜜为丸，每两作八丸，每服一丸，细嚼生姜汤下。

十全大养脾丸

治脾胃虚弱，停寒留饮，膈气噎塞，翻胃吐食，常服养脾壮气，多进饮食。

枳壳　神曲　陈皮　麦糵　三棱　茴香　白姜　肉豆蔻　缩砂　蓬术　茯苓　良姜　益智仁　胡椒　木香　霍香　红豆　薏苡仁　白术　丁香　山药　苦梗　白扁豆　人参　甘草各等分

上为末，炼蜜丸如弹子大，每服一丸，细嚼，白汤温酒任下。

思食调中丸

治脾胃久弱，三焦不调，气滞胸膈，痞闷不食，呕逆恶心，吐酸水。

神曲　麦芽　陈皮　半夏曲　乌药各一两　槟榔　人参各七钱半　白术一两半　木香　沉香各五钱

上为末，蜜调，白面打糊丸如梧桐子大，每服三十丸，米饮吞下。

木香调中丸

治因饮食不调，致伤肠胃，心腹胀痛，脏腑泄泻，米谷不化。

木香　青皮　陈皮　肉豆蔻　槟榔　三棱　诃子　草豆蔻仁_{各一两}

上为末，面糊丸如梧桐子大，每服六十丸，食前热米饮下。

平胃散

治胃经实热，口干舌裂，大小便秘涩，及热病后余热不除，蓄于胃中，四肢发热，口渴无汗。

厚朴　射干_{米泔浸}　升麻　茯苓_{各一两半}　芍药_{二两}　枳壳　大黄_蒸　甘草_{炙，各一两}

上咬咀，每服四钱，水一盏，煎至七分，去渣，空心热服。

磨脾散

治脾胃虚寒，心腹膨胀，呕逆恶心，不思饮食，或吐痰水等症。

沉香　人参_{各二钱半}　藿香叶_{二两}　丁香_{七钱半}　檀香　甘草_炙　木香　白豆蔻　砂仁　白术　肉桂　乌药_{各五钱}

上咬咀，每服三钱，水一盏，姜三片，盐一捻，煎八分，去渣，温服。

豆蔻橘红散

温脾胃，升降阴阳，和三焦，化宿食。

丁香　木香_{各一两}　白豆蔻　人参　厚朴　神曲　干姜　半夏曲　橘红　甘草_炙　藿香　白术_{各五钱}

上咬咀，每服三钱，水一盏，姜三片，枣一枚，煎七分，去渣，温服。

补脾汤

治脾胃虚寒，泄泻腹满，气逆呕吐，饮食不消。

人参　茯苓　草果　干姜_{各一两}　麦芽　甘草_{各两半}　厚朴　陈皮　白术_{各七钱半}

上㕮咀，每服四钱，水一盏，煎七分，去渣，空心服。

八味汤

治脾胃虚寒，气不升降，心腹刺痛，脏腑虚冷。

吴茱萸　干姜_{各二两}　陈皮　木香　肉桂　丁香　人参　当归_{各一两}

上㕮咀，每服四钱，水一盏，煎至七分，去渣，温服不拘时。

七珍汤

开胃养气，温脾进食。

人参　白术　黄芪　山姜　茯苓　粟米_炒　甘草_{各一两}

上为末，每服三钱，水一盏，姜枣煎服。

一方加白扁豆一两，蒸用，名八珍散。

曲术丸

治脾胃停饮，腹胁胀满，不进饮食。

曲_{十两}　白术_{五两}　干姜　官桂_{各三两}　吴茱萸　川椒_{各二两}

上为末，稀糊丸如梧桐子大，每服五十丸，生姜汤下。

有痰饮加半夏曲二两，煎服。

白术汤

理脾和胃，顺气进食。

白术　厚朴　桂心　干姜　甘草　桔梗　人参　当归　茯苓各等分

上咬咀，每服四钱，水一盏，枣二枚，煎八分，温服。

温脾散

青皮　陈皮　砂仁　舶上茴香　良姜　桔梗　白芷　厚朴各一两　木香　麦芽　香附　白术各五钱　甘草两半　红豆　干葛各二钱

上咬咀，每服三钱，枣一枚，水煎，空心服。

进食散

治脾胃虚寒，或为生冷所伤，或为七情所扰，胸膈痞塞，不思饮食，痰逆恶心，大便溏泄。

半夏曲　草果仁　高良姜　麦芽　丁香　肉豆蔻　附子　厚朴各一两　陈皮一两　人参　青皮　甘草炙，各半两

上咬咀，每服四钱，姜五片，枣一枚，水煎温服。

生胃丹

治脾胃不和，停痰呕逆，不思饮食，此药以南星、粟米、黄土为主。盖南星醒脾，粟米养胃，黄土以土养土也。

大天南星四两，用真黄土半斤，将生姜汁和黄土成面剂，包裹南星，慢火煨透，去土不用，将南星切碎，焙干听用　丁香　木香不见火　粟米一升，

生姜二斤和皮擂取汁浸蒸研　厚朴　神曲　麦芽　陈皮　防风　白术　砂仁　谷芽　白豆蔻　青皮各一两　半夏曲二两　人参　沉香不见火　甘草炙，各五钱

上为末，法水丸如绿豆大，每服七十丸，不拘时候，淡姜汤下。

壮脾丸

治脾胃虚寒，饮食不进，心腹胀满，四肢无力或手足，脏腑洞泄。

猳猪肚一枚，洗净用，造酒大曲四两，同剉厚朴一两，茴香一两入在肚内，以线缝之，外用葱、椒、酒煮烂，取大曲、茴香、厚朴焙干入后药　陈皮　神曲　肉豆蔻　禹余粮　砂仁　麦芽　附子　白术各一两　木香　丁香各半两

上为末，用猪肚和杵千百下，丸如梧桐子大，每服五十丸，米饮送下。

循真丸

大抵不进饮食，以脾胃之药治之多不效者，亦有谓焉。人之有生不善摄养，房劳过度，真阳衰惫，坎火不温，不能上蒸脾土，冲和失布，中州不运，是致饮食不进，胸膈痞塞，或不食而胀满，或已食而不消，大腑溏泄，此皆真火衰弱，不能蒸蕴脾土而然。古人云，补肾不如补脾，予谓补脾不如补肾，肾气若壮，丹田之火上蒸脾土，上土温和，中焦自治，皆进饮食矣。

胡芦巴　香附子　阳起石　川乌　肉苁蓉　菟丝子　沉香另研　肉豆蔻　五味子各五钱　鹿茸　川巴戟　钟乳粉各一两

上为末，入羊子两对，治如食法，葱、椒、酒煮焙干，入酒糊和丸，如梧桐子大，每服七十丸，空心米饮，盐汤任下。

桂曲丸

健脾胃，进饮食，克化生冷，温中下气。

人参　荜茇　干姜　肉豆蔻　良姜　桂皮　陈皮　丁香　砂仁　白术各一两　甘草　神曲三两

上为末，热汤泡，蒸饼丸如梧桐子大，每服七十丸，米饮吞下。

厚朴煎丸

温中气，理脾进食，常云补肾不若补脾，然胃既壮则饮食进，荣卫血气自盛矣。

厚朴一斤，厚者去皮，剉指面大，用生姜一斤不去皮，洗净切片，用水五升同煮，水尽去姜，只焙干厚朴　干姜甘草剉半寸长，二两，二味用水五升同焙，厚朴一两煮水尽，不用甘草，只将干姜、厚朴焙干

上同为末，生姜煮枣肉丸如梧桐子大，每服五十丸，米饮下。

天下受拜平胃散

治脾胃不和，呕吐痰水，胸膈痞滞，不羡饮食并皆治之。

厚朴　陈皮　生姜和皮　甘草各三两　南京小枣二百枚，去核　茅山苍术五两

上用水五升煮干，捣作饼子，晒干再焙，研为细末，

每服二钱，盐汤点服。泄泻姜五片，乌梅二个，水盏半煎服。

小橘皮煎丸

消食化气，宜常服之。

三棱　莪术　青皮　陈皮　神曲　麦芽_{各等分}

上为末，陈米粉煮糊丸如梧桐子大，每服五十丸，米饮下。

丁香半夏丸

治脾胃宿冷，呕吐痰水，噫闷吞酸。

半夏_{汤泡七次，姜汁腌炒黄，三两}　人参　丁香　木香　肉豆蔻　陈皮_{各二钱半}　藿香_{五钱}

上为末，姜汁糊丸如小豆大，每服四十丸，姜汤下。

和中散

和胃气，止吐泻。

石莲肉　茯苓_{各二钱半}　藿香　人参　甘草_炙　白扁豆　天麻　木香　白术_{各半两}

上咬咀，每服四钱，姜三片，水煎服。

凝神散

收敛脾胃气，清凉肌表。

人参　白术　茯苓　山药_{各一两}　白扁豆　粳米　甘草　知母　生地黄_{各五钱}　淡竹叶　地骨皮　麦门冬_{各二钱半}

上咬咀，每服三钱，水二盏，姜三片，枣一枚，煎至一盏，去滓温服，有效。

枳术丸

治痞，消食强胃。

枳实一两　白术二两

上件为末，用荷叶包饭烧为丸，如梧桐子大，每服五十丸，白汤下，不拘时候。

一方加橘皮一两，治老幼元气虚弱等症。

保和丸

治诸食积痞块。

山楂六两　茯苓三两　半夏　神曲各三两　陈皮二两　连翘　萝卜子各两半

末之，神曲糊丸如绿豆大，每服五六十丸，白汤吞下。

加白术二两名大安丸。

橘半枳术丸

宽中健脾。

即枳术丸加橘皮、半夏各二两。

加黄芩、黄柏、黄连，名三黄枳术丸，清痰火，利胸膈。

加芩连各一两半，名芩连枳术丸，清心化痰。

加木香一两，名木香枳术丸，清气宽中。

加神曲、麦芽各一两，名曲蘗枳术丸，消导理脾。

椒术养脾丸

治脾胃不和，扶脾壮胃气温中，脏寒脾泄，腹痛去椒蒜二味，名枣肉平胃丸。

平胃一斤　川椒四两，去目及闭口，炒出汗，为末　细枣半斤，蒸熟　蒜半斤去皮，入猪肚内煮熟取出，肚不用

上将蒜枣二味捣膏，和平胃散及椒末，丸如梧桐子大，每五十丸，空心米汤或盐汤下。

人参开胃汤

助胃进食。

人参　橘红　丁香　木香　藿香　神曲　大麦蘖　白术　茯苓　砂仁　厚朴　半夏曲　莲肉　甘草炙，各等分

每服五钱，姜三片煎服。

香砂养胃汤

治脾胃虚弱，呕吐不食。

人参　藿香　苍术　厚朴各一钱　茯苓一钱二分　陈皮钱半　草果六分　半夏八分　甘草五分　乌梅一个　香附　砂仁各一钱

生姜三片，水煎服。

内伤门前脾胃门方药可兼用

饮食所伤论

阴阳应象论云，水谷之寒热，感则害人六腑。痹论云，阴气者静则神藏，躁则消亡。饮食自倍，肠胃乃伤。此乃混言之也，分之为二饮也、食也。饮者水也，无形之气也，

因而大饮则气逆，形寒饮冷则伤脾，病则为喘咳、为肿满、为水泻，轻则当发汗、利小便，使上下分消其湿，解醒汤、五苓散、生姜、半夏、枳实、白术之类是也。如重而蓄积为满者，芫花、大戟、甘遂、牵牛之属利下之，此其治也。食者物也，有形之血也，如生气通天论云，因而饱食，筋脉横解，肠澼为痔。又云食伤太阴、厥阴，寸口大于人迎两倍三倍者，或呕吐，或痞满，或下痢、肠澼，当分轻重寒热而治之，轻则内消，重则除下。如伤寒物者，半夏、神曲、干姜、三棱、莪术、巴豆之类主之。如伤热物者，枳实、白术、青皮、陈皮、麦芽、黄连、大黄之类主之。亦有宜吐者，阴阳应象论云，在上者因而越之，瓜蒂散之属主之。然而不可过剂，过剂则反伤肠胃。盖先因饮食自伤，又加之以药过，故肠胃复伤而气不能化食，愈难消矣，渐至羸困。故五常政大论云，大毒治病十去其六，小毒治病十去其七，凡毒治病不可过之，此圣人之深戒也。

备用诸方内伤劳役类

补中益气汤

黄芪劳役病热甚者，一钱　甘草炙，各五分　人参　升麻　柴胡　陈皮　当归身　白术各三分

上㕮咀，水二盏煎至一盏，去渣，早饭后温服。

如伤之重者二服而愈，是轻重治之。

四时用药加减法

内经曰，胃为水谷之海，又云肠胃为市，无物不包，

无物不入，寒热温凉皆有之，其为病也不一，故随时症于补中益气汤中，权立四时加减法于后。

以手扪之而肌表热者，表症也，只服补中益气汤一二服，得微汗则已，非正发汗，乃阴阳气和，自然汗出也。

若更烦乱，如腹中或周身有刺痛，皆血涩不足，加当归身五分或一钱。

如精神短少，加人参五分，五味子二十个。

头痛加蔓荆子三分，痛甚加川芎，以上各五分。

顶痛脑痛加藁本五分，细辛三分。

凡诸头痛并用蔓、芎、辛、藁四味足矣。

如头痛有痰沉重懒倦者，乃太阴痰厥头痛加半夏五分，生姜，以上各三分。

耳鸣目黄，颊颔肿，颈肩臑肘外后廉痛，面赤，脉洪大者，以羌活一钱，防风、藁本各七分，甘草五分通其经血；加黄芩、黄连各三分消其肿；人参五分，黄芪七分益元气而泻火邪，另作一服与之。

嗌痛颔肿，脉洪大，面赤者加黄芩、甘草各三分，桔梗七分。

口干嗌干者，加葛根五分，升引胃气上行以润之。

如夏月咳嗽者，加五味子二十五个，麦门冬五分。

如冬月咳嗽，加不去根节麻黄五分。如秋凉亦加。

如春月天温，只加佛耳草、款冬花各五分。

若久病痰嗽，肺中伏火，去人参以防痰嗽增益耳。食不下乃胸中胃上有寒，或气涩滞，加青皮、木香各三分，陈皮五分，此三味为定法。

如冬月加益智仁、草豆蔻仁各五分。

如夏月少加黄芩、黄连各五分。

如秋月加槟榔、草豆蔻、白豆蔻、砂仁各五分。

如春初犹寒，少加辛热之剂，以补春气之不足，为风药之佐，益智、草豆蔻可也。

心下痞夯闷者，加芍药、黄连各一钱。

如痞腹胀，加枳实、木香、砂仁各三分，厚朴七分，如天寒少加干姜或桂心。

心下痞觉中寒，加附子、黄连各一钱。不能食而心下痞加生姜、陈皮各一钱，能食而心下痞加黄连五分，枳实三分。脉缓有痰而痞，加半夏、黄连各一钱。脉弦，四肢满，便难而心下痞，加黄连五分，柴胡七分，甘草三分。

腹中痛加白芍药五分，如恶寒作冷痛加桂心五分。

如夏月腹中痛，不恶寒不恶热者，加黄芩、甘草各五分，芍药一钱，以治时热也。

腹痛在寒凉时，加半夏、益智、草豆蔻之类。

如腹中痛，恶寒而脉弦者，是木来克土也，小建中汤主之。盖芍药味酸，于土中泻木为君也。如脉沉细腹中痛是水来侮土，以理中汤主之，干姜辛热于土中泻水以为主也。如脉缓体重节痛，腹胀自利，米谷不化是湿胜，以平胃散主之，苍术苦辛温泻湿为主也。

如胁下痛或胁下缩急，俱加柴胡三分，甚则五分，甘草三分。

脐下痛者加真熟地黄五分。如不已者乃大寒也，加肉桂五分。

遍阅内经中，悉言小腹痛皆寒，非伤寒厥阴之症也，乃下焦血结膀胱，仲景以抵当汤并抵当丸主之。

小便遗失肺金虚也，宜安卧养气，以黄芪人参之类补之，不愈，则是有热也，黄柏、生地黄各五分，切禁劳役。如卧而多惊，小便淋溲者，邪在少阳、厥阴，宜太阳经所加之药，更添柴胡五分。如淋加泽泻五分，此下焦风寒合病也。经云肾肝之病同一治，为俱在下焦，非风药行经则不可。乃受客邪之湿热也，宜升举发散以除之。

　　大便秘涩加当归一钱，大黄酒洗煨五分或一钱。如有不大便者，煎成正药，先用清者一口，调玄明粉五分或一钱，如大便行则止，此病不宜大下之，必变凶症也。

　　脚膝痿软，行步乏力或痛，乃肾肝伏热，少加黄柏五分，空心服。不已，更加汉防己五分。脉缓，头沉困，怠惰无力者加苍术、泽泻、人参、白术、茯苓、五味子各五分。

　　如风湿相搏，一身尽痛，以除风湿羌活汤主之。

除风湿羌活汤

羌活七分　防风　升麻　柴胡各五分　藁本　苍术各一钱
上㕮咀，水煎，空心服。

升阳顺气汤

治因饮食劳役所伤，腹胁满闷短气，遇春则口淡无味，遇夏虽热犹寒，饥常如饱，不喜食冷。

黄芪一两　人参　当归身各一钱　半夏三钱　陈皮　神曲各一钱　草豆蔻二钱　升麻　柴胡各一钱　黄柏　甘草炙，各五分
上剉，每剂一两，生姜三片，水煎服。

升阳益胃汤

治肺及脾胃虚，则怠惰嗜卧，四肢不收，时值秋燥令行，湿热少退，体重节痛，口燥舌干，饮食无味，大便不调，小便频数，不欲食，食不消，兼见肺病，淅淅恶寒，惨惨不乐，面色恶而不和，乃阳气不升故也，当升阳益气，此方主之。

黄芪一钱　人参五分　白术三分　半夏五分　橘红二分半　甘草五分，炙　白芍二分　黄连一分　茯苓二分，小便利不渴者不用　独活三分　柴胡二分　防风三分　羌活二分　泽泻三分，不淋闭者莫用

上剉，作一服，生姜五片，大枣二枚，水煎，早饭后温服。

服药后而小便罢，而病加增剧，是不宜利小便也，当去茯苓、泽泻。

补气汤

凡遇劳倦辛苦用力过多，即服此二三剂，免生内伤发热之病。

黄芪一钱半　人参　白术　陈皮　麦门冬各一钱　五味子七个　甘草炙，七分

上剉，作一剂，生姜三片，枣一枚，水煎，食前服。

劳倦甚加熟附子。

补血汤

凡遇劳心思虑，损伤精神，头眩目昏，心虚气短，惊悸烦热并治。

当归—钱　川芎五分　白芍—钱　生地五分　人参—钱二分 白茯苓—钱　酸枣仁—钱　陈皮五分　麦门冬—钱　五味子十五 个　栀子五分　甘草炙,五分

上剉一剂，水煎，温服。

参芪汤

治脾胃虚弱，元气不足，四肢沉重，食后昏沉。

黄芪二钱　人参五分　甘草炙,一钱　当归三分　柴胡三分 升麻三分　苍术钱①　青皮五分　神曲七分　黄柏三分

上剉一剂，水煎，食远服。

参术调元膏

扶元气，健脾胃，进饮食，润肌肤，生精脉，补虚羸， 回真气，救危急生命，真仙丹也。

雪白术—斤,净去芦油　清河参四两

俱剉成片，入砂锅内，将净水十大碗熬汁二碗，滤去 渣，又熬取汁二碗，去渣，将前汁共一处滤净，文武熬至 二碗，加蜜半斤，再熬至滴水成珠为度，土埋三日，取出 每日服三四次，白米汤送下。

如痨瘵阴虚火动者去人参。

白雪糕

大米—升　糯米—升　山药　莲子肉　芡实各四两

为细末，入白砂糖一斤半，搅令匀，入笼蒸熟，任意

---

① 原书剂量缺如，待考。

食之，其功如前，但内伤并虚劳泄泻者，宜当饮食之。

补真汤

大补真元，其功不能尽述。

人参四两　山药一斤　芡实一斤　莲肉　红枣蒸熟去皮核　杏仁　核桃肉各一斤　真沉香二钱，另为末，以上俱捣烂　蜂蜜六斤，用锡盆分作三分，起入盆内，滚汤炼熟，如硬白糖为度，只有三斤干净　真酥油一斤

将油和蜜蒸化，以前八味和成一处，磨极细末，入酥油、蜜内搅匀如膏，入新磁罐内，以盛一斤为度，用纸封固，勿令透风，每日清晨用白滚水调服数匙，临卧时又一服，忌铁器。

云林润身丸

治肌瘦怯弱，精神短少，饮食不甘，此药服后饱则即饥，饥则即饱，可以当劳，可以耐饥，久服四肢充实，身体肥健，清火化痰，开郁，健脾理胃，养血和气，宜常服。

当归六两　白术六两　白茯苓　陈皮　香附米　枳实　黄连　白芍　山楂肉各三两　神曲三两　人参　山药　莲肉各二两　甘草五钱

上为细末，荷叶煎汤，煮饭为丸如梧桐子大，每服百余丸，米汤送下或酒下，无所忌，劳役之士不可一日无此药也。

九仙王道糕

寻常用养精神，扶元气，健脾胃，进饮食，补虚损，

生肌肉。

莲肉　山药　白茯苓　薏苡仁_{各四两}　大麦芽　白扁
豆　芡实_{各二两}　柿霜_{一两}　白糖_{二十两}

上为细末，入粳米粉五升，蒸糕，晒干不拘时任意食
之，米汤送下有效。

益气丸

治语言多损气懒语，补上益气。

麦门冬　人参_{各三钱}　橘皮　桔梗　甘草_{炙，各五钱}　五味
子_{二十一个}

上为极细末，水浸，油饼为丸，如鸡头大，每服一丸，
细嚼津唾咽下。油饼，和油烧饼也。

外伤内伤症辨

东垣曰，人迎脉大于气口为外伤，气口脉大于人迎为
内伤。外伤则寒热齐作而无间，内伤则寒热间作而不齐。
外伤恶寒虽近烈火不除，内伤恶寒得就温暖则解。外伤恶
风乃不禁一切风，内伤恶风惟恶乎些小贼风。外伤症显在
鼻，故鼻气不利而壅盛有力，内伤则不然，内伤症显在口，
故口不知味而腹中不和。外伤则不然，外伤则邪气有余，
故发言壮厉且先轻而后重。内伤则元气不足，出言懒怯且
先重而后轻。外伤手背热手心不热，内伤手心热手背不热。
内伤头痛时作时止，外伤头痛常常有之，直须传里方罢。
内伤则怠惰嗜卧，四肢不收，外伤则得病之日即着床枕，
非扶不能，筋挛骨痛。外伤不能食，然口则知味而不恶食，
内伤则恶食而口不知味。外伤三日以后，谷消水去邪气传

里必渴，内伤则邪气在血脉中，有余，故不渴。

内外伤分治法

内伤不足者，饮食劳倦是也，温之、补之、调之、养之皆为补也。外感有余者，风寒暑湿是也，泻之、吐之、汗之、发之皆为泻也。

医家赤帜益辨全书八卷

饮食所伤类

酒客病论

夫酒者大热有毒，气味俱阳，乃无形之物。若伤之，止当发散，出则愈矣，此最妙法也。其次如利小便，二者乃上下分消其湿，何酒病之有。今之酒病者往往服酒症，或大热之药下之，又有用牵牛、大黄下之者，是无形元气受病，反下有形阴血，乖误甚矣。酒性大热，已伤元气而复重泻之，况亦损肾水真阴，及有形阴血俱为不足，如此则阴血愈虚，真水愈弱，阳毒之热大壮，反增其阴火，是谓元气消亡，七神何依，折人长命，不然则虚损之病成矣。《金匮要略》云，酒疸下之，久久为黑疸。慎不可犯此戒。不若令上下分其湿，葛花解酲汤主之。

备用诸方

葛花解酲汤

白豆蔻　砂仁　葛花_{各五钱}　干生姜　神曲　泽泻　白

术_{各二钱} 陈皮 猪苓 人参 白茯苓_{各一钱五分} 木香_{五分，另}磨 莲花青皮_{三钱}

上为极细末，每服三钱，白汤调下，但得微汗酒病去矣。论云，此盖不得已用之，岂可恃赖日日饮酒耶。是方气味辛温，偶因酒病服之，则不损元气，何者敌酒故耳。若频服之，损人天年。

除湿散

治伤马乳并牛羊酪水一切冷物。

神曲_{二两} 茯苓_{七钱半} 车前子_{炒香} 泽泻_{各五钱} 半夏干生姜_{各三钱} 甘草_炙 红花_{各二钱}

上为细末，每服三钱，白汤调下，食前服。

五苓散

方见暑门。

随时用药心镜

治伤冷饮者，以五苓散每服三钱或四钱七，加生姜五片，煎热服。

治伤食兼伤冷饮者，五苓散送下，半夏枳术丸服之。

治伤冷饮不恶寒者，腹中亦不觉寒，惟觉夯闷，身重饮食不化者，或小便不利，煎去桂五苓散，依前斟酌服之。

假令所伤前后不同，以三分为率，热物二分，生冷硬物一分，用寒凉药三黄丸二停，用热药木香见睨丸一停，合而服之。又如伤冷物二分，伤热物一分，用热药木香见睨丸二停，用寒药三黄丸一停，合而服之。

假令夏月大热之时伤生冷硬物，当用热药木香见睨丸治之，须少加三黄丸。谓天时不可伐，故加寒药以须时令。若伤热物只用三黄丸为当。

假令冬天大寒之时伤羊肉湿曲等热物，当用三黄丸治之，须加热药少许，草豆蔻丸之类是也，为引用又为时药。经云必先岁气，无伐天和，此之谓也。

瓜蒂散

上部有脉，下部无脉，其人当吐不吐者，死。何谓下部无脉，此谓木郁也，饮食过饱，实塞胸中，中者太阴之分野。经曰，气口大于人迎三倍，食伤太阴，故曰木郁则达之，吐者是也。

瓜蒂　赤小豆各等分

上为细末，每服一钱，温浆水调下，取吐为度。若不，两手尺脉绝无，不宜便用此药，恐损元气，令人胃气不复。若止是胸中窒塞，闷乱不通，以指探去之。如不得吐者，以物探去之，得吐则已，如食不去，用此药去之。

除湿益气丸

治伤湿面，心腹满闷，肢体沉重。

红花三钱　萝卜子炒熟，五钱　枳实　黄芩生用　神曲　白术各一两

上为末，荷叶裹烧饭为丸，如绿豆一倍大，每服五十丸，白汤下。量所伤加减服之。

半夏枳术丸

治因物内伤。

即枳术丸加半夏，方见脾胃门。

升麻黄连丸

治因多食肉，口鼻不欲开，其秽恶气使左右人不得近者。

白檀香二钱　生甘草三钱　生姜自然汁一盏　青皮　升麻各五钱　黄连一两　黄芩三两

上为细末，汤浸蒸饼丸，如弹子大，每服一丸，细嚼白汤送下，食后服。

二黄丸

治伤热食，痞闷，兀兀欲吐，烦乱不安。

甘草二钱　升麻　柴胡各三钱　黄连一两　黄芩二两

上为细末，汤浸蒸饼为丸，如绿豆大，每服五十丸，食远白汤下。一方加枳实五钱。

草豆蔻丸

治秋冬伤寒冷物，胃脘当心而痛，上支两胁，膈咽不通。

草豆蔻　枳实　白术各一两　大麦蘖　半夏　黄芩　神曲各五钱　干生姜　陈皮　青皮各二钱　炒盐五分

上为末，汤浸蒸饼为丸如绿豆大，每服二十丸，白汤下，量所伤加减服之。

以上并照依心镜用之有效。

木香见晛丸

治伤生冷，心腹满痛。

巴豆霜_{五钱} 荆三棱 神曲_{各十两} 木香 柴胡_{各二两} 香附 石三棱 草豆蔻_{各五两} 升麻_{三两}

上为末，蒸饼丸绿豆大，每二十丸白汤下，量所伤服之。

丁香脾积丸

治诸般食积，气滞及胸膈胀满，心腹刺痛并皆治之。

良姜_{醋煮} 丁香 木香 巴豆霜_{各五钱} 莪术 三棱_{各二两} 青皮_{一两} 皂角_{三片，烧灰} 百草霜_{三匙}

上为末，糊丸麻子大，每十丸至二十丸，五更白汤下，利去三五行，以粥补住。

如止脾积气陈皮煎汤下，吐酸姜汤下，呕吐藿香、甘草煎汤送下，小肠气炒茴香酒下，妇人气血刺痛醋汤送下，呕吐菖蒲汤下，小儿疳积使君子煎汤下。

备急大黄丸

治中恶客忤，心腹胀满卒痛如锥，口噤，尸厥卒死等症。

大黄 干姜 巴豆_{各等分}

上为末，蜜丸小豆大，每三丸，热水或酒下，量大小服之，忌生冷肥腻之物。

除原散

用原食伤物烧存性为末，以连根韭菜一握，捣汁调服，过一二时服下药催之，其所伤之物即下而愈。

星术丸

治吃茶成癖。

牛胆南星　白术　石膏　黄芩　芍药　薄荷各等分

为末，砂糖调成膏，津液化下，为丸服亦好。

单山楂丸

治胁膈痞闷，停滞饮食。

山楂蒸熟晒干为末

神曲煮湖丸梧桐子大，每六七十丸，白汤下。

枳术汤

治心腹坚大如盘，饮食所作，名曰气分。

枳实　白术各等分

荷叶少许，水煎服。

木香化滞汤

治因忧气、食湿面结于中脘，腹皮底微痛，心下痞满，不思饮食，食之不散，常常痞气。

半夏　草豆蔻　甘草炙，各五钱　柴胡四钱　木香　橘皮各三钱　枳实　当归身各二钱　红花五分

上咬咀，每服五钱，水大盏，生姜五片，煎至一盏，去渣，食远稍热服。忌酒湿面。

丁香烂饭丸

治饮食所伤。

丁香　三棱　莪术　木香_{各一钱}　甘草_炙　甘松　砂仁　丁香_{各三钱}　香附子_{五钱}　益智仁_{三钱}

　　为末，蒸饼丸如绿豆大，每服三十丸，白汤下无时。

枳实导滞汤

治伤湿热之物，不得施化而作痞满，闷乱不安。

大黄_{一两}　枳实　神曲_{各五钱}　茯苓　黄芩　黄连　白术_{各三钱}　泽泻_{二钱}

　　为末，蒸饼丸如梧桐子大，每五七十丸温水送下，食远，量虚实加减服之。

三黄枳术丸

治伤肉食湿面、辛辣味厚之物填塞，闷乱不快。

黄芩_{二两}　黄连　大黄　神曲　陈皮　白术_{各一两}　枳实_{五钱}

　　为末，蒸饼丸如绿豆大一倍，每五十丸白汤下。

白术丸

治伤豆粉湿面，油腻之物。

枳实_{一两一钱}　白术　半夏　神曲_{各一两}　陈皮_{七钱}　黄芩_{五钱}　白矾_{枯，三分}

　　为末，蒸饼丸如绿豆一倍大，每三十丸白汤下。

神应丸

治因一切冷物、水及伤奶酪，腹痛胀鸣，米谷不化等症。

黄蜡_{三两}　巴豆　杏仁　百草霜　干姜_{各三钱}　丁香　木香_{各二钱}

　　上将黄蜡用好醋煮，去粗秽，将巴豆、杏仁同炒，黑烟尽，研如泥。将黄蜡再上火，入小油半两溶开，入在杏仁、巴豆泥子内，同搅，旋下丁香、木香等药末，研匀搓作锭子，油纸裹了旋丸用，每服三五十丸，温米饮送下，食前日进三服。

　　如脉缓体重自利，乃湿气胜也，以五苓散、平胃散加炒面相合而服之，名曰对饮子。

神仙不醉丹

　　白葛花　白茯苓　小豆花　葛根　木香　天门冬　砂仁　丹皮　人参　官桂　枸杞子　陈皮　泽泻　海盐　甘草_{各等分}

　　为末，炼蜜丸如弹子大，每一丸，细嚼热酒送下一丸，可饮酒十盏，十丸可饮酒百盏。

　　一人患因房劳后吃红柿十数枚，又饮凉水数碗，少顷又食热面数碗，即心腹大痛。予胗六脉沉微而气口稍大，此寒热相抟而致也。以附子、干姜、肉桂、枳实、山楂、神曲、莪术、香附，一服立止，后浑身发热，又以小柴胡汤一剂而安。

　　一人腊月赐食羊肉数斤，被羊肉冷油冻住，堵塞在胸膈不下，胀闷欲死。诸医掣肘，予诊六脉俱沉，用黄酒一大坛，温热入大缸内，令患人坐于中，众手轻轻乱揉胸腹背心，令二人吹其耳，及将热烧酒灌之，次服万亿丸得吐泻而愈。

一人嗜酒痛饮不醉，忽糟粕出前窍，尿溺出后窍，脉沉涩，与四物汤加海金沙、木香、槟榔、木通、桃仁八帖而安。

呕吐门 霍乱 翻胃 膈噎 恶心 嗳气 吞酸 嘈杂

诸症条论

有声有物曰呕吐，有物无声曰吐，有声无物曰干呕，皆主于脾胃。有寒有热，有虚有痰，有气有郁之不同也。霍乱因外有所感，内有所伤，阴阳乖隔，上吐下利，躁扰痛闷是也。偏阳则多热，偏阴则多寒，卒然而来，危如风烛，得吐利者，湿霍乱，盖所伤之物尽出，故易治。干霍乱者，上不得吐下不得利，所伤之物不出，壅闭正气，关格阴阳，其死甚速，须用盐汤探吐，得吐即宽，轻者手足温和，吐利后渐已，甚者脐腹绞痛，厥逆脉脱，举体转筋，当温补回阳复脉。若暑月多飧生冷瓜果泉水，以致食郁于中而成霍乱者，宜辛温散其标寒，次以寒凉清其暑热可也，渴甚者冰水解之。

夫翻胃、膈噎之症，皆因七情太过而动五脏之火，熏蒸津液而痰益盛，脾胃渐衰，饮食不得流行，为膈为噎为翻胃也。丹溪云，年老呕吐不止，加藿香梗七分。戴云，无声无物心下欲呕吐不得，心中兀兀如人畏舟车者是也。盖恶者恶也，想见饮食即有畏恶之心也。丹溪云胃中有实火，膈上有稠痰，故成嗳气，只此一言深达病机。

吞酸与吐酸不同，吞酸水刺心也，吐酸者吐出酸水也。

俱是饮食入胃，脾虚不能运化，郁积已久，湿中生热，湿热相蒸，故作酸也，用香砂平胃散加减治之。

夫嘈杂者痰因火动，食郁有热也，宜炒栀子、姜炒黄[1]以主之。

备用诸方

保中汤

治呕吐不止，食饮不下。

藿香梗　白术各一钱　陈皮　半夏　白茯苓各八分　黄连土炒　黄芩土炒　栀子姜汁炒，各一钱　砂仁三分　甘草二分

上剉一剂，生姜三片，长流水和娇泥澄清，二钟煎至一钟，稍冷频服。

理中汤

治胃寒呕吐，清水冷涎。

人参　茯苓　白术　干姜　陈皮　藿香　丁香　半夏　砂仁　官桂各等分

生姜三片，乌梅一个，水煎徐徐温服。

寒极手足冷，脉微，吐不出者加附子去官桂，烦躁加辰砂、炒米。

黄连竹茹汤

治胃热烦渴呕吐。

---

① "黄"之后似缺一字，当为"连"。

黄连　山栀　竹茹_{各一钱}　人参_{五分}　白术　茯苓　陈皮　白芍　麦门冬_{各八分}　甘草_{三分}　炒米_{一撮}

乌梅一个，枣二枚，水煎服。发热加柴胡。

二陈汤

治痰火呕吐。

陈皮　半夏　茯苓　甘草　人参　白术　竹茹　砂仁　山栀　麦门冬_{各等分}　乌梅_{一个}

姜三片，枣二枚，水煎服。

茯苓半夏汤

治水寒停胃呕吐。

茯苓　半夏　陈皮　苍术　厚朴_{各一钱}　砂仁_{五分}　藿香_{八分}　干姜_{三分}　乌梅_{一个}　甘草_{三分}

生姜三片，水煎服。

理中汤

治寒伤胃呕吐。

加丁香，方见中寒门。

加味六君子汤

治久病胃虚呕吐。

人参　白术　茯苓　白芍　山药　当归_{各一钱}　藿香　砂仁_{各五分}　莲肉_{七个}　乌梅_{一个}　半夏　陈皮_{各八分}　甘草_{三分}　炒米_{百粒}

姜三片，枣一枚，水煎服。

藿香正气散

治湿霍乱，吐泻腹痛，脉沉伏欲绝。

方见伤寒门。

香薷饮

治同前。

方见暑门。

定乱汤

治干霍乱症急，用盐汤探吐，后用此方治之。

霍香　苍术　厚朴　砂仁　香附　木香　枳壳　陈皮各一钱　甘草　干姜　官桂各五分

生姜三片，水煎磨木香调服。

夏月干霍乱，不吐泻，胸腹绞痛，烦渴自汗，不可用姜桂。心腹胀痛面唇青，手足冷，脉伏欲绝，加茴香、附子去苍术。心腹饱闷，硬痛结实者加槟榔、枳实、山楂、瓜蒌、萝卜子，去甘草、陈皮、苍术。

胃寒呕哕，发呃加丁香、茴香、香附、良姜，去官桂、甘草、苍术，虚汗加附子去藿香、苍术，外用炒生姜渣揉法，急用盐汤吐，得物出为好，及刺委中穴血出甚妙。

参胡三白汤

治霍乱吐泻止后，发热头疼，身痛口干，脉数者。

人参五分　柴胡　白术　白茯苓　白芍　当归　陈皮
麦门冬　五味子十个　山栀子　甘草各八分　乌梅一个

枣一枚，灯草一团，水煎温服。

治霍乱吐泻

用绿豆粉和白砂糖少许，饮之即愈。

干霍乱不得吐者

用淡汤一碗，入皂角末三分，盐一撮，调服探吐之。慎勿与米汤，反助邪气。

治霍乱吐泻

干姜　胡椒　胡黄连各二分　绿豆粉五分
上为末，每三分，沸汤点服。

阴阳汤

用井水和百沸汤各半碗，同服神效。
洗法　治霍乱转筋，蓼一把去两头，水煎熏洗。

霍乱

灸法

治霍乱已死，腹中有暖气者，盐纳脐中灸七壮。

太仓散

治噎膈翻胃，脾胃虚弱，不思饮食。
白豆蔻二两　砂仁二两　陈仓米一升，黄土炒熟
为细末，姜汁为丸，如梧桐子大，每服百丸，淡姜汤下。

王道无忧散

治翻胃膈噎。

当归　白芍　川芎　生地黄_{各八分}　赤芍_{五分}　白术　白茯苓_{各一钱二分}　赤茯苓　砂仁　枳实　香附　乌药　陈皮　半夏　藿香　槟榔　猪苓　木通　天门冬　麦门冬　黄柏_{人乳炒}　知母_{人乳炒}　黄芩_{各八分}　粉草_{三分}

水煎服。

顺气汤

治呕吐翻胃，嘈杂吞酸，痞闷噫气，噎膈，心腹刺痛，恶心吐痰水。

陈皮_{一钱}　半夏　茯苓_{各七分}　白术_{八分}　枳实_{五分}　香附_{一钱}　砂仁_{三分}　黄连_{六分，姜汁和猪胆汁拌炒}　山栀_{姜汁炒黑，一钱}　神曲_{六分}　甘草_{炙，三分}

生姜三片，长流水入娇泥搅澄清，水一钟煎至七分，入竹沥、童便、姜汁，不拘时细细温服。

如气虚加黄芪、人参各八分，如血虚加当归七分，川芎五分。如气脑或气不舒畅加乌药五分，木香三分。如胸膈饱闷加萝卜子一钱，如心下嘈杂醋心加吴茱萸四分，倍黄连、白术。

夺命丹

神妙不测，有起死回生之功。

土糖裘_{即蜣螂所滚之弹丸，用弹中有白虫者如指大一个，将弹少破一点，盖在火炟过大黄色存性，不要焦了}　麝香_{一分}　孩儿茶_{二分}　金丝黄矾

三分　朱砂_{春二分，夏四分，秋六分，冬八分}

上为末，烧酒调空心服，如觉饥，用大小米煮粥，渐渐少进，一日二三次，不可多吃。一日徐徐进一碗半足矣，慎不可多用，多则病复不可治矣。忌生冷酱炒，厚味葱蒜，酒面炙煿等食及气恼。午时后一二服即效。

二豆回生丹

治翻胃噎食。

硼砂　雄黄_{各二钱}　乳香_{一钱}　朱砂_{二钱}　黑豆_{四十九粒}　绿豆_{四十九粒}　百草霜_{五钱，微火炒过用}

为末，用乌梅三十个，取肉和丸如指顶大，朱砂为衣，每嚼化一丸，良久，将面饼一个茶泡烂与食之，不吐乃药之效。若吐，再嚼化一丸。忌油腻盐醋怒气。

刘海田治翻胃方

用马蛇儿_{即野地蝎虎}，用公鸡一只，笼住饿一日，只与水吃。换净肠肚，将马蛇儿切烂与鸡食之，取粪焙干为末，每服一钱烧酒送下。

恶心与呕吐同治法。

二陈汤

治嗳气，胃中有火有痰者。

依本方加炒山栀、砂仁、白豆蔻、木香、益智仁、枳实、黄连、炒厚朴、姜炒香附米。

星半汤

治症同前。

南星　半夏　软石膏　香附　栀子
生姜水煎服。

破郁丹

治妇人嗳气，胸紧，连十余声不尽，嗳出气，心头略宽，不嗳即紧。

香附米　栀子仁各四两　黄连二两　莪术　青皮　瓜蒌仁各一两　槟榔　苏子各一两

为末，水丸如梧桐子大，每服三十丸，食后滚水送下。

清郁二陈汤

治酸水刺心，及吞酸嘈杂。

陈皮　半夏　茯苓各一钱　苍术　川芎各八分　香附一钱　神曲五钱　枳实八分　黄连　栀子各一钱　白芍七分　甘草三分

生姜三片，水煎服。

香砂平胃散

治吞酸呕吐，伤食心嘈。

香附　苍术　陈皮各一钱　砂仁七分　吴萸一钱　黄连　藿香各八分　山栀七分　甘草五分

姜一片，水煎服。

肉食不化加山楂、草果，米粉面食不化加神曲、麦芽、枳实，生冷瓜果不化加干姜、青皮，饮酒伤者加黄连、干葛、乌梅，吐泻不止加茯苓、白术、半夏、乌梅，心嘈去藿香加川芎、白芍。

苍术汤

治吐酸水。

苍术　黄连　陈皮　半夏　茯苓　神曲各一钱　吴茱萸　砂仁各五分　甘草三分

生姜三片，水煎服。

治吐清水

苍术　白术　陈皮　白茯苓　滑石

水煎服。

化痰清火汤

治嘈杂。

南星　半夏　陈皮　黄连　黄芩　栀子　知母　石膏　苍术　白术　白芍各等分　甘草减半

生姜三片，水煎服。

当归补血汤

治心中血少而嘈，兼治惊悸怔忡。

芍药　生地黄　熟地黄各三钱　人参五分　白术　茯苓　麦门冬　山栀子　陈皮各八分　甘草三分　乌梅一个　炒米百粒　辰砂三分，别研

枣二枚，水煎温服。

交泰丸

治胸中痞闷嘈杂，大便稀则胸中颇快，大便坚则胸中

痞闷难当，不思饮食。

黄连_{二两，姜汁浸，黄土炒}　枳实_{一两}　白术_{二两}　吴茱萸_{汤泡}
_{微炒，二两}　当归尾_{一两三钱}　大黄_{用当归、红花、吴茱萸、干漆各一两煎}
_{水浸大黄一昼夜，切碎晒干，仍以酒拌晒之，九蒸九晒用}

为末，姜汁打神曲糊为丸如绿豆大，每服七八十丸，
不拘时白滚水送下。

消食清郁汤

治嘈杂闷乱，恶心发热头痛。

陈皮　半夏　白茯苓　神曲　山楂　香附　川芎　麦
芽　枳壳　栀子　黄连　苍术　霍香　甘草

生姜煎服。

郁门_{六郁　诸气　心脾痛　腹痛　胁痛　腰痛　肾着　疝痛}
_{阴水肾偏坠　肾囊湿疮　脚气　足跟痛　脚转筋　肩膊痛}

诸证条论

丹溪云，气血冲和，万病不生，一有怫郁，诸病生焉，
故人身诸病多生于郁。苍术、抚芎总解诸郁，随症加入诸
药。凡郁皆在中焦，以苍术、抚芎开提其气，以升之。假
如在气上，提其气则食自降矣，余皆仿此。

原病式曰，气为阳而主轻微，诸所动乱劳伤乃为阳火
之化，神狂气乱而为病热者多矣。子和云，河间治五志独
得言外之意，凡见喜怒悲思恐之症，皆以平心火为主，至
于劳者伤于动，动便属阳，惊者骇于心，心便属火，二者

亦以平心火为主。今之医者不达此旨，遂有寒凉之谤。

丹溪云，心脾痛须分新久。若明知身受寒气，口食寒物，于初病之时，当以温散温利之剂。若得稍久而成郁，郁则蒸热，热久必生火，必欲行温剂，宁无助火添病乎。故古方多以山栀为热药向导，则邪易伏，病易退。又审平昔喜食热物以致死血留于胃脘，或因痰气食积郁滞于胃作痛者，如此等例，皆前人之所未发，后学当遵而行之，斯活法也。

夫腹寒痛者，常痛而无增减也。成无己云，阴寒为邪则腹痛而吐利，热痛者时作时止。原病式云，热郁于内而腹痛满坚结痛，勿以为寒。死血痛者，每痛不移其处。成无己云，邪气聚于下焦，津液不得通，气血不行或溺或血留滞于下，是生硬胀、小便利也。食积痛，下利后即痛减。湿痰痛者，凡痛大小便不利。丹溪云，清痰多作腹痛，脉滑。痰因气滞而聚凝其道，其道路不得通故也。

足少阴之络令人胁痛，皆肝胆经之所主也。丹溪云，木气实肝火盛，死血痰饮，气滞食积，湿热皆令人胁痛，亦有肝虚。盖少而痛者，有因酒色劳损太过，胁下一点痛不止，名干胁痛，甚危，当大补血气，尚难为也。若此虚实之不同也，必以脉症参之，斯得其受感之情，而用药无差忒也。

夫腰者肾之府，身之大关节也，血气不行，风寒暑湿之气相干则沉痛，不能转侧。然老人肾虚多腰痛，亦有寒湿者，挫闪者，气滞者，瘀血者，肾着者，冲风蓄热者，水积者，劳伤者之不同也。

丹溪云，疝气睾丸连小腹急痛也，有痛在睾丸者，痛在五枢穴边者，皆足厥阴之经也。或无形无声，或有形如瓜，有声如蛙，自素问而下皆以为寒。盖寒主收引，经络得寒则引而不行，所以作痛。然亦有踏冰涉水，终身不病。疝者尤热在内故也，大抵此症始于湿热，在经郁而至久，又得寒气外束不得疏散，所以作痛。若只作寒论，恐未为备。或曰厥阴经郁积湿热何由而致？予曰，大劳则郁积甚，而转成剧病。局方类用辛香燥热之剂，以火补火咎将谁归？

丹溪云，脚气多从于湿，而有湿热、湿寒、风湿之别，食积流注之因。罗谦辅云，南北脚气受病不同，南方地土卑湿，清湿袭虚而病，乳酒面，以饮多快食为能，或奉养太过，亦滋其湿，水性润下，气不能拘，故下注于足而成肿痛，此北方脚气之从内受也，学者当推究所因而治之。

备用诸方

气郁

香附　苍术　抚芎

湿郁

白芷　苍术　川芎　茯苓

痰郁

海石　香附　南星　瓜蒌
一本无南星、瓜蒌，有苍术、川芎、栀子。

热郁

山栀　青黛　香附　苍术　抚芎

血郁

桃仁　红花　青黛　川芎　香附

食郁

苍术　香附　山楂　神曲　针砂_{醋炒七次，研极细}

春加芎，夏加苦参，秋冬加吴茱萸。

越鞠丸

解诸郁。

苍术　香附　抚芎　神曲　栀子_{各等分}

为末，水丸绿豆大，白汤下七十丸。

流气饮子

治男妇五脏不和，三焦气壅，心胸痞闷，咽塞，腹胁膨胀，肩膊胁肋走注疼痛，面目虚浮，喘促呕吐，不食，大小便秘，及治脚气。

紫苏叶　青皮　当归　芍药　乌药　茯苓　桔梗　半夏　川芎　黄芪　枳实　防风_{各五钱}　甘草_炙　陈皮_{各七钱半}　木香_{二钱半}　连皮大腹子_{一两，姜制一宿，焙}

上㕮咀，每服半两，水二盏，姜三片，枣一枚，煎至一盏，去渣不拘时温服。

拔粹方有枳壳、槟榔各半两。

秘传降气汤

治上盛下虚，气不升降，上盛则头目昏眩，痰实呕，膈不快，咽干喉燥。下虚则腰脚无力，小便频数，或大便秘结皆治。

骨碎补_炒 诃子 草果仁_煨 半夏曲 桔梗_{各五钱} 桑白皮_{二两} 地骨皮 枳壳 五加皮_{酒浸，半斤，炒黄} 陈皮 柴胡_{各一两} 甘草_{七钱}

为粗末，蒸一伏时，晒干，每二钱，紫苏三叶，姜三片，水一盏，煎六分，食后温服，又能调顺荣卫，通利三焦。

如痰嗽加半夏曲，心肺虚满加人参、茯苓，上膈热加黄芩，下虚加熟附子，妇人气血虚加当归。

沉香降气汤

治阴阳壅滞，气不升降，胸膈痞塞，喘促短气及脾胃留饮，噫醋吐酸，胁下支结，常觉烦闷。

砂仁_{四两八钱} 甘草_{炙，十二两} 香附米_{四十两} 沉香_{一两八钱半}

为末，每服二钱，入盐少许，沸汤点服。

沉香升气汤

治一切气不升降，胁肋刺痛，胸膈痞塞。
方见胁痛。

紫沉通气汤

治三焦气涩，不能宣通，腹胁胀，大便秘。

紫苏叶 枳壳 陈皮 赤茯苓 甘草_炙 槟榔_{各一两} 沉香 木香 麦门冬 五味子 桑白皮 黄芪 干生姜 薄荷叶 荆芥穗 枳实_{各五钱}

上㕮咀，每服半两，水一盏半，煎八分，空心温服。

香橘汤

治一切不快，久病药不下者。

香附子　陈皮　枳实生　白术　甘草炙，各三两

为末，每服二钱，盐汤调或姜枣煎，尤妙。

如伤风用葱白、姜、枣煎。

二十四味流气饮

治腹中气滞，痞闷不快，胸膈走痛。

陈皮　青皮　甘草炙　厚朴　紫苏　香附各四两　大腹皮　丁香皮　槟榔　木香　草果　莪术　桂心　藿香各一两半　人参　白术　枳壳　麦门冬　赤茯苓　石菖蒲　木瓜　白芷　半夏各一两　木通五钱

上㕮咀，五钱，姜三片，水煎服。

分心气饮

治男子妇人一切气不和，多因忧愁思虑忿怒伤神，或临食忧戚，或事不随意，使抑郁之气留滞不散，停于胸膈之间不能流畅，致心胸痞闷，胁肋虚胀，噎塞不通，噫气吐酸，呕哕恶心，头目昏眩，四肢倦怠，面色萎黄，口苦舌干，饮食减少，日渐羸瘦，或大肠虚秘，或因病之后胸中虚痞，不思饮食，皆可服之。

木通　赤芍　赤茯苓　官桂　半夏　桑白皮　大腹皮　陈皮　青皮　甘草　羌活各一两　紫苏四两

每服一两，生姜三片，枣二枚，灯心十五茎，水二盏，

煎至一盏，去渣通口服之。

大分心气饮

治症同前。

木香　人参　白术　大腹子　大腹皮　桑白皮　草果　桔梗　麦门冬各半钱　丁皮　陈皮　半夏　甘草各一钱

香附子　霍香　紫苏各一钱　厚朴半钱　枳实一钱半

姜三片，枣二枚，灯心十茎，水煎服。

大藿香散

治七情伤感，气郁于中，变成呕吐或作寒热，眩晕痞满，不进饮食。

木香　藿香　半夏　白术各一两　白茯苓　桔梗　人参枇杷叶　官桂不见火　甘草炙，各五钱

每服三钱，姜枣煎服。

紫苏子汤

治忧思过度，邪伤脾肺，心腹膨胀，喘促胸满，肠鸣气走漉漉有声，大小便不利，脉虚紧而满。

紫苏子　大腹皮　草果仁　半夏　厚朴　木香　橘红　木通　白术　枳实　人参　甘草炙，各半两

每服四钱，枣姜煎服。

蟠葱散

治男子妇人脾胃虚冷，气滞不行，攻刺心腹，痛连胸胁、膀胱，小肠疝气及妇人血气刺痛。

延胡索　肉桂　干姜各二两　甘草炙　缩砂仁　苍术各半两　丁皮　槟榔各四两　莪术　三棱　茯苓　青皮各六两

为末，每服二钱，水一盏，葱白一茎，煎七分，空心热服。

撞气阿魏丸

治五种噎疾，九种心痛，症癖气块，冷气攻刺，腹痛肠鸣，呕吐酸水，丈夫疝气，妇人血气。

茴香　青皮　甘草　陈皮　莪术　川芎各一两　生姜四两，切片，盐半两淹一宿　胡椒　白芷　肉桂　砂仁　小茴各五钱　阿魏酒浸一宿同面为糊，各一钱半

为末，阿魏糊丸如鸡头大，每药一斤，用朱砂七钱为衣，每服三五粒，丈夫疝①气炒姜盐汤下，妇人血气痛醋汤下。

枳壳煮散

治悲哀伤肝，气痛引两胁。
防风　川芎　枳壳　细辛　桔梗　甘草　葛根
上用水煎服。

木香槟榔丸

疏导三焦，宽利胸膈，破痰逐饮，快气消食。
木香　枳壳　青皮　杏仁　槟榔各一两　郁李仁　皂角酥炙　半夏各二两

---

① 原文无"疝"，据上下文补之。

为末，别以皂角四两，用浆一碗搓揉，熬膏更入熟蜜少许，和丸如梧桐子大，每服五十丸，食后温生姜汤下。

木香顺气散

治浊气在上则生膜胀

木香三分　厚朴四分　青皮　陈皮　益智　茯苓　泽泻　生姜　半夏　吴茱萸　当归各五分　升麻　柴胡各一分　草豆蔻　苍术

上作一服，水煎服。

治气六合汤

治亡血后七情所伤，或妇人产后、月信后着气。

当归　川芎　芍药　熟地黄　木香　槟榔各等分

水煎服。

一方　治心脾痛。

黄连　山栀　吴茱萸各五钱　荔枝核烧存性，三钱　滑石五钱

为末，姜糊丸服。

落盏汤

治急心痛。

陈皮　香附子　良姜　吴茱萸　石菖蒲各等分

上水煎，先用碗一个，滴香油三四点在内，小盏盖之，将药淋下热服。

丁香止痛散

治心气痛不可忍。

良姜五两　茴香　甘草各一两半　丁香五钱

为末，每服二钱，沸汤点服。

一方

取锅底墨，以童子热小便调服三钱即愈。

没药散

治一切心肚疼痛不可忍者。

没药　乳香各三钱　穿山甲五钱，炙　木鳖子四钱

为末，每服半钱至一钱，酒大半盏，同煎温服。

失笑散

治心气痛不可忍，及小肠气痛。

蒲黄　五灵脂酒研淘去砂土，各等分

先以醋调二钱，煎成膏，入水一盏煎，食前热服。

手拈散

治心脾气痛。

草果　玄胡索　乳香　没药　五灵脂各等分

为末，每服三钱，空心温酒调服。

一方　治九种心痛，恶心吐水，腹胁积聚滞气。

干漆二两，炒尽烟

为末，醋糊丸如梧桐子大，每服五七丸，热酒或醋汤下。

一方　治腹痛。

槟榔　三棱　莪术　香附　官桂　苍术　厚朴　陈皮　甘草　茯苓　木香各等分

为末，神曲糊丸每服五十丸，白汤下。

七气汤

治七情之气郁结于中，心腹绞痛不可忍。

人参　甘草炙　肉桂各一两　半夏五两

每服三钱，姜三片煎服。

加味二陈汤

治腹痛如神。

陈皮　半夏　茯苓　甘草　山楂　神曲　乌药　青
皮　香附米　草果　砂仁

姜煎服，治停痰食积。

河间黄连汤

治腹痛。

黄连　半夏　干生姜　人参　甘草　桂枝各等分

水煎服。

黄芩芍药甘草汤三味

治热痛。

小龙荟①丸

治胁痛不得伸舒。

当归　草龙胆酒洗　山栀　黄连各五钱　川芎　大黄各五钱

---

① 原文"会"，据下文改之。

芦荟三钱　木香一钱

一方有黄芩、柴胡各半两，无大黄、木香。

一方有甘草、柴胡、青皮，无当归、栀子。

为末，入麝香少许，粥糊丸如绿豆大，每服五十丸，姜汤下。以琥珀膏贴患处，妙。方见积聚。

推气散

治右胁疼痛，胀满不食。

枳壳　桂心　片子姜黄各五钱，一本作僵蚕　甘草炙，一钱半

为末，每服二钱，姜枣煎汤下，酒亦可。

枳芎散

治左胁痛，胀满不食。

枳实　川芎各半两　粉草炙，一钱半

为末，照前方引服。

盐煎散

治男妇一切冷气攻上，胸胁刺痛不能已，及脾胃虚冷，呕吐泄泻，膀胱小肠气，妇人血气。

砂仁　甘草　茯苓　草果仁　肉豆蔻　川芎　茴香　荜澄茄　麦芽　槟榔　良姜　枳壳　苍术　陈皮　羌活　厚朴各等分

每服三钱，入盐少许，水煎服。

十枣汤

治胁痛甚效，虚人禁用。

方见痰门。

一方 治胁下疼痛如神。

小茴一两 枳壳五钱

为末，每服二钱盐汤下。

摩腰膏

治老人虚人腰痛，并妇人白带。

附子尖 乌头尖 南星各二钱半 雄黄一钱 樟脑 丁香
干姜 吴茱萸各一钱半 朱砂一钱 麝香五分

为末，蜜丸如龙眼大，每用一丸，姜汁化开如粥厚，
火上顿热，置掌中摩腰上，候药尽粘腰上，烘绵衣包缚定，
随即觉热如火，日易一次。

速效散

治腰疼不可忍。

川楝子用肉，以巴豆去壳五个同炒赤，去巴豆 茴香盐炒，去盐 破
故纸炒，各一两

为末，每服一钱，食前热酒调服。

独活汤

治因劳役腰痛，沉重如水似折。

羌活 防风 独活 肉桂 大黄煨 泽泻各三钱 桃仁五
十个 当归 连翘各五钱 甘草二钱 防己① 酒连各一两

水酒各一盏，煎服。

---

① 原文"杞"，据文意改之，后同。

一方 治积年久患腰疼。

用地肤子为末，酒调一钱，日三五服即愈。

立安散

杜仲炒断丝 橘核炒取仁，各等分

为末，每服二钱，入盐少许，食胶温酒调下。

青娥丸

治肾经虚冷，腰腿重痛，常服壮筋补虚。

破故纸四两 杜仲四两 生姜二两半，炒干

为末，用胡桃肉三十个研膏，入蜜丸梧子大，每服五十丸，盐酒送下。

立安丸

治五种腰痛，常服补暖肾壮健腰脚。

破故纸 续断 干木瓜各一两 草薢二两 杜仲 牛膝酒浸，各一两

为末，蜜丸如梧子大，每服五十丸，温酒盐汤空心任下。

独活寄生汤

治肾气虚弱为风湿所乘，流注腰膝或挛拳掣痛，不可屈伸，或缓弱冷痹，行步无力。

独活三两 桑寄生如无以续断代之 细辛 牛膝 秦艽 茯苓 白芍 桂心 川芎 防风 人参 熟地 当归 杜仲 甘草各二两

上剉，每服三钱，水煎空心服。

下利者去地黄，血滞于下委中穴刺出血妙，仍灸肾俞、昆仑二穴尤佳。

牛膝酒

治肾伤于风毒，攻刺腰痛不可忍者。

地骨皮　五加皮　薏苡仁　川芎　牛膝　甘草_{各一两}
生地黄_{十两}　海桐皮_{二两}　羌活_{一两}

上㕮咀，用绢帛裹药，入无灰酒内，冬浸七日，夏三五宿，每用一盏，日用三四服，长令酒气不绝。一方加杜仲一两。

治腰痛

青木香　乳香_{各二钱}
上件酒浸药，饭上蒸乳香化，以酒调服。

庵闾丸

治坠堕闪朒，气血凝滞疼痛。

庵闾子_{五钱}　没药_{二钱半}　乳香_{二钱半}　补骨脂　威灵仙
杜仲　官桂　当归

上为末，酒糊丸如梧桐子大，每服七十丸，空心盐酒汤俱可下。

复元通气散

治气不宣流或成疮疖，并闪挫胁腰，气滞疼痛。

舶上茴香　穿山甲_{蛤粉炒，去粉，各二两}　玄胡索　白牵牛_炒
甘草_炒　陈皮_{各一两}　南木香_{一两半}

中医药古籍珍善本

上为末，每服一钱，热酒调下，病在上食后服，病在下食前服，不饮酒者煎南木香汤调下。

丹溪补阴丸

治肾虚腰痛。

黄柏　败龟板各四两　知母　熟地黄各三两　陈皮　川牛膝　芍药各二两　当归身　锁阳　虎胫骨　甘州枸杞各二两

上为末，炼蜜丸如梧桐子大，每服六七十丸，空心盐汤下。

安肾丸

治肾虚腰痛，目眩耳聋，而色惨黑，肢体羸瘦。

胡芦巴　补骨脂　川楝子　茴香　续断各三两　桃仁杏仁麸炒别研　山药　茯苓各二两

上为末，炼蜜丸如梧桐子大，空心盐汤服五十丸。

萆薢丸

治肾损骨痿，不能起床，腰背腿皆痛。

萆薢　杜仲　苁蓉　菟丝子

上等分为末，酒煮，猪腰子捣烂为丸，如梧桐子大，每服五十丸至七十丸，空心温酒下。

无敌丸

治腰疼肾虚。

萆薢　虎骨　续断酒浸一宿，各一两　乳香　穿山甲酥炙，各五钱　没药二钱半　茴香　狗脊　当归　砂仁炒　鹿茸各一两，酥炙杜仲_{二两}　地龙_{去土，七钱半}　青盐_{七钱，地去土}　菟丝子_{四两，酒浸一宿为末}

上为末，酒糊丸如梧子大，每服五十丸，空心盐酒下。

二至丸

治老人虚弱，肾气伤损，腰痛不可屈伸。

鹿角_镑　麋角_{镑，各二两}　附子_{一两}　桂心_{不见火}　补骨脂　杜仲_{各一两}　青盐_{另研，五钱}　鹿茸_{酒蒸焙，一两}

上为末，酒糊丸如梧子大，每服七十丸，空心嚼胡桃肉，盐酒汤任下。恶热药者去附子，加肉苁蓉一两。

肾着汤

治肾虚伤湿，身重腰冷，如坐水中，不渴，小便自利。

干姜　茯苓_{各四两}　甘草　白术_{各二两}

每服五钱，水煎空心服。

渗湿汤

治寒湿所伤，身体重着如水中，小便涩，大便溏。

苍术　白术　甘草_{炙，各一两}　茯苓　干姜_{各一两半}　橘红　丁香_{各二钱半}

每服四钱，姜枣煎，食前温服。

胜湿汤

治坐卧湿地或雨露所袭，身重脚弱，关节疼痛，发热恶寒，或多汗恶风，小便不利，大便泄泻。

白术_{二两}　人参　干姜　白芍药　附子　白茯苓　桂枝

不见火　甘草_{炙，各五钱}

每服四钱，姜枣煎服。

秘方　治诸疝，定痛速效。

枳实_{十五片，一作橘核}　山栀子　山楂_{并炒}　吴茱萸_{炒，各等分}

湿胜加荔枝核，炮。

上为末，酒糊丸服，或为末生姜水煎服，或长流水调下二钱，空心服。

守效丸

治癞之要药，不痛者。

苍术　南星　白芷_{散水}　山楂_{各一两}　川芎　橘核_{又云枳实，炒}　半夏_{各五钱}

秋冬加吴茱萸。

上为末，神曲糊丸服。又云有热加山栀一两，坚硬加朴硝半两。又云或加青皮、荔枝核。

又方　治诸疝发时服。

海石　香附

上为末，生姜汁调下，亦治心痛。

又方　治阳明受热，传入太阳，恶寒发热，小腹连毛际间闷痛不可忍者。

山栀子　桃仁　橘子_{俱炒}　山楂

上各等分，研入姜汁，用顺流水荡起同煎沸，热服。

一方加吴茱萸。

橘核散

止痛如神。

橘核　槐仁　栀子　川芎_{细切炒}　吴茱萸

上研，水煎服。

又方　治疝劫药

用乌头细切，炒，栀子仁炒，等分为末，白汤点服。

又方　治疝

枇杷叶　野紫苏叶　椒叶　苍耳叶　水晶葡萄叶

上以水煎熏洗。

又方　治疝作痛

苍术　香附_{俱盐炒}　黄柏_{酒炒，以上为君}　青皮　玄胡索
益智　桃仁_{以上为臣}　茴香_炒　附子_{盐制炒}　甘草_{以上为使}

上为末，作汤，服后一痛过更，不再作矣。

葱白散

治一切冷气及膀胱气发，攻刺疼痛，及妇人产后血气
刺痛，皆治。

川芎　当归　枳壳　厚朴　木香　官桂　青皮　干姜
茴香　人参　川楝　茯苓　麦芽　三棱　莪术_{醋浸一宿焙}　干
地黄　神曲　芍药_{各一两}

每服三钱，葱白二寸煎，入盐少许，空心热服。

大便秘涩加大黄，溏利加诃子。

聚香饮子

治七情所伤，遂成七疝，心胁引痛不可俯仰。

檀香　木香　乳香　沉香　川乌　丁香_{不见火}　藿香_{各一两}
玄胡索　片子姜黄_洗　桔梗_{去芦炒}　桂心_{不见火}　甘草_{炙，各五钱}

每服四钱，姜枣煎服。

益智仁汤

治疝气痛连小腹，呼叫不已，诊其脉沉紧，是肾气积冷所致。

益智仁　干姜　甘草炙　茴香各二钱　乌头　生姜各五钱　青皮二钱

每服四钱，盐少许煎，空心热服。

茱萸内消丸

治肾经虚弱，膀胱为邪气所抟，结成寒疝，阴囊偏坠，痛引脐腹或生疮疡，时出黄水。

山茱萸肉炒　桔梗盐水浸一时，焙干　川乌　舶上茴香　白蒺藜　青皮　吴茱萸　肉桂各二两　大腹皮酒洗焙　五味子　海藻　玄胡索各二两半　木香一两半　川楝子炒，二两　桃仁去皮尖麸炒　枳实　陈皮各一两　食茱萸二两

为末，酒糊丸如梧桐子大，每服三十丸，空心温酒下。

胡芦巴丸

治大人小儿小肠盘肠气，奔豚气，疝气偏坠，阴肿，小腹痛，形如卵，上下走痛不可忍。

胡芦巴炒，一斤　茴香去土炒，十二两　大巴戟去心炒　川乌炮，去皮尖，各六两

上为末，酒煮面糊丸如梧桐子大，每服十五丸，空心温酒下。小儿五丸，茴香汤吞下。一方加黑牵牛。

一方　治木肾。

楮树叶，又云杨树雄者晒干。

上为末，酒糊丸如梧桐子大，空心盐汤下五十丸。

又方　治木肾不痛

枸杞子　南星　半夏　黄柏_{酒炒}　苍术_{盐炒}　山楂　白芷　神曲_炒　滑石_炒　昆布　吴茱萸

上为末，酒糊丸梧子大，空心盐汤下七十丸。

夺命丹

治远年近日小肠疝气，脐下撮痛，外肾偏坠肿硬，阴间湿痒，抓成疮癣。

吴茱萸_{一斤，酒浸四两，醋浸四两，汤浸四两，童便浸四两，各浸一宿，用火焙干}　泽泻_{去灰土，一两}

上为末，酒煮面糊丸如梧桐子大，每服五十丸，温酒盐汤任下。

金铃子丸

治钓肾气，膀胱偏坠，痛不可忍。

川楝子_{五两，判作五分制　一分用班猫一个去足翅同炒，去斑猫。一分用茴香三钱盐半钱炒热去盐，留茴香入药。一分用黑牵牛三钱同炒，去牵牛。一分用破故纸三钱同炒，留故纸为药。一分用萝卜子一钱同炒，去萝卜子}

上将楝子去核，同故纸炒香焙干为末，酒糊丸如梧桐子大，每服三十丸，温酒空心下。

又治膀胱肿痛及治小肠气，阴囊肿，毛间水出。

一方　治外肾大如升斗。

茴香　青皮　荔枝核_{捶碎}

上等分炒，出火毒，为末，每服二钱，空心酒调下。

一方　治阴疝或偏坠大小，子痛欲死者。

木鳖_{一斤，取肉炎醋磨}　芙蓉叶末　黄柏末上将木鳖子同醋调二药末，敷核上痛即止。

肾囊湿疮

密陀僧　干姜　滑石

上为末搽上。

又方　先用茱萸煎汤洗。

吴茱萸_{五钱}　寒水石_{三钱}　黄柏　樟脑_{各二钱}　蛇床子_五

_钱　轻粉_{十盏}　硫黄_{二钱}　白矾　槟榔　白芷_{各二钱}

上为末，麻油调搽。

东垣羌活导滞汤

治脚气初发，一身尽痛或骨节肿痛，便弱阻隔，先以此药导之，后用当归拈痛汤。

羌活　独活_{各五钱}　防己　当归_{各三钱}　大黄_{酒浸煨，一两}

枳实_{炒，二钱}

每服五钱，或七钱，水煎服。

当归拈痛汤

治湿热为病，肢节烦疼，肩背沉重，胸不利及遍身疼痛，下疰于足胫痛不可忍。

羌活　甘草　黄芩_{酒浸}　茵陈_{酒炒，各五钱}　人参　升麻

苦参_{酒洗}　葛根_{各二钱}　苍术_{二钱}　防风　当归身　知母_{酒洗}

茯苓_炒　泽泻　猪苓_{各三钱}　白术_{一钱半}

每服一两，水煎空心温服。

大腹皮散

治诸症脚气肿痛，小便不利。

槟榔　荆芥穗　乌药　陈皮　桑白皮　紫苏子各一两　萝卜子五钱　沉香不见火　枳壳各一两半　大腹皮三两　干宣木瓜二两半

每服四钱，姜五片煎服。

槟苏散

治风湿脚气。

紫苏叶一两　甘草　陈皮　槟榔　干木瓜各五钱

每服五钱，姜葱煎服。

槟榔汤

治一切脚气，顺气防壅。

槟榔　香附　陈皮　紫苏叶　木瓜　甘草炙　五加皮各一两

每服四钱，姜煎服。

妇人加当归半两，室女加芍药一两半，如大便虚秘加枳壳，热者加大黄。

梦中神授方

治脚气神效。

上用木鳖子每个作两边，麸炒，炒毕切碎再炒，用皮纸渗尽油为度，每一两用厚桂一两同为末，热酒调服，以得醉为度，盖覆得汗即愈。

一方　治脚气上攻，流注四肢，结成肿核不散，赤热焮痛及疗一切肿毒。

上用甘遂为末，以水调敷肿处，却浓煎甘草汤服之，其肿即散。二物本相反，须两人置各处安顿，不可相和，则不验。清流中子韩咏苦此，只一服，病者十去七八，再服而愈。

麻黄左经汤

治风寒暑流注足太阳经，腰足挛痹，关节重痛，憎寒发热，无汗恶寒，或自汗恶风，头痛眩晕。

麻黄　干葛　细辛　白术米泔浸　茯苓　防己　桂心不见火　羌活　甘草炙　防风各等分

每服四钱，姜枣煎服空心。

自汗去麻黄加肉桂、芍药，重者加白术、陈皮，无汗减桂加杏仁、泽泻各等分。

半夏左经汤

治足小肠经为风寒暑湿流注，发热腰胁疼痛。

半夏　干姜　细辛　白术　麦门冬　柴胡　茯苓　桂心不见火　防风　干姜　黄芩　小草　甘草炙，各等分

每服四钱，姜枣煎空心服。

热闷加竹沥，喘急加杏仁、桑白皮。

大黄左经汤

治风寒暑湿流注足阳明经，使腰脚赤肿痛不可行，大小秘或恶闻食气，喘满自汗。

细辛　茯苓　羌活　大黄　甘草　前胡　枳壳　厚朴　黄芩　杏仁

上等分，每服四钱，姜枣煎服，空心。

腹痛加芍药，秘结加阿胶，喘急加桑白皮、紫苏，小

便涩少加泽泻，四肢疮疡浸淫加升麻。

大料神秘左经汤

治风寒暑湿流注三阳经，腰足拘挛，大小便秘涩，喘满烦闷。

半夏　干葛　细辛　麻黄　麦门冬　小草　白姜　厚朴　茯苓　防己　枳壳　甘草　桂心　羌活　防风　柴胡　黄芩<small>各等分</small>

每服四钱，姜枣煎服。

六物附子汤

治四气流注于足太阴经，骨节烦疼，四肢拘急，自汗短气，小便不利，手足或时浮肿。

附子　桂心　防己<small>各四两</small>　甘草<small>炙，二两</small>　白术<small>三两</small>　茯苓<small>三两</small>

每服四钱，姜煎，食前温服。

处应散

治脚气，用此熏蒸淋洗。

石楠叶　矮橦叶　杉片　藿香　紫荆皮　藁本　独活　大蓼　白芷　紫苏　羌活

上剉碎，加大椒五六十粒，葱一握，用水二斗，煎七分，置盆内，令病者以足加其上，用厚衣盖覆熏蒸痛处，候温可下手时，却令人淋洗。

足跟痛方

血热者四物汤加黄柏、知母、牛膝之类。

痰唾者五积散加木瓜。

一方 治脚转筋疼痛挛急。

用松节二两剉细，乳香一钱，以银石器内慢火略炒焦存性，研细，每服一钱至二钱，木瓜酒调下。

又方

取赤蓼茎，细切，用水四合，酒二合煎至四合，分二服。

苍术复煎散

治寒湿相合，脑痛恶寒，烦闷，脉沉洪，项背周身尽痛，忌油面。

苍术_{四两} 红花_{少许} 黄柏_{三钱} 柴胡 升麻 藁本 泽泻 羌活 白术_{各五分}

先用水二碗，煮苍术至二钟，去渣入余药，煎服。

乌药顺气散

方见风门。

通气防风汤

治太阳项强，肩膊痛。

防风 羌活 独活 藁本 荆芥 甘草_{各等分}

姜煎服，郁加升麻、柴胡，寒加苍术、黄柏。

活络汤

治风湿臂痛。

羌活 独活 川芎 当归 白术 甘草_{各等分}

姜煎服。

舒经汤

治诸痛。

姜黄　当归　甘草　海桐皮　赤芍　羌活　沉香 另磨

姜煎，磨沉香水服。

医家赤帜益辨全书九卷

积聚门 癥瘕 痞块

丹溪心法论

痞块在中为痰饮，在上为食一云痰积，在左为血块。气不能作块成聚，块乃有形之物也，痰与食积死血而成也。用醋煮海石、三棱、莪术、桃仁、红花、五灵脂、香附之类为丸，石碱白术汤吞下。瓦楞子能消血块，次消痰。石碱一物有痰积有块，可用洗涤垢腻又能消食积。治块当降火，消食积，即痰也。行死血块去须大补。凡积病不可用下药，以损真气病亦不去，当用消积药使之融化则除根矣。凡妇人有块多是血块。戴云积聚癥瘕，有积聚成块不能移动者，是癥，或有或无，或上或下，或左或右者是瘕。

消块丸

止可磨块，不令人困，须量度虚实。

硝石六两　人参　甘草各三两　大黄八两,生

上为末，以三年苦酒三升又云三斗，置磁器中，以竹片作准，每入一升作一刻，挂竖器中，先纳大黄，不住手搅，

使微沸，尽一刻，乃下余药，又尽一刻微火熬，使可丸，则取丸如鸡子中黄大，每一丸米饮下。如不能大丸作小丸，如梧桐子大，每三十丸，服后当下，如鸡肝如米泔赤黑等色。下后避风冷，淡软粥将息之。

三圣膏

未化石灰半斤为末，瓦器中炒令淡红色提出火，候热稍减，次下大黄未一两，就炉外炒，候热减下桂心末半两，略炒入米醋熬，搅成黑膏，厚纸摊贴患处。

琥珀膏

大黄　朴硝_{各一两}

上为末，大蒜捣膏和贴。

一方　治茶癖

石膏　黄芩　升麻

上为末，砂糖水调服。

一方　治爱吃茶

白术　软石膏　片芩　牛胆南星　薄荷_{圆叶大者}　白芍

为末，砂糖作膏，食后津液下。

一方　治妇人血块如盘，有孕难服峻利。

香附　桃仁　白术_{各一两}　海粉_{醋煮，二两}

为末，神曲糊丸服。

溃坚汤

治五积六聚，诸般癥瘕，痃癖血块之总司也。

当归　白术　半夏　陈皮　枳实　山楂肉　香附　厚

朴　砂仁　木香

上等分，姜一片，木香水调服。

左胁有块加川芎，右胁有块加青皮，肉食成块加黄连，粉面食积加神曲。血块加桃仁、红花、官桂，去半夏、山楂。痰块加海石、瓜蒌、枳实，去山楂。饱胀加萝卜子、槟榔，去白术。壮健人加山楂，瘦人加人参少许。

真人化铁汤

治五积六聚，痃癖癥瘕，不论新久上下左右。

三棱　莪术　青皮　陈皮　神曲　山楂　香附　枳实
厚朴　黄连　当归　川芎　桃仁　红花　木香各三分　槟榔八分　甘草二分

姜枣煎服。

柴术汤

治积块属热。

柴胡　黄芩　半夏　苍术　厚朴　陈皮　青皮　枳壳　神曲　山楂　三棱　莪术各等分　甘草少

姜枣煎服。

化铁金丹

化一切积块如神。

黄芪　人参　白术　当归　白芍　陈皮　木香　青皮　香附　乌药　槟榔　枳壳　枳实　沉香　苍术　山楂　神曲　草果　麦芽　草豆蔻　萝卜子　苏子　白芥子　三棱　莪术　厚朴　小茴　白矾　牙皂　黄连　赤

芍　柴胡　龙胆草　甘草　大黄各五钱　大黄生用，六钱　牵牛头末，八钱　乳香　没药　阿魏　硇砂用磁罐盛火煅过，各五分　皮硝一两

　　为末，酽醋打稀糊为丸，如桐子大，每服五十丸，空心米汤下，午夜白汤下，日三服。

肥气丸

　　治肝之积在左胁下，如覆杯有头足，如龟鳖状，久不愈，发咳逆呕，其脉弦而细。

　　当归头　苍术各一两半　青皮炒，一两　莪术　三棱　铁孕粉各三两，与莪积同放醋煮一伏时久　蛇含石煅醋淬，五钱

　　为末，醋煮米糊丸如绿豆大，每服四十丸，当归浸酒下。

伏梁丸

　　治心积，起于脐上至心，大如臂，久不已，病烦心，身体胫股皆肿，环脐而痛，其脉沉而芤。

　　枳壳　茯苓　厚朴　人参　白术　半夏　三棱煨，各等分
　　为末，面糊丸如梧子大，米饮下二十丸，酒亦可。

痞气丸

　　治脾积在胃脘，覆大如盘，久不愈，病四肢不收，黄疸，饮食不为肌肤，心痛彻背，背痛彻心，其脉浮大而长。

　　附子五钱　赤石脂煨醋淬　川椒炒出汗　干姜五钱　桂心五钱　大乌头二钱，半炮去皮脐

　　为末，蜜丸如梧子大，朱砂为衣，每服十丸，米饮下。

中医药古籍珍善本

息贲汤

治肺积在右胁下，大如覆杯，久不愈，病洒洒寒热，阳逆喘咳，发肺壅，其脉浮而毛。

半夏　吴茱萸　桂心　人参　甘草　桑白皮　葶苈各一两半

每四钱，姜枣煎，食前服。

奔豚汤

治肾积发于小腹，上至心，如豚奔走之状，上下无时，久不愈，病喘逆骨痿少气，其脉沉而数。

甘李根皮焙干　干葛各一两二钱半　川芎　当归　半夏四两　白芍药　甘草　黄芩各二两

每服四钱，水煎服。

疟　门

疟疾要论

夫疟者因外感风寒暑湿，内伤饮食劳倦，或饥饱色欲过度，以致脾胃不和，痰留中脘。然无痰不成疟，脾胃属土，有信来去不失其时。若移时或早或晚者，是邪无容地，疟将好也。疟疾来时呵欠、怕寒、手足冷、发寒战、大热、口渴、头痛、腰胯骨节酸疼。或先寒后热，或先热后寒，或单寒单热，或寒少热多，或热少寒多。一日一发，受病浅也，容易治。间日发者，或二日连发住一日者，皆难治。

治宜在表无汗者，散邪汤为主，有汗者正气汤为主。在半表半里者，柴苓汤为主，分利阴阳。而未已者，人参养胃汤加减后方可截之。若用截药吐出黄胶水者，疟自愈也。不可一二日早截，早则邪气闭塞而成坏症。又不可迟截，迟则元气衰惫而成疟怯。当在三四日就截为好，须待热退身凉，方可饮食也。切不可带热饮食，恐不消而成痞，一名疟母，痞散成鼓者有之矣。

备用诸方

散邪汤

治疟疾初发，憎寒壮热，头疼身痛无汗。

川芎　白芷　麻黄　白芍　防风　荆芥　紫苏　羌活各一钱　甘草三分

姜葱煎，露一宿，次早温服。

有痰加陈皮，湿加苍术，夹食加香附 。

正气汤

治疟疾初起，憎寒壮热，头疼口干，有汗。

柴胡　前胡　川芎　白芷　半夏　麦冬　槟榔　草果　青皮　茯苓各一钱　桂枝　甘草各三分

姜枣煎，预先热服。

柴苓汤

治疟发寒热，病在半表半里，阴阳不和。

柴胡　黄芩　人参　半夏　茱苓　泽泻　白术　茯

苓　肉桂　甘草

姜枣煎服。

无汗加麻黄，如有汗加桂枝，寒多加肉桂，热多加黄芩。

人参养胃汤

治暴疟初起，服二帖后，服人参截疟饮加减截之。

人参　茯苓　陈皮　半夏　厚朴　苍术　藿香　当归　川芎　草果　甘草少　乌梅一个

姜枣煎，温服。

热多加柴胡，汗多去苍术、藿香、川芎，加白术、黄芪。饱闷加青皮、砂仁，去人参。渴加麦门冬、知母，去半夏。泻加炒白术、芍药，不止加肉豆蔻，去厚朴、草果。呕哕加白术、山药、砂仁、炒米，去草果、厚朴、苍术。痰多加贝母、竹沥，去半夏、草果。内热盛加炒黄芩去半夏，长夏暑盛热加香薷、扁豆，去半夏、藿香，寒加官桂。

人参截疟饮

治虚人截疟，一切疟疾并可截之。

人参　白术　茯苓　当归　青皮　厚朴　黄芩　柴胡　知母各八分　桂枝三分　常山酒浸　草果各八分　乌梅一个　甘草三分　鳖甲醋炙，八分　桃脑七个

姜枣煎，露一宿，临发，五更空心温服，渣待日午再煎服，糖拌乌梅下药。切忌鸡鱼豆腐面食，及房劳怒气。此方照前方加减或入酒尤妙。

人参竹沥饮

治虚疟，昏倦汗多，痰盛，舌大语言昏杂不清，脉虚大无力。

人参　白术　茯苓　当归　生地黄　酸枣仁　麦门冬　知母　陈皮　芍药各一钱　乌梅一个　甘草三分

姜枣煎，入竹沥半盏，姜汁少许，同服。

柴胡芎归汤

治阴疟，夜间引出阳分则散，后服人参截疟饮止之。

柴胡　桔梗　当归　川芎　芍药　人参　厚朴　白术　干葛　茯苓　陈皮各一钱　红花　甘草各三分　乌梅

姜枣煎，食远服。

不二饮

治一切新久寒热疟疾，一剂截住神效。

槟榔要一雌一雄，约重二钱，余药各一钱　常山　知母　贝母各等分

酒煎，不可过熟，熟则不效，露一宿，临发日五更温服，勿令妇人煎药。

常山七宝饮

治壮健人疟疾，可截之。

常山　草果　槟榔　青皮　厚朴　知母　苍术各一钱　鳖甲一钱　乌梅一个　甘草三分

姜一片，桃脑七个，水煎入酒少许，露一宿，临发日

五更温服，午间渣再煎服。

汗多加白术去苍术，热多加柴胡、黄芩，寒多加桂枝，口渴加麦门冬、天花粉，痰多加贝母。

清脾饮

治疟疾热多寒少。

柴胡钱半　半夏　黄芩　白术　陈皮各一钱　茯苓　厚朴各八分　青皮七分　草果六分　甘草四分

姜枣煎服。

常山饮

吐疟。

常山三两　甘草两半

末之，每五钱水煎，空心服，得吐出痰其疟自止，吐后忌热粥汤饭大荤一日。

四兽饮

治虚疟久不已。

人参　白术　茯苓　甘草减半　乌梅　陈皮　草果　半夏　枣子　生姜

上剉，用盐少许淹，食顷厚皮纸裹，以水浸湿，入慢火煨一时许，令香熟，焙干，每服半两，水煎服。

草果饮

草果　川芎　紫苏叶　白芷　良姜　甘草炙　青皮炒　陈皮各等分

水煎温服。

甘露饮

截疟。

川常山　鸡心槟榔　青皮　甘草　草果<small>各等分</small>　桃柳枝<small>各七寸</small>　乌梅<small>七个</small>

水一钟，煎七分，日期前冷服。

鳖甲散

治疟久不已，腹中结块名曰疟母。

鳖甲　白术　黄芪　草果　甘草<small>炙</small>　槟榔　川芎　陈皮　白芍　厚朴<small>各一钱</small>

乌梅一个，姜枣煎服。

露姜饮

大治脾胃聚痰，发为寒热，凡中风、中气、中暑、中毒、干霍乱一应卒暴之症，与童便合用，立可解散，盖姜能开痰，童便能降火故也。

生姜<small>四两，和皮捣汁一碗</small>

夜露至晓，空心冷服。

胜金丹

治诸疟，日久不愈。

常山<small>四两，酒蒸晒干</small>　槟榔<small>一两</small>

为末，醋糊丸绿豆大，每三十丸，隔夜临卧冷酒下，次早再进一服。血虚当归煎汤下，气虚人参，痰多贝母汤下。

痢门 休息痢　蛊疰痢

痢疾总论

痢者，古名滞下，以其积滞之滞行故也。盖人日受饮食之积，留滞于内，湿蒸热瘀伏而不作。偶或调摄失宜，复感酷热之毒，至秋阳气始收，火气下降，蒸发蓄积，而滞下之病作矣。故湿热之积干于血分则赤，干于气分则白，赤白兼下血气俱病也，豆汁色者湿胜也。如五色之相染，五脏俱受病也。纯血者热毒入深也；鱼脑色者脾虚不运，陈积脱滑下凝也；如鼻涕冻胶者，脏腑虚冷脱滑也；如白脓者虚坐努责而出气，受热邪瘀结也；如屋漏水尘腐色者，元气惫弱之甚也；后重里急，至圊不能便，下迫窘痛，大肠经气滞不通，湿热内甚也。初病元气未虚，里急甚者下之，下后余积未清，不可骤补，宜化滞清热汤涤之，直候积尽，方可调补气血。今人不问新久，便行兜涩，为患匪轻。善治者，审其冷热虚实气血之症，而行汗吐下清温补涩之法可也。

备用诸方

玄白散

治痢疾初起，里急后重，腹痛脓血窘迫，壮盛人一剂寻愈。

牵牛 赤痢用黑，白痢用白，赤白相杂黑白兼用，半生半炒捣　　生地黄

赤芍　归尾　槟榔　枳壳　莪术　黄连_{各一钱}　大黄_{二钱}

暑月加香茹一钱，炒。

水煎空心服，以利二三次为度。

芍药汤

治虚弱人初起用。

芍药_{二钱}　木香_{一钱}　当归　枳壳　黄芩　槟榔_{各□钱}

黄连_{二钱}　甘草_{五分}

水煎温服。

调和饮

治下痢稍久。

白芍_{三钱}　当归　川芎　黄连　黄芩　桃仁_{各一钱}　升麻_{五分}

水煎空心服。

红痢依本方。白痢用吴茱萸一钱，芩连用酒炒。赤白痢加白术、茯神、陈皮、香附各一钱。

立效散

治赤白痢疾，脓血相兼，里急后重，疼痛，一服立止。

净黄连_{四两，酒洗，吴茱萸二两同炒，去萸不用}　陈枳壳_{二两}

为末，每服三钱，空心黄酒下，泄泻米汤下，口噤痢疾陈仓米汤送下。

仓廪散

治痢疾赤白，发热不退，肠胃有风邪，热毒及时行瘟疫，沿门阖境皆下痢，噤口者，服之神效。

即人参败毒散加黄连、陈仓米三百粒，姜枣煎服。

如痢疾手足痛加槟榔即木瓜。噤口痢加陈仓米一撮，石莲肉七枚。

六乙顺气汤

治痢不问赤白相杂，脐痛里急后重，浑身发热，口干发渴，用此通利即止。

方见伤寒门。

参连汤

治噤口不食，脾虚胃热。

人参五钱　黄连一两

水煎，终日时呷之，如吐再强饮，但得一口呷下，咽喉即好，加石莲肉三钱尤效。外以田螺捣烂盦脐中，引热下行故也。

开噤汤

砂仁一钱,研　砂糖七钱　细茶五钱　生姜五片

水二钟，煎至八分，露一宿，次早面北温服，外木鳖子二钱去壳，麝香二分，捣置脐中即思食。

又方

石莲三钱

为末，每二三钱，陈仓米汤下，如呕加生姜廿二三匙。

参归芍药汤

治痢久，一二十日痢去多不止，用此调理气血自愈。

人参一钱　当归二钱　茯苓　白术各一钱半　砂仁七分　山药　陈皮各一钱　甘草五分

乌梅一枚，莲肉七个，灯心一团，水煎温服，照后加减。

噤口痢不食者，胃口热极故也，加炒黄连、莲肉、人参、炒米、乌梅，清热开胃为主。下痢腹痛里急后重者，是积热气滞也，又云里急者腹中不宽快也，亦有虚坐而大便不行者，皆血虚也，血虚则里急后重，加四物汤之类治之，加木香、槟榔和消积气则后重自除。久痢后重不除者，虚气坠下也。治痢用下药挨积仍后重者，乃阳不升也，用升麻为君，加人参、当归、芍药，为君升麻少许提气。大凡痢作痛者热流下也，加炒黄芩、芍药清之。痢后发热不止或积少，但虚坐努力者俱是血虚故也，倍加当归、芍药、地黄滋养阴血，其热自安。积中有紫血者是瘀血也，加芍药、红花生血和血，则便血自愈。痢下如豆汁者是湿也，加炒苍术、白术渗湿利小便。

宽肠散

治久痢去多，不分赤白，用此末药，换出黄粪来。

干山药炒黄色，一两　好莲肉炒去心，一两　炒黄米一合

为末，用砂糖调热汤和匀前末，药不干不稀，渐渐调服，后用清米汤漱口，常服之最效。

沸泡散

治久痢不愈，无分赤白皆效。

粟壳蜜水炒，三钱　乌梅一个　甘草二分　蜜三匙

上剉碎，用滚水汤一钟，泡浸一时，去渣三次服之。

真人养脏汤

治大人小儿冷热不调，下痢赤白或如脓血，有如鱼脑，里急后重，脐腹疼痛，或脱肛下坠，酒毒便血皆治。

肉桂五分　人参　当归　诃子　木香　甘草炙　肉豆蔻面裹煨，各一钱　芍药　白术各一钱　粟壳蜜炙，二钱

水煎食前温服，脏寒者加附子一钱。

香连丸

治一切痢疾。

黄连五两，粉草二两同用蜜水略拌湿，置锅中重汤蒸，良久取出晒干，如此者九次　木香一两

为末，糊丸每五十丸，空心温酒米饮任下。

加味香连丸

治诸痢，临危便泄不收，诸方不效，用此神效。

黄连四两，用吴萸水炒过　木香一两　阿芙蓉二钱

为末，陈米糊丸绿豆大，每二三十丸，莲肉煎汤送下，被盖取睡效奏神矣。

六神丸

调痢要药。

黄连解暑毒清脏腑厚肠胃，赤痢倍之　木香温脾胃逐邪气止下痛，白痢倍之　枳壳宽肠　茯苓利水　神曲　麦芽消积滞，各等分

为末，神曲糊丸梧子大，每五十丸，赤痢甘草汤下，

白痢干姜汤下，赤白痢甘草汤下。

感应丸

治男妇小儿，停积宿食，冷物不能克化，有伤脾胃或泄泻臭秽，或下痢脓血，肚热心腹疼痛，成休息痢。

百草霜　丁香　干姜各一两　木香二两　杏仁四十九粒　肉豆蔻廿一枚　巴豆霜七二十枚

一方有黄丹、乳香为末，用黄蜡滤去渣，又用酒煮溶，取浮者四两。如春夏用清油一两，秋冬一两半，熬熟入前蜡溶化，候温入前末和匀，油纸包裹旋丸梧子大，小儿麻子大，每廿丸，空心米汤或姜汤下。

黄连补肠汤

治大肠虚冷，痢下青白，肠中雷鸣。

黄连四钱　茯苓　川芎各三钱　酸石榴皮五片　地榆五钱伏龙肝二钱

每八钱，水煎服。

百中散

治一切痢，不问赤白，或日百行，一服便疏，再服即愈。

粟壳去粗皮，用姜汁浸一宿，炒干。

为末，每二钱米饮调服，忌生冷油腻鱼鲊毒物三日。

茜根丸

治蛊疰痢及一切毒痢，心腹烦满痛等症。

茜根　犀角　升麻　地榆　当归　黄连　枳壳　白芍各等分

为末，醋糊为丸梧子大，每七十丸空心米饮下。

痛风门 <small>附厉风　斑疹　诸痹　痿症</small>

诸症条论

夫痛风者，遍身骨节走痛是也。古人谓之白虎历节风，大率因血受热已自沸腾，或涉冷受湿取凉，热血得寒则污浊凝滞不得运行，所以作痛。夜痛甚者，行于阴分也。亦有阴湿与痰流注为痛者，有因血虚者，有因痰与热者。盖肥人多是湿痰流注经络，瘦人多是血虚与热。大法以行气流湿，疏风，导滞血，养新血，降阳升阴，治有先后。须验肿与不肿，及上下部分，引而导之。

夫厉风者，大风也，古名曰癞，受得天地杀物之风，暴悍酷烈可畏。然血随气化，气既不施，血为之聚，血聚则肉烂生虫，须臾鼻崩眉随，不外乎阳明一经。盖阳明无物不受故也，风之入人也，气受之则上身多，血受之则下身多，气血俱受上下俱多，甚重。自非医者神手，病者铁心，罕有免于死者。按法治之，尤当绝厚味，忌酒色，不致再发，发则无救矣。知命者可以守此戒乎！

夫斑与疹不同，斑者疮发燃肿于外，有色点而无头粒，属少阳相火。疹者小红靥，有头粒，随出随收，收而复出，或在皮肤中不出者名曰瘾疹，属少阴君火。然伤寒发斑，有紫斑、温毒、胃烂之症。杂病有阴症、发斑者，亦出胸背及手足，稀少而微红，此无根失守之火，聚于胸中，上独熏肺而为斑，如蚊迹之状，终不似阳斑之锦纹也。若误作热症，用寒药非也。亦有内伤斑，乃胃气极虚，一身之火游行于外，宜补宜降，亦不可用凉药，二者虽十无一二生，然亦当辨阳症，皆属风热挟虚而作。盖红赤甚者胃热也，紫者胃烂也，半死半生，紫者死。阴阳虚实，切脉验症可知矣。

内经云，风湿寒三气杂至而为痹，其风气盛者为行痹，寒气盛者为痛痹，湿气胜者为着痹。又云以冬遇此为骨痹，以春遇此为筋痹，以夏遇此为脉痹，以至阴遇此为骨痹，以秋遇此为皮痹。久而不去者，内舍于合，故骨痹不已，复感于邪，内舍于肾；筋痹不已，复感于邪，内舍于肝；脉痹不已，复感于邪，内舍干心；肌痹不已，复感于邪，内舍于脾；皮痹不已，复感于邪，内舍于肺。所谓痹者，各以其时重感于风寒湿之邪气也。

夫痿有五，脉、筋、骨、肉痿、蹷是也。古方多以治风之药通治痿，何其谬也。至丹溪始辨之以风痿二症，另立篇目，源流不同，治法迥别，此开千古之弊也。

备用诸方

痛风丸

治上中下疼痛。

南星　苍术　黄柏各二两　川芎　神曲各一两　白芷　桃仁各五钱　威灵仙　羌活　桂枝各三钱　红花一钱半　防已　龙胆草各四钱

为末，曲糊丸梧子大，每百丸空心白汤下。

中医药古籍珍善本

麻黄赤芍汤

治湿热流注，肢节疼痛。

麻黄　赤芍各一钱　防风　荆芥　羌活　独活　白芷　苍术　威灵仙　片芩　枳实　桔梗　葛根　川芎各五分　甘草　归尾　升麻各三分

水煎服。

下焦加酒柏，妇人加酒炒红花，肿多加槟榔、泽泻，痛加乳香、没药，瘀血加桃仁、大黄。

甜瓜子丸

治风湿相抟，腰脚疼痛。

甜瓜子炒二两　木瓜一两半　威灵仙一两　川乌五钱

为末，酒糊丸梧子大，每三十丸酒下，避风，汗出忌热及相反药，上下皆同。

四妙散

治痛风走注。

威灵仙酒蒸，五钱　羊角灰三钱　苍术一钱半　白芥子一钱

为末，每一钱，姜汤下。

提虎丸

治一切痛风走注，手足瘫痪，麻木不仁，白虎历节等。症如远年，近日寒湿脚气临发时，空心服，取脚面黑汗出为效。

麝香二钱半　京墨烟，一钱半　乳香　没药　当归各七钱半
白胶香　草乌　地龙　木鳖子　五灵脂各一两半

为末，糯米糊丸芡实大，每一丸，酒化下。

乳香黑虎丹

治男妇虚冷，血气衰惫，筋骨寒冷，及外感风温传于经络，手足麻木，腰腿疼痛，久则偏枯瘫痪，口眼㖞斜，及诸中风不能行者并宜。

草乌　苍术　生姜各一斤　连须葱半斤，同捣匀窨，春五夏三秋七冬十日，每拌一次晒干　五灵脂　乳香　没药各五钱　穿山甲二两　自然铜一两

为末，醋糊丸梧子大，每三十丸，空心热酒下，间日服尤妙。

妇人血海虚冷，腹疼痛，临卧醋汤下，止服三十丸不可过多。忌生冷物，但觉麻木为效，孕妇勿服。

龙虎丹

治痛风走注，或麻木不遂或半身痛。

草乌　苍术　白芷各一两，用童便姜葱汁拌，窨热　乳香　没药各三钱　当归　牛膝各一钱

为末，酒糊丸弹子大，每一丸酒化下。

神仙飞步丹

治男子诸风，湿痹瘫痪等症。

草乌四两，不去皮尖　苍术半斤　川芎　白芷各一两

为末，用生姜、连须葱各四两，和前药捣烂，以磁器

筑药于内令实，纸封瓶口，勿令泄气。春三夏二秋五冬七，取出晒或焙干，与姜葱同为末，醋糊为丸，如梧桐子大，每服十五丸，空心温酒茶任下。忌发热物，孕妇勿服。

苍乌散

可发痛风破伤风汗。

苍术_{烧灰} 草乌_{为末，各等分}

和匀，每二钱热酒调服，被盖之。

又方 痛风神效

草乌_{一两，豆腐煮过为末}

每二分，体盛者三五分，酒调服之，发汗死去一时久，忌风，密室中睡，苏，服姜汤解之。

或加，蝴蜂窠_{一两，烧存性} 川乌_{生，五钱}

为末，每三分或五分酒调服，诸风通用。

冷风湿气姜汤下，麻木麻痹葱煎汤下，四肢痛风酒下。

血风丸

治产后血风，筋挛痿弱无力。

秦艽 羌活 防风 白芷 川芎 当归 地黄 白芍 白术 白茯苓 半夏 黄芪_{各等分}

为末，蜜丸梧子大，每五十丸，空心酒下，或水煎服亦可。

犀角汤

治结阳肢肿便闭。

犀角　玄参各一钱　连翘　柴胡各六分　升麻　木通各八分　沉香　射干　甘草各五分　芒硝　麦门冬各四分

水煎服。

麝香丸

治痛风走注，痒如虫啮。

川芎三枚　全蝎廿一枚　地龙二钱　黑豆二钱半，俱生用　麝香半字

为末，糯米糊丸绿豆大，每七丸甚者十丸，夜卧令膈空温酒下，微出冷汗便瘥。

乌头汤

治历节疼痛，不可屈伸。

川乌一枚，用蜜二盏煎至一盏二分　麻黄　芍药　黄芪各二钱甘草一钱

先用水四盏，煎至二盏，去渣，入前蜜和煎至一盏六分，作二次温服。

趁痛散

治产后走动，气血升降失常，留滞关节筋脉，引急遍身疼痛，甚则腰背不能俯仰，手足不能屈伸，兼治男子痛风。

牛膝　当归　官桂　白术　黄芪　独活　生姜各五分韭白一钱二分半

水煎，食远服，或加桑寄生尤妙。

活血应痛丸

治风湿入肾，血脉凝，遍身麻木，上攻头面虚肿，耳

411

中医药古籍珍善本

鸣项强背急，下注腰腿重痛，脚膝拘挛，及痢久不止，痢后鼓槌风症，常服活血气壮筋骨。

苍术六两　草乌二两　金毛狗脊四两　香附七两　陈皮五两　没药　威灵仙各一两

为末，酒糊丸梧子大，每十五丸至二十丸，温酒下。忌桃李雀鸽诸血。

定痛散

治风毒邪气乘虚攻注皮肤骨髓之间，与血气相抟，痛无常处，游走不定，昼静夜甚，不得睡卧，筋脉拘急不得屈伸。

苍耳子　骨碎补　自然铜　血竭　白附子　赤芍　当归　肉桂　白芷　没药　防风　牛膝各三两　五加皮　天麻　槟榔　羌活各一两　虎胫骨　龟板各二两

为末，每一钱温酒调服。

虎骨散

治骨髓中酸疼。

虎骨四钱　芍药一两六钱　生地黄八两

以清油一升浸，曝干复入酒中，取酒尽为度，捣末，每二钱酒调，日三服。

一方无生地，有乳香二钱。

加味虎骨散

治白虎历节风，骨节疼痛昼夜不可忍者。

虎胫骨三两　没药五钱

为末，每一钱温酒调服。

升麻汤

治阳毒，赤斑出，狂言，吐脓血。
升麻二钱　犀角屑　射干　人参　甘草各一钱
水煎服。

人参化斑汤

人参一钱　石膏三钱　知母三钱　甘草五分　粳米一撮
水煎服，斑盛加大青。

犀角玄参汤

犀角一钱　升麻二钱　玄参洗，一钱　黄芩一钱半　人参五
分　香附一钱　甘草三分　大青一钱
水煎服。

防风通圣散

治瘾疹如蚊蚤之状。
方见中风门。

升麻葛根汤

治同，方见伤寒门。

犀角消毒饮

牛蒡子　荆芥穗　防风　甘草　犀角一钱半，锉为细末不入汤煎
水二盏，煎至一盏，调犀角末服。

大建中汤

治中气不足，无根失守之火出于肌表而成斑者，此方主之。

人参　黄芪　当归　芍药　桂心　甘草　半夏　黑附子

水煎服。

醉仙散

治大风病遍身瘾疹，瘙痒麻木。

胡麻子　牛蒡子　蔓荆子　枸杞子各一两，俱炒紫色　白蒺藜　苦参　天花粉　防风各五钱　轻粉四钱

为末，每一钱，早午晚各茶清调服，服后五七日间，先于牙缝内流出臭涎，浑身觉疼，昏闷如醉，后利下臭屎脓血为效，量大小虚实服之。

再造散

治大风恶疾。

大黄　皂刺各一两　白牵牛六钱　郁金五钱

为末，每五钱或二钱，五更酒调面东服之。当日利下恶物或脓或虫，嘴黑色是多年，赤色是近日，数日后又进一服，去虫积尽乃止。

大麻风丸

治大麻风初起，遍身疮点，五色不知，痛痒手足麻木等症。

苦参三斤　羌活　独活　白芷　白敛　白蒺藜　天花粉　何首乌各四两　皂刺炟　当归各半斤

为末，用皂角五斤，切细温水浸五日，去渣，慢火熬成膏，和丸梧子大，每百丸空心酒下。

紫云风丸

治血分受湿，遍身发紫血疱，痛痒有虫，若白水疱则天疱疮，乃此类之轻者。

何首乌四两　五加皮　僵蚕　苦参　当归各二两　全蝎一两半　牛蒡子　羌活　独活　白芷　细辛　生地　汉防己　黄连　芍药　蝉蜕　防风　荆芥　苍术各一两

为末，炼蜜或酒糊丸梧子大，每七十丸，温酒米饮任下。

补气泻荣汤

治大风，满面连颈极痒，眉脱鼻崩肤败。宜辛温散血，甘温补气，兼泻胃热心火，以止痒，补肺以升阳，外用针砭去恶血。忌酒面生冷物。

升麻　连翘各六钱　苏木　当归　黄连　黄芪　全蝎　地龙各三分　黄芩　生地各四分　人参二分　甘草一分半　桔梗五分　桃仁三枚

水酒各半煎，减半入麝香少许，胡桐泪一分，虻虫、水蛭各三枚，白豆蔻二分，再煎热服，或为丸服亦好。

活神丹

治大风病血虚者，可常服。

中医药古籍珍善本

羌活　玄参　当归　熟地各等分

为末，蜜丸梧子大，每五十丸空心白汤下。

加味苦参丸

治大风疮及赤白癜风。

苦参一斤　防风　荆芥　苍耳子　胡麻　皂刺各十两　蔓荆子　牛蒡子　黄荆子　枸杞子　何首乌　禹余粮　蛇床子各三两　白芷一两半

为末，用皂角煎膏和丸梧子大，每五十丸茶酒任下。

单苦参酒

用苦参半斤，剉碎，将绢袋兜，浸酒二坛，春冬浸一月，秋夏浸十日，每饮一小钟，日三次。大能消一切风毒，理脾补心，养气，疮科圣药，如酒尽以苦参晒干为末，酒调丸服尤妙。

三蛇丹

治大风，手足麻木，发脱眉落，遍身疮疹瘙痒，一切疥癣风痰皆效。

土桃蛇　乌梢蛇　白花蛇各一条　苦参四两

为末，用皂角煎膏为丸梧子大，每六七十丸，煎防风通圣散下，粥饭压之，日三服，三日一洗乃安。

白花蛇丸

治面手足白屑，疮痒皮肤皴燥。

白花蛇一条　当归二两　川芎　白芍　生地　防风　荆

芥　酒芩　连翘　胡麻子　何首乌　升麻 羌活　桔梗各一两

为末，将蛇浸酒，取酒和水打糊为丸梧子大，每七十丸茶清下。

蠲痹散

治癞风，肢节拳挛，宜此养血祛风。

羌活　独活　皂刺　白芷各五分　当归　白术各一钱半
赤芍一钱　土茯苓五钱

水煎服。

换肌散

治癞风年深不愈，以致眉发脱落，鼻梁崩损，重者方可服之。

乌梢蛇　白花蛇　地龙各三两　细辛　白芷　天麻　蔓荆子　当归　苦参　威灵仙　荆芥穗　甘菊花　紫参　沙参　木贼　不灰木　甘草炙　沙苑蒺藜　天门冬　赤芍　定风草　何首乌　石菖蒲　胡麻子　草乌　苍术　川芎　木鳖子各一两

为末，每五钱，温酒调服。

换骨丸

治一切疥癣风疾、大麻风。

苦参　浮萍各一两半　大黄　槐花　白芷　川芎各一两二钱　苍术一两　乳香　没药　沉香　木香各三钱　麝香五分

为末，用麻黄五斤，煎膏和丸弹子大，每一丸临卧温酒化下，忌风二三日。

中医药古籍珍善本

一方去苍麝，加当归、防风、甘松、白花蛇尤妙。

凌霄花散

治诸癞风症。

凌霄花五钱　蝉蜕　地龙　僵蚕　全蝎各七枚

为末，每二钱温酒调服，服后于浴室中住，在汤内一时许，服药则效。

浴癞方

桃　柳　桑　槐　楮五枝各一斤

煎浓汤一桶，先蒸，候半温坐桶内，平颈项浸洗，一日一次洗，两次极妙，一切疮疽亦好。

又方

地骨皮　苦参　荆芥　细辛　苍耳子　防风

水煎，熏洗遍身，血出为效，如洗务要宽汤浸洗良久方佳，多洗为效。

灸法　治大风断根方。

于大拇指筋骨缝间约半寸，灸三炷香，以出毒气。

单浮萍丸

治一切风疾瘾疹，紫白癜，痛痒顽麻，兼治脚气打扑伤损，浑身麻痹。

紫背浮萍摊于竹筛内下着水，晒干

为末，蜜丸弹子大，每一丸用黑豆淋酒下。

单苍耳丸

治同前，最消食积。若身体有风处或为麻豆粒者，此为风毒出也，急用针刺令黄水出尽乃已。

苍耳草叶端午日取，洗净晒干

为末，蜜丸梧子大，每十丸日三次酒下。

古皂荚丸

治肺风皮肤瘙痒，或生瘾疹，及遍身风热细疹，痛痒连胸颈，脐腹及近阴处皆然，涎痰亦多，夜多不睡。

苦参末一斤　皂荚二斤，以水一斗，浸揉取浓汁去渣，熬成膏

上和丸梧子大，每三十丸，荆芥薄荷酒下亦可。

胡麻散

治脾肺风毒攻冲，遍身瘙痒或生疮疥瘾疹，侵淫不愈，及面上游风，或如虫行，紫白癜风顽麻，或肾脏风攻注，脚膝生疮等症。

胡麻一两二钱　荆芥　苦参各八钱　何首乌一两　甘草　威灵仙各一钱

为末，每二钱，薄荷煎汤，或茶酒蜜汤下，服药后频频浴身，得汗出立效。

调中疏邪汤

治内伤外感而发阴斑。

苍术一钱半　陈皮　砂仁　藿香　芍药　甘草　桔梗半夏　白芷　羌活　枳壳各一钱　川芎　麻黄　桂枝各五分

姜煎温服。

土朱散

治丹毒。

土朱① 青黛各二钱 滑石 荆芥各一钱

为末，蜜水调搽，服之亦可。

浮萍汤

治赤白癜风，一切斑疹疥癣神效。

干浮萍四两 汉防己五钱

深煎热汤，先蒸后洗。

治面上生紫赤刺瘾疹方

硫黄 白矾等分 黄丹少许

为末，津液调敷，临卧再敷。

又方

黄丹二钱 硇砂五分 巴豆十枚 饼药一钱半

为末，同入罐中，以水酒和匀，慢火熬三四沸，取出入石灰三钱，和匀用鹅毛醮药搽红处，日一次，总见微肿便洗去，鼻上赘肉，雀斑粉刺皆效。

治面生雀子斑方

霜梅肉 樱桃枝 猪牙皂角 紫背浮萍各等分

为末，如常洗面，其斑自去。

治汗斑方

牙皂 雄黄 半夏 川椒 荜澄茄 白附子各等分 硫黄 信石各少许

---

① 土朱，即代赭石。

为末，醋调绢包擦。

又方

用密佗僧为细末，以当年酽醋调搽斑上，随手而愈。

济生防风汤

治血痹肌痹皮痹。

当归　赤茯苓　独活　赤芍　黄芩　秦艽_{各五分}　甘
草　桂心　杏仁_{各二分半}　防风_{一钱}

姜煎温服。

济生茯苓汤

治停蓄支饮及脉痹筋痹。

半夏　赤茯苓　陈皮_{各一钱}　甘草　桔梗　枳实_{各一分}

姜煎温服。

川芎茯苓汤

治诸痹流注不去，四肢麻木拘挛，浮肿。

赤茯苓　桑白皮　防风　官桂　川芎　麻黄　芍药
当归　甘草_{各五分}

枣煎温服，如欲汗以粥助之。

宣明升麻汤

治热痹兼治诸风。

升麻_{一钱半}　茯神　人参　防风　犀角　羌活　羚羊
角　官桂_{各二分半}

姜煎，入竹沥少许服。

蠲痹汤

治手足冷痹，腰腿沉重，及身体烦疼，背项拘急。

当归　赤芍　黄芪　防风　姜黄　羌活_{各一钱半}　甘草_{五分}

姜枣煎服。

行湿流气散

治风寒湿气痹症，身如板夹，麻木不仁或手足酸软。

苍术　羌活　防风　川乌_{各一两}　薏苡仁_{二两}　白茯苓_{一两半}

为末，每二钱温酒或葱汤下。

天麻黄芪汤

治手足麻木兼有风症。

天麻　白芍　神曲　羌活　茯苓_{各三分}　人参　黄连_{各四分}　当归_{五分}　黄芪　甘草　升麻　干葛　黄柏　苍术_{各六分}　泽泻_{七分}　柴胡_{九分}

水煎温服。

三妙丸

治三阴血虚，足心如火热，渐烘腰胯，及湿热麻痹，疼痛痿软等症。

苍术_{六两}　黄柏_{四两}　牛膝_{二两}

为末，酒糊为丸梧子大，每服六七十丸至一百丸，空心姜汤或盐汤下。

千金蓖麻汤

专治风湿瘫痪，手足不仁，半身不遂，周身麻木酸疼，口眼歪斜。

蓖麻_{秋夏用叶，春冬用实，一二十斤}

入甑内，置大锅上蒸半熟取起，先将绵布数尺双折，浸入蒸汤内取出，乘热敷患处，却将前药热铺布上一层，候温再换热药一层，如此蒸换，必以患者汗出为度，重者蒸五次，轻者三次即愈。内服疏风活血之剂。

擦痹法

蓖麻子_{三两} 活地龙_{七条，去砂土} 甘遂_{各一两} 麝香_{一钱}

上捣烂，磁器内勿泄气，临用先用姜葱各一两，捣烂包患处，次用姜汁化此药一鸡子黄大，擦半时久，一日三次，二三年者效，妇人尤神。

清燥汤

治湿热成痿，以燥金受湿热之邪，绝寒水生化之源，源绝则肾亏，痿作矣，腰以下痿软瘫痪不用是也。

黄芪_{一钱半} 苍术_{一钱} 白术 陈皮 泽泻_{各半钱} 人参
白茯苓 升麻_{各三分} 麦冬 当归身 生地黄 神曲末 猪苓_{各二两} 酒柏 柴胡 黄连_{各一两} 五味子_{九个} 甘草_{炙，二两}

每服半两，水煎服。

四物对二陈汤

食积瘀血妨碍，不得降而成痿。
二方加桃仁、红花、黄柏、神曲。

二妙散

治一切湿热痛痹，除湿热之圣药。

川黄连　苍术

为末，酒调或温水调下作丸，名二妙丸。

惊悸门 怔忡 健忘 虚烦 不寐 癫狂 邪祟 痫 厥 痉

诸症条论

夫人之所主者心，心之所养者血。心血一虚，神气失守，神去则舍空，舍空则郁而停痰，痰居心位，此惊悸之所以肇端也。或耳闻大声，目击异物，遇险临危，触事丧志，则心为之忭，使人有惕惕之状。始则为惊悸，久而心虚停饮，水气乘心胸中渗漉，虚气流动，水既上乘，心火畏之。心不自安，故怏怏然而怔忡也。日久不已，精神短少，心气空虚，神不清而生痰，痰迷心窍则遇事多忘。亦因思虑过度，病在心脾，故令转盼遗忘，名曰健忘。三者虽有浅深之殊，皆心脾之病，其所由来者一也。而治之之法，必审其脉之虚实，病之浅深，元气之盛衰，则虚实邪正之情了然矣。巢氏病原曰，心烦不得眠者，心热也。但虚烦不得眠者，胆寒也。不寐者，皆是痰涎沃心以致心气不足，治宜理痰为主，不可用凉药过多，病愈剧矣。

经云，多怒为癫，多喜为狂。癫者精神不守，言语错乱，妄见妄言，登高骂詈是也。狂之始发，少卧少饥，自贤自贵，妄笑妄动，登高而歌，弃衣而走是也。癫病者，责邪之并于肝。狂病者，责邪之并于心也。此皆实症，治宜降火清痰，宜泻不宜补也。

丹溪曰，俗云冲恶者，谓冲斥邪恶鬼祟而病也。如此病者未有不因气血先亏而致者焉。血气者，心之神也，神既衰乏，邪因而入，理或有之_{按此恶指山谷狐魅而言}。若夫气血两虚，痰滞心胸，妨碍升降，不得运行，以致十二官各失其职，视听言动皆为虚，妄以邪治之，其人必死，可不审乎？

丹溪云，痫有五症，猪羊牛鸡犬五者是也。病盖因痰涎壅盛，迷满孔窍，发则头旋颠倒，手足搐搦，口眼相引，胸背强直，叫吼吐沫，食顷乃苏。大率属痰与火，法当寻痰，分多分少治之。亦有因惊得者，惊则神不守舍，舍空而痰聚也，宜以行痰为主，次以清热定惊，宁心安神可也。彼香窜燥剂，宁不助火耗气者乎！

厥者，其气短也。逆者，手足厥冷也。其症不一，散之方书者甚多，今始撮其大概，且如寒热厥逆者，而为阴阳上厥也。阳厥者是热深则厥深，盖阳极则发厥也，急宜六一顺气汤治之。阴厥者始得之，身冷脉沉四肢厥逆是，蜷卧，唇口青或自利不渴，小便色白此其候也，治以四逆理中之类，仍速灸关元百壮，鼻尖有汗为度。

痓有阴阳二症，有汗曰柔痓，无汗曰刚痓，或刚曰阳痓，柔曰阴痓。古名风痓，概用风药治之，非也。丹溪云，痓属太阴湿土，故经云诸痓强直皆属于湿。盖湿盛极反兼风化制之，然兼化者虚象，而实非风也，切不可作风治，而用燥药，大率属气虚亦有火兼痰者宜辨之。

备用诸方

养血安神汤

治惊悸属血属火，动者。

当归身　川芎　白芍各五分　生地黄一钱　陈皮五分　白术七分　茯神一钱　酸枣七分　黄连五分　柏子仁五分　甘草三分

水煎服。

安神镇惊丸

治血虚，心神不安，惊悸怔忡不寐等症。

当归　白芍各一两　川芎七钱　生地一两半　白茯苓　远志各七钱　贝母　麦门冬各一两　酸枣仁　黄连各五钱　甘草二钱　陈皮　朱砂各一两，细研水飞为衣

为末，蜜丸如绿豆大，每服五十丸，食远枣汤送下。

温胆汤

治痰火而惊惕不眠。

人参　白术　茯神　当归　生地黄　酸枣仁　麦门冬　半夏　枳实　黄连　竹茹　山栀各等分　甘草三分　辰砂五分，临服研末调入

姜一片，枣一枚，乌梅一个，竹沥调辰砂末服。

金箔镇心丸

治一切惊悸。

朱砂　琥珀　天竺黄各五钱　胆星一两　牛黄　雄黄　珍

珠_{各二钱} 麝香_{五分}

心经有热加炒黄连、当归、生地黄各一两，甘草五钱，人参一两，去雄黄、胆星、麝香。

为末，蜜丸如皂角子大，金箔为衣，每一丸，薄荷汤下。

益气安神汤

治七情六淫相感而心虚，夜多梦寐，睡卧不宁，恍惚惊怖，痰癃。

当归_{一钱二分} 黄连_{八分} 生地 麦门冬 酸枣仁 远志_{各一钱} 茯神_{一钱二分} 人参 黄芪 胆星 淡竹叶_{各一钱} 小草_{六分}

姜枣煎服。

琥珀定志丸

专补心生血，定魄安魂，扶肝壮胆，管辖神魂，惊战、虚弱气乏之疾并治。

南星_{半斤，先将地作一坑，用炭火十八斤在坑内烧红，去炭，净好酒十余斤倾在坑内，大瓦盆盖覆周围，以炭火拥定，勿令泄气，次日取出为末} 真琥珀_{一两，皂角水洗去油} 大辰砂_{二两，公猪心割开入内，用线缚住，悬胎，煮酒二碗} 人乳_{一两，先取汁数碗，置瓦盆中，莫搅动，四围晒干刮一处，干则再刮，乳干以姜汁拌用} 拣参_{三两} 白茯苓 茯神_{各三两} 石菖蒲_{猪胆①汁炒} 远志_{各二两，去猪胆汁煮过，晒干，姜汁炒}

为末，蜜丸如梧桐子大，每五十丸，临卧盐汤送下。

---

① 据上下文，补"胆"字。

归脾汤

治脾经失血，少寐，发热盗汗。或思虑伤脾，不能摄血，以致妄行。或健忘怔忡，惊悸不寐，或心脾伤痛，嗜卧，少食。或忧思伤脾，血虚发热，或肢体作痛，大便不调。或经候不准，晡热风热。或瘰疬流注不能散溃敛。

人参　白术　黄芪　白茯苓　龙眼肉　当归　远志　酸枣仁各一钱　木香　甘草各五分

姜枣煎服。

状元丸

专补心生血，宁神定志，清火化痰。台阁勤攻劳心，灯窗读书辛苦，并健忘怔忡不寐，及不善记而多忘者，服之能日诵万言，胸载万卷。

人参　白茯神　当归　酸枣仁各二钱　远志三钱　麦门冬　柏子仁各二钱　龙眼肉　玄参　生地黄　朱砂　石菖蒲一寸九节，各三钱

为末，獖猪心血为丸，如绿豆大，金箔为衣，每服二三十丸，糯米汤下。

天王补心丹

宁心保神，益血固精，壮力强志，令人不忘，除怔忡，定惊悸，清三焦，化痰涎，祛烦热，疗咽干，养育心神。

人参五钱　五味子　当归　天门冬　麦门冬　玄参　柏子仁　茯神　酸枣仁　丹参　桔梗　远志各五钱　黄连二两　生地黄四两　石菖蒲一两

为末，炼蜜丸如梧子大，朱砂为衣，每服三十丸，临

卧灯心汤下。一方有熟地黄、百部、牛膝、杜仲、茯神、甘草各等分，金箔为衣，蜜丸如弹子大，临卧服一丸细嚼，灯心、红枣送下，无麦冬、黄连、生地黄。

千金方

诗曰：人若多忘事，远志及菖蒲；每日煎汤服，心通万卷书。

败龟板　龙骨　远志　石菖蒲

上等分为，酒调方寸匕，日三服令人聪明。

四物安神汤

治心中无血养，故作怔忡。

当归　白芍　生地　熟地　人参　白术　茯神　酸枣仁　黄连　栀子　竹茹　乌梅　麦门冬　辰砂另研

枣二枚，炒米一撮，水煎，调辰砂末食远服。

二陈汤

治痰因火动作怔忡。

依本方加枳实、麦冬、竹茹、黄连、山栀、人参、白术、当归、辰砂。

养心汤

治心虚血少，神气不宁，令人惊悸怔忡。

黄芪　白茯苓　茯神　半夏　当归　川芎各五钱　柏子仁　酸枣仁　人参　远志　五味　辣桂各二钱半　甘草炙，四钱

每服五钱，姜枣煎服。

朱雀丸

治心神不定，恍惚健忘，火不下降，时复振跳，常服滋阴降火全心气。

茯神二两　沉香五钱

为丸，蜜丸小豆大，每三十丸，食后人参煎汤下。

竹叶石膏汤

治大病后表里俱虚，内无津液，烦渴心躁及诸虚烦热与伤寒相似，但不恶寒，身不疼痛，不可汗下，宜服之。

方见伤寒。

高枕无忧散

治心虚胆怯，睡夜不睡。

陈皮　半夏　白茯苓　枳实　竹茹　麦门冬　龙眼肉　石膏各一钱半　人参五钱　甘草一钱半

水煎服。

酸枣仁汤

治多睡及不睡。

酸枣仁　人参　白茯苓各等分

水煎，如不要睡即热服，如要睡即冷服。

胆虚，不眠寒也，用酸枣仁，炒为末，竹叶煎汤调服。

胆实，多睡热也，用酸枣仁，生为末，茶姜汁调服。

一匕散

治惊气入心，暗不能语者。

密陀僧一味为末，茶调匕许，服神效。

惊气丸

治因逐事成惊，而成狂厥失心如痴等症。

附子　木香　白僵蚕　白花蛇　橘红　天麻　麻黄
干姜各二两　麝香五分　脑子二分　朱砂一钱，另研为衣　天南星姜
汁浸一宿　紫苏叶各一两

为末，蜜丸龙眼大，朱砂为衣，每服一丸，金银薄荷汤下。

白金丸

治癫狂失心，寒郁痰迷心窍。

白矾三两　郁金七两，须四川蝉肚者为真

为末，糊丸梧子大，每服五六十丸，温汤下。

灵苏方

治癫狂失心。

辰砂一两，光莹者　酸枣仁五钱　乳香一两，通明者　加人参
五钱

为末，都作一服，温酒调下，以醉为度。勿令吐，服药讫便安置床枕，令卧。病浅者半日至一日觉，病深者二三日觉，令人潜向之不可惊触使觉，待其自醒则神魂定矣，万一惊窨不可复治。

中医药古籍珍善本

将军汤

治癫狂。

大黄四两，酒浸一宿

水三升，煎之分三服。

苦参丸

发狂无时，披头大叫，欲杀人不避水火。

苦参为末，蜜丸梧子大，每服十五丸，薄荷汤下。

沧盐散

治喜笑不休。

以沧盐二两，火烧令红赤，研细，以河水一大碗煎至三五沸，待温，分三次服，以筋探吐，吐出热痰，次服。

黄连解毒汤

依本方加半夏、竹沥、竹叶、姜汁少许，服即笑止。

遂心丹

治癫痫风痰，妇人心风血邪。

甘遂一钱，坚实者为末，用猪心取管血三条，和遂末，将心刀批作两边，以遂末入在内，将线缚定，外用绵纸裹湿，慢火煨熟，不可焦了，取末研细，入辰砂末一钱，和匀分作四丸，每服一丸，将煨猪心煎汤下，大便下出恶物取效。

加味逍遥散

治妇人癫疾，歌唱无时，逾垣上屋，血迷心胞。

当归　白芍　白术　茯苓　柴胡　甘草　生地　远志　桃仁　苏木　红花

煨姜煎服，有热者加入小柴胡汤，生地、辰砂用水煎服。

牛黄膏

治妇人热入血室，发狂不认人者。

牛黄二钱半　朱砂　郁金各三钱　脑子　甘草各一钱　丹皮三钱

为末，蜜丸皂子大，每服一丸，新水化下。

抱胆丸

治男妇一切癫风症，或因惊恐畏怖所致，及产后血虚惊气入心，并室女经脉将行惊邪蕴结，顿服神效。

先将黑铅一两半，入铫溶化，次下水银二两，候结成砂子，再下朱砂、乳香各末一两，乘热用柳木槌研匀，丸如芡实大，每一丸空心井水吞下。病者得睡，切莫惊动，觉来即安，再一丸可除根。

辟邪丹

治中恶怪疾，乃山谷间狐魅为祟。

人参　茯神　远志　鬼箭羽　石菖蒲　白术　苍术　当归各一钱　桃奴一钱　雄黄　朱砂各三钱　牛黄　麝香各一钱

为末，酒糊丸龙眼大，金箔为衣，每一丸临卧磨木香汤下，诸邪不敢近体，更以绛袋盛五七丸，悬帐中尤妙。

灌鼻法

用皂角以浆水浸，春秋四夏二冬七日，去渣熬膏，取出摊纸上，阴干收顿。用时以水化开，灌入病人鼻内，良久涎出为效，欲涎吐，服温盐汤一二口，即止。有魇死不醒者，半夏为末吹鼻即活。

秦承祖灸鬼法

以病者两手大拇指，用细麻绳扎缚定，以大艾炷置于其中两爪甲及两指句肉四处，着火一处，不着即无效也，灸七壮效。

有人得病之初便谵言或发狂，六部无脉，然切大指之下，寸口之上有动脉者，此谓之鬼脉，乃邪祟为之也，不用服药，但宜符咒治之，或从俗送鬼神亦可。

二陈汤

治一切痫症。

依本方加南星、瓜蒌、枳实、桔梗、栀子、竹沥、姜汁、木香、辰砂末服。

虎睛丸

治痫疾发作，涎潮搐搦，精神恍惚，将作谵语。

犀角镑，一两　虎睛一对，微炒　大黄一两　栀子五钱　远志一两

为末，蜜丸绿豆大，每二十丸，食后温酒送下。

六乙顺气汤

大柴胡汤　白虎汤　三方见伤寒门。

四逆汤

理中汤　二方见中寒门_{以上五方俱治厥症}。

防风当归散

治柔痓汗多。
防风　当归　川芎　生地_{各一两}
每一两水煎服。

小续命汤

治刚柔二痓。
本方去麻黄加桂枝，治柔痓。方见中风门。
本方减桂枝加葛根、麻黄治刚痓。

葛根汤

治刚痓无汗反恶寒，小便少。
葛根_{四钱}　麻黄_{三钱}　桂枝　芍药_{各二钱}　甘草_{炙，五分}
姜枣煎服，覆取微汗。

白术汤

治柔痓大汗不止，筋挛搐搦。
白术_{三钱半}　葛根　桂心　黄芪_{各二钱}　黄芩_{钱七分半}　芍
药_{二钱半}　甘草_{炙，一钱}
水煎分作二服。

医家赤帜益辩全书十卷

赤白浊门 精滑 梦遗 诸淋 小便不能 不禁

诸症条论

丹溪云，浊主于湿热而成也，赤者湿热干于血分，白者湿痰干于气分，故胃中浊液下流而为赤白二浊。原病式云，天气寒则清洁，热则水浊。又如清水为汤自然浑浊，盖水体清而火体浊也，然则浊之属热也明矣。古人以肾虚人小便白如油光彩不定，漩脚澄下凝如膏糊为寒，盖因肾虚过欲，下虚膀胱弱而阴寒生，若此者十无一二，盖非寻常白浊之比，当审而辨之。梦遗者因梦交而泄也，精滑者不因梦交而自泄，精滑然流之不已，是二者皆湿热相火相感而成，故有虚而无寒也。

夫淋沥滴沥涩痛也，闭者急胀不通也。盖心肾气郁，使阴阳乖舛，清浊相干，膀胱蓄热而水道涩焉。所以滴沥涩痛欲通不通，甚则窒塞其间，令人闷绝，故小便血热则为血淋，火气煎烁而为砂石淋，如汤罐中煎之日久而生碱也。气血结聚而为肉淋，气血凝如膏糊为膏淋，因劳而作为劳淋。丹溪云淋有五症，皆属于热，斯得其旨矣。

夫肾水潴于膀胱而泄于小肠，此上下相通，故水火既济则荣卫流行，水窦开阖便溺通畅，岂有不禁不利者欤！夫惟心肾不交，水火未济，阴阳不调则内外关格，水道窒塞而有小便癃闭，遗溺之病生焉。盖膀胱与肾为表里，虚则客热乘之，故不能制水。水挟热而行，故数而不通，故有余沥。肾与膀胱皆冷内气不充，胞中自滑，故出多而色白。所以热则不通，冷则不禁，理之自然。亦有虚热而遗沥，气虚而不通者，不可不知。

备用诸方

金莲丸

治思虑伤心，小便赤浊。

白茯苓　石莲肉　龙骨　天门冬　麦门冬　柏子仁　当归　酸枣仁　紫石英　远志　乳香　龙齿各一两

为末，蜜丸梧子大，朱砂为衣，每七十丸，空心温酒或枣汤下。

樗柏丸

治湿热痰火浊症兼治便毒。

樗白皮一两　黄柏三两　青黛　干姜各三钱　滑石　蛤粉　神曲各五钱

痰甚加南星、半夏。

为末，神曲糊丸梧子大，每七十丸，空心白汤下，虚劳四物汤下。

一方去滑石、干姜，加知母、牡蛎治遗精。

远志丸

治赤浊因劳心者，神效。

远志_{八两} 茯神 益智仁_{各二两}

为末，酒煮面糊丸梧子大，每五十丸，临卧枣汤下。

珍珠粉丸

治遗精白浊。

蛤粉_{滋阴} 黄柏_{降火，各等分} 加珍珠_{一钱}

为末，水丸，每三十丸酒下。

星半蛤粉丸

治湿热白浊。

蛤粉_{二两} 南星 半夏 苍术 青黛_{各一两}

为末，神曲糊丸，姜汤下。

苍术难名①丹

治元阳气衰，脾精不禁，漏浊淋沥，腰痛力疲。

苍术_{半斤} 茴香 川楝子_{各一两半} 川乌头 破故纸 茯苓 龙骨_{各一两}

为末，酒曲糊丸梧子大，朱砂为衣，每五十丸，砂仁煎汤或糯米汤下。

四妙固真丹

治元脏久虚，遗精白浊，五淋七疝，妇人崩带下血，

---

① 原文"各"，误写，改之。

子宫血海虚冷等症。

苍术一斤，分作四份，一份用茴香、青盐各一两炒，一份用川乌、川楝各一两炒，一份用川椒、故纸各一两炒，一份用酒、醋炒，俱以术黄为度，去各炒药

为末，煮药，酒醋打糊丸梧子大，每三十丸，男子酒下，妇人淡醋汤下。

古龙蛎丸

治小便白浊。

龙骨 牡蛎各五钱，同入鲫鱼腹内，用纸裹入灰火内煨熟，取出去纸

上捣丸梧子大，每三十丸，米饮下。

威喜丸

治肾有邪湿，精气不固，梦泄白浊。

白茯苓切细，以猪苓一分同放于磁器内，用水煮一十余沸，取出焙干为末四两。

将黄蜡四两溶化，搜和茯苓末为丸弹子大，空心细嚼，津液徐徐送下，以小便清为度。

草薢分清饮

治真元不足，下焦虚寒，小便白浊频数无度。

草薢 石菖蒲 茯苓 甘草 益智 天台乌

水煎，入盐一捻，空心服。

滋肾饮

治白浊初起，或半月者极效。

草薢 麦门冬 远志 黄柏 菟丝子 五味子各等分

竹叶三皮，灯心一团，水煎服。

中医药古籍珍善本

水火分清饮

治赤白浊。

益智　草薢　石菖蒲　赤茯苓　车前子　猪苓　泽
泻　白术　陈皮　枳壳　麻黄各等分　甘草三分

半酒半水煎，空心温服，久病去麻黄易升麻。

九龙丹

治精浊。

枸杞子　金樱子　山楂肉　石莲肉　莲子心　芡实
粉　白茯苓　川当归　熟地黄各等分

为末，蜜丸梧子大，每七十丸灯心汤下。

黄连清心饮

治心有所慕而遗者。

黄连　生地　当归　甘草　茯神　酸枣仁　远志　人
参　石莲肉

水煎服。

三灰樗柏丸

治梦遗。

良姜三钱　芍药　黄柏各二钱，俱烧存性　樗根皮一两半

为末，糊丸梧子大，每三十丸，空心茶汤下。

金樱膏

养精益肾，活血驻颜。

金樱子经霜后，用竹刀夹摘，先杵去刺角令损，以竹刀切作两片，刮去腹

内子毛，用水洗过，捶烂置砂锅内

上用水煎，至半耗取出，滤去渣，仍以文武火熬似稀饴，每服一匙，酒调服。

水陆二仙丹

治遗精白浊，梦泄脱精等症。

芡实粉一斤　金樱膏二斤

共为末，如豆大，每七十丸，空心盐汤下。

保精汤

治阴虚火动，夜梦遗精，或虚劳发热。

当归　川芎　白芍　生地　黄柏　知母　黄连　栀子童便炒　沙参　麦门冬　干姜炒黑减半　牡蛎　山茱萸各等分

水煎空心温服。

固精丸

治心神不安，肾虚精泄。

知母　黄柏各一两　牡蛎　芡实　莲蕊　茯苓　远志各三钱　龙骨二钱　石枣肉五钱

为末，山药糊丸梧子大，朱砂为衣，每五十丸，盐汤下。

秋石固真丸

治思虑色欲过度，损伤心气，遗精盗汗，小便频数，肾虚腰痛。

秋石丹　白茯苓各四两　石莲肉　芡实各二两

为末，枣肉丸梧子大，每三十丸，盐汤盐酒任下。

石莲散

治梦遗泄精，小便白浊等症。

石莲肉　益智仁各等分

为末，每二钱，空心米饮调服。

猪肚丸

久服自觉身肥而梦遗立止，又能进饮食健肢体。

白术五两　苦参三两　牡蛎四两

为末，猪肚一具，煮烂和前末捣匀，再加肚汁捣半日，为丸小豆大，每四十丸，日三次米饮下。

枸杞汤

治肾虚精滑如神。

枸杞子　肉苁蓉　茯苓各一钱　五味七分　石枣肉　甘草各五分

生姜一片，灯心一握，空心炆服。

神芎汤

治遗精经久，肾气下陷，玉门不闭，不时漏精，宜此升提肾水归源。

升麻　川芎　人参　枸杞子　甘草　远志　黄芪　当归　地骨皮　破故纸　杜仲　白术各四分

姜一片，莲肉七枚，水煎服。

徐氏硫苓丸

治上热下冷梦遗神效。

硫黄　矾枯一两　白茯苓二两　知母　黄柏各童便浸五钱

为末，用黄蜡一两半溶化，和丸梧子大，每五十丸，盐汤下。

清心莲子饮

治上盛下虚，心火炎上，口苦咽干，烦渴小便赤涩成淋。

黄芪　石莲肉　白茯苓　人参七钱半　甘草　地骨皮麦门冬　车前子　黄芩各五钱

每服五钱，水煎空心服。

清肺饮子

治邪在上焦气分，渴而溺涩不利。

茯苓　朱苓　泽泻各二钱　车前子　琥珀　木通　瞿麦　萹蓄各一钱　通草　灯草各五分

水煎热服。

透膈散

治五淋。

用硝石为末，每服二钱。

如热淋溺赤淋沥，脐下急痛，冷水或黄芩煎汤下。血淋山栀仁汤下。气淋小腹胀满，尿后常有余沥，木通汤下。石淋茎内割痛，尿中有砂石，令人闷绝，将药用钞纸隔炒纸焦，再研细葵子三十粒，捣碎煎汤下。劳淋，劳碌力倦，虚损则发，葵花煎汤下。

单牛膝膏

治死血作淋及肾虚腰膝疼痿，女人一切血症。

以牛膝一合，用水五盏煎至一盏，入麝少许，空心服，或单以酒煮亦可。

参苓琥珀汤

治淋涩茎中痛，相引胁下痛不可忍。

人参五分　茯苓四分　琥珀　柴胡　泽泻各三分　归尾二分　玄胡索七分　甘草稍　川楝肉各一钱

灯心十茎，水煎服。

五淋散

治五般淋疾。

赤茯苓六分　赤芍一钱　山栀一钱　当归五分　条芩三分　甘草五分

水煎服。

八正散

治心经蕴热，脏腑闭结，小便赤淋，隆闭不通及热淋血淋，酒后恣欲，茎中痒痛，小便不得。

大黄　瞿麦　木通　滑石　萹蓄　栀子　车前　甘草各等分　灯心一团

水煎服。

中医药古籍珍善本

海金沙散

治五淋一服如神。

当归　大黄　川牛膝　木香　雄黄　海金沙_{各等分}

为末，每服一钱半，临卧温酒调服，两服痊愈。

鹿角霜丸

治忧思失志，小便淋闭黯如脂膏，疲剧筋力或伤寒湿亦有此症。

鹿角霜　秋石丹　白茯苓_{各等分}

为末，面糊丸梧子大，每五十丸，空心米饮下。

沉香散

治气淋，多因五内郁结，气不舒行，阴滞于阳，以致壅滞小腹胀满，大便多泄，小便不通。

沉香　石韦　王不留行　当归_{各五钱}　葵子　白芍_{各三}_钱　甘草　橘皮_{各一钱}

为末，每二钱，大麦煎汤调服。

二石散

治男妇脬转，八九日不得小便者。

滑石　寒水石　冬葵子_{各一盏}

用水十盏煎至五盏，分作二服。

三味葶苈散

治小便急痛不利，茎中疼痛。

中医药古籍珍善本

茯苓　通草_{各三两}　葶苈_{二两}

为末，每方寸匕，水调日三服。

鸡肶胵散

治遗尿失禁。

鸡肶胵_{一具，并肠洗净，烧灰为末，男用雌女用雄}

每二钱，空心温酒调服。

大菟丝子丸

治内虚里寒，自汗不止，小便不禁。

菟丝子　肉苁蓉_{各二两}　黑附子　五味子　鹿茸　鸡肶胵　桑螵蛸_{各一两}

为末，酒糊丸梧子大，每七十丸，空心盐汤下。

缩泉丸

治脬气不足，小便频数。

乌药　益智仁_{各等分}

为末，酒煮山药糊丸梧子大，每七十丸，临卧盐酒下。

桑螵蛸散

治劳伤心肾，小便频数如泔，大能安神定志。

桑螵蛸　远志　龙骨　石菖蒲　人参　茯神　鳖甲　当归_{各等分}

为末，每二钱，临卧人参汤调服。

正元丹

治冷气攻心，腹痛泄泻，自汗遗溺，阳衰足冷，真气不足，一切内虚里寒等症。

白龙骨_{三两} 诃子_{十枚} 砂仁 辰砂_{各一两}

为末，糯米糊丸绿豆大，空心酒下二丸，临卧冷水下二丸。忌葱茶韭，助阳消阴正气温中。

治小便不通

麝香、半夏末填脐中，上用葱白、螺蛳二味捣成饼封脐上，用布帛缚定，下用皂角烟入阴中自通，女人用皂角煎汤洗阴户内。

导赤汤

治溺如米泔色，不过二服即愈。

木通 滑石 甘草梢 黄柏 茯苓 生地 枳壳 白术 栀子

水煎空心服。

治小便下坠

好麻三两，轧碎火焙，用新盆一个盖火上，升作灰，黄酒调下，被盖汗出汗愈。

蜣螂散

治大小便不通。

六七月间寻牛粪中有大蜣螂，不拘多少用绵串起，阴干又贮。用时取一个，要完全者，放净砖上，四面以灰火烘干，以刀从腰切断，如大便闭，用上半截，如小便闭用下半截，各为末以新汲水调服，二便俱秘则全用之。

蜗牛膏

治同前。

用蜗牛三枚，连壳研为泥，再加麝香少许贴脐中，以手揉按之立通，若用田螺捣烂填脐中亦妙。

又方

用蜜一钟，入皮硝二钱，滚白汤一钟，空心调下。

头痛门 头风　眩晕

头痛总论

丹溪云，头痛三症多主于痰，甚者火多。有可吐者，有可下者。又若眉眶痛者，属风热与痰，有肝虚而痛者，总见光明则眶痛甚。有眉棱骨痛干眼不可开，昼静夜剧属痰。凡此之类，种种不同，视其所挟，究其所因，定其经络，参以脉理而施以补泻宣通汗利之法，斯无一偏之弊也。

备用诸方

芎术汤

治冒雨中湿，眩晕头重，呕逆不食。

川芎　白术　半夏各二钱　甘草五分

姜七片煎服。

古芎乌散

治因气触头疼，妇人气盛头疼及产后头疼。

川芎　乌药各等分
为末，每二钱，茶清调服。

芎术除眩汤

治感寒湿，眩晕头重痛极。
川芎　白术　生附子各一钱　官桂　甘草各五分
姜七片，枣一枚水煎服。

芎辛汤

治风寒在脑，或感邪湿，头重痛，眩晕呕吐不定。
川芎二钱　细辛　白术各一钱　甘草五分
生姜五片，细茶少许，煎服。

清上泻火汤

治少时灸火过多，至年老热厥头痛，虽冬月亦喜风寒畏暖。
柴胡一钱　酒芩八分　知母七分　黄柏　甘草灸　黄芪各五分
黄连　生地各四分　升麻　防风各三分半　归身　苍术各三分
荆芥穗　蔓荆子　川芎　甘草生　细辛各二分
酒红花少许，水煎热服。

单白芷散

治头面诸风，风痰上攻者，有汗者，宜单白芷，用萝卜捣汁浸晒为末，食后沸汤调服，或以少许吹入鼻，左吹右，右吹左，有效。

单白芷丸

治风症头目昏眩脑痛，及血症，产后伤风眩晕头痛。

为末，蜜丸弹子大，每一丸细嚼，荆芥煎汤下。

青空膏

治年久偏正头痛，及风湿热上壅头目，脑痛不止，惟血虚者不宜。

酒黄芩三两，半生半炒　甘草一两半　防风　羌活　黄连各一两　柴胡七钱　川芎五钱

为末，每二钱，茶清调成膏，临卧白汤下。

彻清膏

治诸风上攻，头目不清。

藁本一两　生甘草　炙甘草各五钱　薄荷　川芎各三钱　蔓荆子　细辛各一钱

为末，每二钱，茶清调服。

玉液汤

治七情气郁生痰，上逆头目眩晕，心嘈怔悸，眉棱骨痛。

半夏四钱　生姜十片

水煎入沉香，水一呷温服。

胡芦巴散

治气攻头痛，及瘴疟瘥后头痛如破。

胡芦巴　三棱　干姜各等分

为末，每二钱，生姜汤或酒调服。

半夏白术天麻汤

治痰厥头痛，眼黑头旋，恶心烦闷，气促上喘，无力以言，心神颠倒，目不敢开，如在风云中及头痛如破，身重如山，四肢厥冷，不得安卧。

半夏　陈皮　麦芽各一钱半　茯苓　天麻　黄芪　人参　泽泻　苍术各五分　白术　神曲各一钱　干姜三分　黄柏二分

姜煎热服。

玉壶丸

治风湿头疼，亦治痰患。

南星　半夏　天麻　白术各二钱　雄黄一钱

为末，姜汁为丸，蒸饼服。

搐鼻药

治头痛及偏头风。

荜茇末一两半，用猪胆汁拌，再入胆内候干

川芎　白芷　藁本　青黛　玄胡索各一两

为末，水丸，每水化一丸，送入鼻中，觉药味喉少酸，令病人坐定，口咬铜钱一个，当见涎出成盆即愈。

川芎茶调散

治诸风上攻，头目昏，偏正头疼，鼻塞声重。

川芎　荆芥各四两　薄荷　白芷　甘草　羌活各二两　防风一两半　细辛一两

为末，每二钱，茶清调服。

玉真丸

治肾厥头痛不可忍。

生硫黄二两　生石膏　半夏　硝石各一两

为丸，姜汁糊丸梧子大，每四十丸，姜汤或米饮下。虚寒甚者去石膏，换钟乳粉。

谢传点眼方

治一切急头风，头痛心腹绞痛，又治搅肠痧，闪气痛，盘肠气痛，小疝气及牙疼，猪风羊风等症。

牙硝一钱　麝香　朱砂　雄黄各五分

为极细末，磁器收贮，临病用银簪蘸药点两眼角内，立时取效。

眼科门 耳病　鼻病

眼科总论

经云，诸脉者皆属于目。又云，目得血而能视。针经云，五脏六府之精华上注于目，故为宗脉之主。目之内眦及上纲太阳之所过也，目锐眦少阳也，目下纲及两旁交颊之中阳明也，足厥阴连于目系，故目总统于肝。白睛属肺，若白睛变赤火乘于肺也。肉轮属脾土，下纲赤肿者火乘于脾也。黑水属肾，五色花翳遮黑精肾不足也。神光属肝，青晴被翳肝虚火旺也。赤脉属心，目中血贯痛涩火自甚也。凡暴赤肿痛，赤翳羞明，泪出不止，隐涩难关，冒昧不明皆火为病。经云热盛则肿是也。能审其经络部位，泻之可使立已。若久病昏暗，雀目不能远视，及内障昏蒙，五色花翳，迎风出泪，头昏目眩，皆血虚之候，宜壮水滋阴可也。亦有服寒凉太过，以致阳虚，其火转盛则当温剂从治，其火自降，目自明。经云壮水之源以镇阳光，壮火之主以消阴翳，此之谓也。今人治目，但知以寒凉伐火，而不知有壮水壮火之法。专以龙脑辛香药搽点，而不知有辛散损明之戒也，悲夫！

备用诸方

羌活石膏散

治远年近日内外翳障，风热昏暗，拳毛倒睫，一切眼疾，兼治头风。

羌活　石膏　黄芩　藁本　蜜蒙花　木贼　白芷　细辛　麻仁　萝卜子　川芎　苍术　菊花　荆芥　甘草

为末，每二钱，蜜汤调服，日三次。

菊花散

治肝受风毒，眼目赤肿，昏暗羞明多泪涩痛，渐成翳障。

甘菊花_{六钱}　蝉蜕　木贼　白蒺藜_{各三钱}　荆芥　甘草_各二钱

为末，每二钱，茶清下。

明目流气饮

治肝经不足，风热上攻，视物不明，常见黑花，当风多泪，隐涩难开，或生翳障，妇人血风时行暴赤，一切眼疾并宜服之。

大黄　川芎　细辛　牛蒡子　甘菊　防风　白蒺藜　荆芥　蔓荆子　玄参　甘草　木贼　黄芩　山栀各一两　草决明一两半　苍术二两

为末，临卧，冷酒调服。

洗心散

治风痰壅滞，心经积热，口苦唇燥，二便秘涩，眼睛肿痛，多泪羞明皆治。

麻黄　大黄　当归　芍药　荆芥　甘草各八分　白术一分半　生姜　薄荷各少许

水煎服。

洗肝散

治风毒上攻，暴赤肿痛，隐涩眵泪等症。

薄荷　当归　羌活　栀子　大黄　防风　甘草　川芎

为末，每二钱，热水调服。

川芎石膏散

治风热上攻头目，昏眩痛闷，风痰喘嗽，鼻塞口疮，烦渴淋闭，眼生翳膜。此药清神爽志，宣通气血，又治中风偏枯，解中外诸邪，调理诸病，劳复传染。

川芎　芍药　当归　山栀　黄芩　大黄　菊花　荆芥　人参　白术_{各五分}　滑石_{四钱}　寒水石　桔梗_{各二钱}　甘草_{三钱}　石膏　防风　连翘　薄荷_{各一钱}　砂仁_{二分半}

水煎服。

还睛散

治肝肺一切风热翳膜，及肾风热，或睛忽痛如针刺，或小儿疳眼初起涩痛，久则生疮翳肿，泪出难开。一切肝风及泻痢后，虚热上冲，不可点者并宜服之，为眼科通用之药。

蒺藜　甘草　木贼　防风　山栀_{各五钱}　草决明_{一两}　青葙子　蝉蜕_{各二钱半}

为末，每二钱，麦门冬煎汤下。

蝉花散

治肝经蕴热，毒气上攻眼目，赤肿昏翳，多泪羞明，一切风毒并宜。

白蒺藜　甘草　木贼　防风　山栀　草决明　青葙子　蝉蜕　川芎　荆芥　蔓荆子　密蒙花　菊花　草龙胆_{各等分}

一方无青葙、龙胆，有谷精草、羌活、黄芩等分。

为末，每二钱，茶清或荆芥煎汤调服。

四物龙胆汤

治目赤暴发云翳，疼痛不可忍。

当归　川芎　赤芍　生地黄_{各一钱}　防风_{六分}　草龙胆
防己_{各四分}

水煎温服。

石决明散

治肝热，因劳用力，眼赤肿痛，忽生翳膜，或初患一目，后两目齐患，或伤寒后热眼食毒上壅，或脾热，睑内如鸡冠蚬肉或蟹精疼痛，或旋螺尖起，或神祟太阳穴掣痛，或被物撞打。

石决明　草决明_{各一两}　羌活　山栀　木贼_{各五钱}　青葙子　芍药_{各五分}　大黄　荆芥_{各一分}

为末，每二钱，麦门冬煎汤下。

拨云散

治男妇风毒上攻，眼目昏暗，翳膜遮睛，羞明热泪，涩痒痛烂，瘀肉侵睛。

羌活　防风　柴胡　甘草_{各一两}

为末，每二钱，菊花苗或薄荷茶清下，忌一切热毒发风之物。如暴赤肿加芩连，白睛红加白豆蔻，便闭加大黄，烦躁不眠加山栀。肥人眼痛加风热药，瘦人眼痛加芎、归、玄参。久病昏暗加归地为君，杭菊为佐。

天门冬饮子

眼睛不能归中，名曰辘轳转关。

天门冬　茺蔚子　知母_{各一钱}　人参　茯苓　羌活_{各七分}半　五味子　防风_{各五分}

水煎服。

五退散

治脾受风毒，倒睫拳毛刺痛，及上下睑赤，或翻出一睑在外，及脾受风热，两睑如朱生疮，或小儿睑中生赘子，初如麻仁渐如豆大。

蝉蜕　蛇蜕醋煮　猪蹄退炒　荆芥各一分　穿山甲　川乌　粉草各五钱　蚕蜕二钱半

为末，每二钱，盐汤下。

滋阴肾气丸

此壮水之主以镇阳光。

生地四两　熟地三两　牡丹皮　山药　五味子　柴胡　山茱萸　归尾各五钱　泽泻　茯苓各二钱半

为末，蜜丸梧子大，朱砂为衣，每五七十丸，空心盐汤下。

地芝丸

治不能远视，能近视或亦妨近视，以此除风热。

生地　天门冬各四两　枳壳　甘菊花各二两

为末，蜜丸梧子大，每百丸，温酒茶清任下。

补肾丸

治两肾虚，圆翳或头旋耳鸣，起坐生花，视物不真。

巴戟天　山药　故纸　小茴　丹皮各五钱　苁蓉　枸杞各一两　青盐二钱半

为末，蜜丸梧子大，空心盐汤下五十丸。

羊肝丸

治肝热目赤睛痛，视物昏涩，兼治远年近日内外气障，拳毛倒睫，一切眼疾。

黄连末一两　白羊子肝一具，砂锅煮极烂

上捣匀，众手急丸梧子大，每三十丸温水下。忌猪肉冷水。

活命羊肝丸

治肝经蕴热，毒气上攻，眼目赤肿，多泪昏暗，及年久丧明，内障诸药灸火无效者最妙。

白羖羊子肝一片，新瓦上焙干　熟地黄一两半　菟丝子　车前子　决明子　地肤子　五味子　枸杞子　茺蔚子　青葙子　麦门冬　蕤仁　泽泻　防风　黄芩　茯苓　杏仁　细辛　葶苈　桂心各一两

为末，蜜丸梧子大，每三十丸温酒下。

补阳汤

治阴盛阳虚，九窍不通，青白翳见大眦，及膀胱肝肾经中郁遏不通于目。经云阴盛阳虚，当先补其阳后泻其阴是也。每早服补阳汤，临卧服滋阴肾气丸。若天色变，饮食不调俱不可服。

羌活　独活　甘草　人参　熟地　白术　黄芪各五分　柴胡一钱半　泽泻　陈皮　防风　白芍各二分半　生地　白茯苓　知母　当归各一分半　肉桂半分

育神夜光丸

养神益精，益智聪心，补血不壅燥，润颜色调脏腑，常服目光炯然，神宇泰定，语音清彻，步履轻快，就灯永夜不倦。

熟地黄　远志　牛膝　菟丝子　枳壳　地骨皮　当归　生地黄　枸杞　甘菊花各等分

为末，蜜丸梧子大，每五十丸酒下。

还睛丸

治肝经积热，肺受风邪，眼内赤涩生花，或黑或红或白。

人参　桔梗　黄芩　熟地　防风　茺蔚子　车前子　知母各二两　细辛　五味子各二两半　玄参五钱

为末，蜜丸梧子大，每二十丸，空心茶清下。

益气聪明汤

治饮食劳役，脾胃不定，内障耳鸣，或多年昏暗，服此令目无内外翳障，及耳无鸣聋之患。如烦闷有热者渐加黄柏，盛倍之。

人参　黄芪　甘草各五分　芍药　黄柏各一分　蔓荆子一分半　升麻　葛根各三分

水煎，临卧热服。近五更再服，得肿更妙。

牛黄丸

治小儿肝受惊风，两眼睛通，欲观东边则见西畔，若振掉头脑则睛初转。

牛黄一两　犀角二两　金银箔各五十片　甘草一钱二分

为末，蜜丸绿豆大，每七丸薄荷煎汤下。

坠翳丸

青羊胆　青鱼胆　鲤鱼胆各七枚　熊胆一分　牛胆五钱
石决明一两　麝香少许

为末，面糊丸梧子大，每十丸，空心茶清下。

光明丹

治诸般眼疾。

白炉甘石一两　辰砂一钱　硼砂二钱　轻粉五分　片脑三分　麝香一分

如赤眼肿痛加乳没各五分。内外翳障加珍珠五分，胆矾、熊胆各二分。烂弦风眼加铜青、黄丹各五分。

上各为细末如尘，另放，临时加减和匀，再研一二日，磁器收贮，密封口不可泄气。

八宝丹

点诸般眼目如神。

炉甘石　黄丹　生明矾各一两　乳香　片脑　麝香各三钱　珍珠用蚌蛤盛以铁线缚合火煅过　朱砂各五钱

各为末，用蜜一两半，以铜锅熬去膜，系绵滤过，先下朱麝珠矾丹，次下脑石，搅匀乘热为丸黄豆大，朱砂为衣，磁罐收贮，多年愈坚愈好，临用以井水磨化点眼神效。

桂香散

治风虚耳聋。

辣桂　川芎　当归　细辛　菖蒲　木香　木通　蒺
藜　麻黄　甘草各二分半　南星　白芷各四分　紫苏一分

葱二茎，水煎服。

芎芷散

治风入耳虚鸣。

白芷　菖蒲　苍术　陈皮　细辛　厚朴　半夏　甘
草　木通　紫苏　辣桂各二分半　川芎二分

姜葱煎服。

清神散

治风气壅上，头目不清，耳常重听。

僵蚕　菊花各一两　荆芥　羌活　木通　川芎　香附
防风　菖蒲　甘草各三钱

为末，每三钱，食后临卧茶清服。

磁石羊肾丸

治诸般耳聋，补虚开窍，行郁散风去湿。

磁石三两，煅，再用葱白、木通各三两同水煮一日夜，取净末二两

川芎　白术　川椒　枣肉　防风　木香　当归　鹿茸
菟丝子　黄芪各一两　肉桂六钱半　熟地二两　菖蒲一两半

为末，用羊腰子两对，去皮膜，酒煮烂和酒糊丸梧子
大，每五十丸，空心温酒，盐汤任下。

乌龙丸

治风热抟成耵耳。

生猪脂　地龙　釜底煤各等分

细研葱汁和，捏如枣大，绵裹塞耳中数日，待软即挑出。

柴胡聪耳汤

治耳中干结，耳鸣耳聋。

连翘四钱　柴胡三钱　炙甘草　当归身　人参各一钱　水蛭五分，炒　麝少许　虻虫三个，去足炒

上除蛭麝虻三味另研外，生姜五片，水二大盏煎至半，去渣，再下三味，煎一二沸，稍热服，食远。

鹿泽通气汤

治鼻不闻香臭。

黄芩四钱　苍术　羌活　独活　防风　升麻　葛根各三钱　炙甘草二钱　麻黄冬月加之　川椒　白芷各一钱

每服一钱，姜枣煎服。

御寒汤

治寒伤皮毛，鼻寒咳嗽，上气喘急。

黄连　黄柏　羌活各二分　黄芪一钱　人参五分　甘草　款冬花　佛耳草　白芷　防风各三分　陈皮　升麻各五分　苍术七分

水煎服。

芷夷散

治鼻流浊涕不止。

白芷一两　辛夷五钱　苍耳子三钱半　薄荷五分

为末，每二钱，葱茶清调服。

硫粉散

治酒齄鼻。

生硫黄　轻粉各一钱　杏仁五分

为末，用饼药调，临卧时涂，次早洗去。兼治妇人鼻上黑粉刺。

喉痹门口齿 舌

喉痹总论

内经云，一阴一阳结谓之喉痹。王太仆云，一阴者，手少阴君火心主之脉气也，一阳者，手少阳相火三焦之脉气也。二脉正络于喉，然气热则内结，甚则肿胀，肿甚则痹，痹甚则不通而死。原病式云，痹者不仁也。俗作闭由闭塞也。火主肿胀，故热客上焦而咽嗌肿胀也。咽喉之疾，反掌生死。肿胀甚者，急宜砭出血为尚，然后用寒凉药随症调之。子和云，喉痹不归之火，相去远矣。以上之说，属火热明矣。亦有伏气病名肾伤寒，谓非时暴寒伏毒于少阴，始衰不病，旬日乃发，脉微弱，法当咽痛，次必下利，当以辛热药攻其本病，顺其阴阳，则水升火降而咽痛自已。

又有少阴伤寒不传太阳，寒邪抑郁，内格阳气为热，上行于咽痛经会之处，寒热相抟而成咽痹，当以辛温甘苦制其标病以通咽嗌。二者若误用寒凉，卒致不救。呜呼，冤哉！

备用诸方

桔梗汤

治热肿喉痹。

桔梗　甘草　连翘　栀子仁　薄荷　黄芩各等分

水煎，入竹叶十片。

牛蒡子散

治风热上壅咽喉，肿痛生乳蛾。

牛蒡子研　玄参　升麻　桔梗　犀角　黄芩　木通甘草

每服五钱，生姜三片，水煎徐徐咽服。

解毒雄黄丸

缠喉风，急喉痹，双蛾肿痛，水米不下。

雄黄一两　巴豆去油，十四枚　郁金一钱

末之，醋糊丸绿豆大，热茶汤下七丸，吐出顽涎即苏。口噤以物斡开，灌下神效。

麝香朱砂丸

咽喉肿闭，或出疮或舌根肿痛。

马牙硝　铅白霜　龙脑各三钱　硼砂三两　寒水石煅，一

斤　麝香二钱　朱砂一两半　甘草十两，熬膏

研极细末，甘草膏为丸如梧子大，朱砂为衣，每含化一二丸。

千两金丸

大治喉风，不问阴阳，内外急难症肿塞者。

蚵皮草嫩，半两　铜青　大黄　牙硝各五钱

末之，以白梅肉烂研，捣匀每一两作五丸，以新绵裹，嚙化有顽涎吐出，吐后服甘桔汤甚妙。

金锁匙

治一切风热咽喉闭塞。

朴硝一两　雄黄五钱　大黄一钱

为末吹入喉中。

二仙散

治缠喉、急喉痹。

胆矾一钱　僵蚕二钱

末之吹入喉中。

玉钥匙

治风热喉闭，及缠喉风神效。

焰硝一钱半　硼砂五分　僵蚕　片脑各少许

末之吹入喉中。

凡喉闭乳蛾诸症，在关上者必有血泡，喉针点破即宽。在关下者不见难治，用芦管削尖快，令病人含水一满口，

从鼻孔守放芦管进，击一下出血，妙。

吐痰妙方

治缠喉风、喉痹及一应喉症，牙关紧急，痰涎壅盛者必用吐法，搅去痰即宽。

五爪龙草药名

取根捣，入陈米醋调，灌下，用皂角、桐油探吐。

半夏桂甘汤

治疫疠，夏为寒变及感非时感寒，少阴脉微弱自汗，咽不利，名肾伤寒。

半夏　桂枝　甘草各等分

每五钱，姜煎服。

冰梅丸

治喉痹十八种皆效。

大南星鲜者，三十五个　大半夏去弦净，四两　白矾四两　好白盐四两　桔梗二两，去芦　防风　朴硝各四两　甘草一两

拣七分熟大梅子一百个，先将硝盐水浸一周时，然后将各药研碎入水拌匀，方将梅子置于水中，其水淹过梅子三指为度。浸七日后取出晒干，又入水中浸透晒干，候药水干为度，力将梅子入磁罐内封密，如霜衣白愈佳。如要用时，薄绵裹，噙在口中，令津液徐徐咽下，痰出即愈，每一梅足可治三人，不可轻弃。

赴宴散

治三焦实热，口舌生疮，糜烂痛不可忍。

黄连　黄柏　黄芩　栀子　细辛　干姜

各等分末之，先用米泔水嗽口，后搽药于患处，或吐或咽皆效。

绿袍散

治口疮。

黄柏一两　青黛三钱　一方加密陀僧一钱

末之，擦患处，噙少时，吐出涎立愈。

清热如圣散

治舌下肿而核大，取破出黄痰已，疴又复发。

枳壳五分　天花粉六分　黄连八分　连翘一钱　荆芥五分薄荷五分　牛蒡子八分　山栀子六分　柴胡四分　甘草三分

灯心十茎，水煎食后稍冷服。忌鱼厚味。

病机云，舌长过寸，研冰片敷之即收。

清胃汤

治牙床肿痛动摇，黑烂脱落，皆属阳明大肠与肝胃二经之火。

山栀子炒　连翘去心　牡丹皮一钱　条芩一钱　石膏二匙生地黄酒洗　黄连炒，各八分　升麻　白芍煨　桔梗各一分　藿香五分　甘草二分

水煎食远服。

灸牙痛

百药不效，用艾炷如麦大，灸两耳当三壮立止。

虚损门 诸热　诸寒　自汗　盗汗　消渴　劳瘵　诸血　沉寒　痼冷　补益

虚损治论

夫虚怯症者，自因元气不足，心肾有亏，或劳伤气血，或酒色过度，渐至真阴亏损，相火随旺则消铄真阴，而为嗽为喘，为痰为热，为吐血衄血，为盗汗遗精，为上盛下虚，脚手心热皮焦，午后怕寒夜间发热，或日夜不退，或懵杂怔忡呕哕，烦躁胸腹作痛，饱闷作泻痞块，虚惊，面白唇红，头目眩晕，腰背酸疼，四肢困倦无力，小水赤色，脉来数大或虚细弦急，怪症多端，犯此难治。虚劳不受补者难治，喉痛生疮声哑者难治，久卧生眠疮者难治，皆是阴虚火动，俱用滋阴降火汤加减，后用坎离既济丸，乃收功、保后之药也。劳症者元是虚损之极，痰与血病，先起于虚怯，以后成劳，治药一同。劳脉数大而虚。又有传尸劳瘵之症，乃脏中有虫嚼心肺者，名曰瘵，此是传尸疰骨劳。疰者注也，自上疰下，骨肉相传，乃至灭门者有之矣。

备用诸方

滋阴降火汤

治阴虚火动，发热咳嗽，吐痰喘急，盗汗口干，此方与六味地黄丸相兼服之，大补虚劳神效。

当归酒洗，一钱二分　白芍一钱三分　生地八分　熟地　天门

冬　麦门冬　白术各一钱　陈皮七分　黄柏　知母　甘草各五分

生姜三片，大枣一枚水煎，临服放竹沥、童便、姜汁少同服。

骨蒸劳热者阴虚火动也，加地骨皮、柴胡。如服药数剂热不退，加炒黑干姜三分。盗汗不止者气血衰也，加黄芪、酸枣仁。痰火咳嗽，气急生痰加桑白皮、紫菀、片芩、竹沥。咳嗽痰中带血者难治也，加片芩、牡丹皮、阿胶、栀子、紫菀、片角、竹沥。干咳嗽无痰，及喉痛生疮声哑者难治也，加片芩、瓜蒌仁、贝母、五味子、杏仁、桑白皮、紫菀、栀子。咳嗽痰多，津液生痰不生血也，加贝母、款冬花、桑白皮。喉痛生疮，声音不清或咽干燥，虚火盛也，用山豆根磨水噙之，再用玉钥匙吹之。痰火作热，烦躁不安，气随火升也，并痰火怔忡嘈杂，加酸枣仁、山栀、炒黄连、竹茹、辰砂、竹沥。痰火惊惕同治。血虚腰痛加牛膝、杜仲。血虚脚腿枯细，无力痿弱加黄芪、牛膝、防己、杜仲，去天门冬。梦遗泄精虚火动也，加山药、牡蛎、杜仲、故纸、牛膝，去天门冬。小便淋浊加车前、瞿麦、萆薢、萹蓄、牛膝、山栀，去芍药。阴虚火动，小腹痛者加茴香、木香少许，去麦门冬。阴虚火盛，足常热者加山栀、牛膝，去麦门冬。

坎离既济丸

治阴虚火动劳瘵之疾。

当归六两　南川芎一两　白芍三两　熟地　生地　天冬　麦冬各四两　五味子　山药各三两　山茱萸　牛膝各四两　黄柏去粗皮，九两，酒炒三两，蜜水炒三两，盐水炒三两　知母酒浸二两，盐水浸二

两　龟板三两

末之，忌铁器，炼蜜丸如梧桐子大，每服五六十丸，空心盐汤下。

滋阴清化膏

清痰火，滋化源，益肾，乃人身之化源。

生地　熟地　天冬　麦冬各二两　白茯苓一两　山药　枸杞　白芍各一两　五味子七钱半　玄参　薏苡仁　知母各一两　黄柏一两半　甘草生，五钱

有盗汗加黄芪七钱，痰嗽甚加陈皮、贝母各一两。

末之，蜜丸弹子大，每服一丸，空心津液噙化下。

生脉散

气极者，正气少邪气多，多喘少言，此方主之。

人参　麦冬　五味子炒，各等分

水煎温服。

凡恶热非热，明是虚症。经曰阴虚则发热。阳在外为阴之卫，阴在内为阳之守。精神外驰，淫欲无节，阴气耗散，阳无所附，遂致浮散于肌表之间而恶热也，当作阴虚火动治之。

凡恶寒非寒，明是热症。亦有久服热药而得者。河间谓火极似水，热甚而反觉自冷，实非寒也。有用热药而少愈者，卒能发散郁遏暂开耳。又曰火热内炽，寒必荡外，故恶寒而实非寒症。凡背恶寒甚者，脉浮而无力者，阳虚也，用参芪之类加附子少许。

秦艽鳖甲散

治阴阳俱虚，劳复发热不分新久。

地骨皮　柴胡　鳖甲各一两　秦艽　知母　当归各五钱

乌梅一个，青蒿数茎，水煎服。

阳虚则恶寒，用参芪之类，甚者加附子以行参芪之气。

面热火起寒郁热。面寒退胃热。

黄芪白术汤

治诸虚不足，津液枯竭，体常自汗，昼夜不止，日渐
羸瘦。

防风　黄芪　白术　麻黄根　牡蛎各一两

上用水一钟，小麦一撮，煎温服。

麦煎散

治荣卫不调，夜多盗汗，四肢烦热，肌肉清瘦。

知母　石膏　甘草炙　滑石　白茯苓　人参　地骨皮
赤芍　葶苈　麻黄根　杏仁各五钱，麸炒去皮尖

为末，每服一钱，浮麦煎汤调服。

当归六黄汤

治盗汗之圣药也。

当归　生地黄　熟地黄　黄柏　黄芩　黄连各等分　黄
芪加一倍

每服一两，水煎服。

丹溪人乳膏

治消渴。

人乳汁　黄连末　天花粉末　藕汁　生地黄汁

上后二汁为膏，入前三味，搜和佐以姜汁些少许，和蜜为丸，徐徐留舌上，以白汤少许送下 。

地黄饮子

治渴，咽干，面赤烦躁。

甘草　人参　生地　熟地　黄芪　天门冬　麦门冬　泽泻　石斛　枇杷叶

上各等分，每服五钱，水煎食远温服。

生津甘露饮

治善消大渴，饮水无度，舌赤涩，上下齿皆麻，舌根强肿痛，食不下，腹时胀，甚则四肢痿弱，面脱色。

石膏一钱二分　甘草炙　人参　知母　升麻各二钱　桔梗三钱　黄柏　杏仁各一钱半　甘草生　山栀　荜澄茄　白豆蔻　白芷　连翘　大黄各一钱　白葵　兰香　麦门冬　当归各半钱　黄连　木香　柴胡各三分　藿香　全蝎二个

末之，浸蒸饼糊和匀摊薄晒干，杵细，食后每服二钱，抄于掌中，以舌舐之，随津液下或以白汤送下。

劳瘵治论

王节斋曰，男子二十前后色欲过度，损伤精血必主阴虚火动之病。睡中盗汗，午后发热，哈哈咳嗽，倦怠无力，饮食少进，甚则痰涎带血，咯唾出血，或咳血、吐血、衄血，身热脉沉数，肌肉消瘦，此名劳瘵最重。治轻者用药数十服，重者期以岁年。然必须病人碍①命坚心定志，绝房室，息妄想，戒恼怒，节饮食，以自培其根。否则虽服良药无用也。此病治之于早则易，若到肌肉消烁沉困着床，尺脉沉取细数则难为矣。又此病大忌服人参，若曾服过多者亦难治。今制一方于后，治色欲症，先见潮热盗汗，咳嗽倦怠，趁早服之。

主方

川芎　熟地各一钱　白芍一钱三分　黄柏七分　知母一钱，二味蜜水炒　生地五分　甘草炙，五分　白术　当归各一钱三分　天门冬一钱　陈皮七分　干姜三分，炒紫色　生姜三片

水煎，空心温服。

若咳嗽盛，加桑白皮、马兜铃、瓜蒌仁各七分，五味子十粒。

若痰盛，加姜制半夏、贝母、瓜蒌仁各一钱。

若盗汗多，加牡蛎、酸枣仁各七分，浮小麦一撮。

若潮热盛，加桑白皮、沙参、地骨皮各七分。

若梦遗精滑，加牡蛎、龙骨、山茱萸各七分。

若赤白浊，加白茯苓一钱，黄连三分，炒。

若兼衄血、咳血，出于肺也，加桑白皮一钱，黄芩、山栀仁各五分，炒。

若兼嗽血痰，出于脾也，加桑白皮、贝母、黄连、瓜

---

① 碍，通"爱"。

萎仁各七分。

若兼呕血、吐血，出于胃也，加山栀、黄连、干姜、蒲黄炒，各一钱，韭汁半银盏，姜汁少许。

若兼咳唾血，出于肾也，加桔梗、玄参、侧柏叶炒，各一钱。

甲字号十灰散

治劳症，呕血吐血咯血嗽血，先用此药止之。

大蓟　小蓟　柏叶　荷叶　茅根　茜根　大黄　山栀　丹皮　棕榈灰_{各等分}

上各烧灰存性，研极细，用纸包，碗盖于地上一夕，出火毒。用时先将白藕捣绞汁或萝卜汁，磨京墨半碗，调服五钱，食后下。如病势轻用此立止，如血出成升斗者用后药止之。

乙字号花蕊石散

五内崩损，涌喷出血升斗，用此止之。

花蕊石_{火煅存性，研如粉}

上童子小便一钟煎，温调末三钱，甚者五钱，食后服下。如男用酒一半，女用醋一半，与小便一处和药服，使瘀血化为黄水，服此讫，以后药补之。

丙字号独参汤

止血后服此补之。

大人参_{去芦，二两}

水二钟，枣五个，煎。不拘时细细服之，服后宜熟睡一觉，后服诸药除根。

丁字号保和丸

治劳嗽肺成痿者，服之决效。

知母　贝母　天门冬　款冬花_{各三钱}　麦门冬　天花粉　薏苡仁　杏仁　五味_{各二钱}　粉草_炙　马兜铃　紫菀百合　桔梗　阿胶　当归　生地　紫苏　薄荷_{各半钱}

一方无地黄，有百部。

水煎，姜三片，入饴糖一匙于药内服之。

戊字号保真汤

治劳症，体虚骨蒸服之决补。

当归　生地　白术　黄芪　人参_{各三钱}　莲心　赤茯苓　白茯苓_{各五分半}　天门冬　麦门冬　陈皮　白芍　知母　黄柏　五味　柴胡　地骨皮　熟地_{各一钱}　赤芍　甘草_{各二钱半}

姜枣煎服。

己字号太平丸

治劳症久嗽，肺痿肺痈并皆噙服。

天门冬　麦门冬　知母　贝母　款冬花　杏仁_{各二两}当归　生地黄　熟地黄　黄连　阿胶_{各一两半}　蒲黄　京墨　桔梗　薄荷_{各一两}　白蜜_{四两}　麝香_{少许}

上为细末，和匀用银石器，先下白蜜炼蜜熟，后下诸药末，搅匀。再上火，入麝香略熬二三沸，丸如弹子大，每日三服，食后细嚼一丸，煎薄荷汤缓缓化下，次噙一丸临卧时。如痰盛先用饧糖拌消化丸吞下，却噙嚼此丸，仰卧使药流入肺窍，则肺清润其嗽退除，七日病痊，凡一切咳嗽只服此药立愈。

庚字号沉香消化丸

治热痰壅盛。

青礞石　明矾飞杵细　猪牙皂角　南星火炮　半夏生制　白茯苓　陈皮各二两　枳壳一两半　薄荷□两　沉香　黄芩各五钱　枳实一两半

上为细末和匀，姜汁浸神曲搅糊为丸如梧桐子大，每服一百丸，临卧饧糖拌吞，次噙太平丸，二药相攻，痰嗽除根。

辛字号润肺膏

治久嗽肺燥肺痿。

羊肺一具　杏仁一两，净研　柿霜　真酥　蛤粉各一两　白蜜二两

上先将羊肺洗净，次将五味入水搅黏，灌入肺中，白水煮熟，如常服食，前与七药相间服之亦佳。

壬字号白凤膏

治一切久怯弱极，虚惫咳嗽，吐痰嗽血发热。

黑嘴白鸭一只　大京枣二升　参苓平胃散一升　陈煮酒一瓶

上将鸭缚定脚，量患人饮酒多少，随量以酒荡温，将鸭项割开，滴血入酒内搅匀饮之，直入肺经，润补其肺，却将鸭干去毛，于胁边开一孔，取其肠杂拭干，次将枣子

去核，每个中定纳参苓平胃散填入鸭肚中，用麻扎定，以沙瓮一个，置鸭在内，四围用火慢煨，将陈酒煮干，作三次添入，煮干为度，然后食其枣子，随干随意食用，参汤送下，后服补髓丹则补髓生精和血顺气。

癸字号补髓丹<small>一名十珍丸</small>

治久劳虚败，髓干精竭，血枯气少，服前药愈后服此药。

猪脊髓<small>一条</small>　羊脊髓<small>一条</small>　团鱼<small>一枚</small>　乌鸡<small>一只，四味制净，去骨存肉，用酒一大碗于沙瓮内，煮热擂细入</small>　大山药<small>五条</small>　莲肉<small>半斤</small>　京枣<small>一百枚</small>　霜柿<small>十枚</small>

四味制净，用井花水一大瓶，于砂瓮内煮熟，擂细与前熟肉一处再用慢火熬之，却下：

明胶<small>四两</small>　真黄蜡<small>三两</small>

上二味，逐渐下与前八味和一处，擂成膏子，和平胃散末，四君子汤末，知母黄柏末，各一两，共一十两，搜和成剂，如十分硬，再入白蜜同熬，取起放青石上，用木槌打如泥丸，如梧桐子大，每服一百丸，不拘时候枣汤下。

遇仙灸

治劳瘵捷法，累用神验。

取癸亥二更后，六神皆聚时，解去下衣，直身平立，以墨点记腰上两旁陷处，谓之腰眼穴。然后上床合面卧，每穴灸七壮，劳虫或吐或泻而出，取后用火焚之，弃于江河中，不致害人。或依崔氏四花六穴灸之亦妙，后服将军丸。

将军丸

治传尸劳瘵，前灸法并此药乃异人传授，累经效验。

锦纹大黄九蒸九暴，焙　麝香一钱，研　贯众　牙皂去皮醋炙
桃仁去皮炒　槟榔　雷丸各一两　芜荑五钱　鳖甲醋炙黄，一两

上为末，先用青蒿叶二两，东边桃、柳、李、桑叶各
七片，水一碗煎七分去渣，入蜜一大盏，再熬至成膏，入
前药末，及麝香、安息香，捣丸如梧桐子大，每服三十丸
食胶枣汤下。

清火滋阴汤

治吐血、咳血、嗽血、唾血、呕血。

天门冬　麦门冬　生地黄　牡丹皮　赤芍　栀子　黄
连　山药　山茱萸　泽泻　甘草　赤茯苓各等分

水煎，入童便调同服。

金液丹

治吐利日久，脾胃虚损，手足厥逆，精神昏睡露睛，
口鼻气冷，欲成慢惊，或身冷脉微，自汗，小便不禁等症
皆效。

用硫磺将铁勺熬熔，倾入井水或麻油后，用桑柴灰淋
碱，炊七八遍，换水，去红晕为末，蒸饼丸梧子大，每二
十丸，空心米汤下。伤寒阴症不拘丸数。

灵砂丹

治诸虚痼冷厥逆如神。

水银_{三两}　硫黄_{一两}

共炼成砂，研细，糯米糊丸麻子大，每五七丸至十五丸，空心人参枣汤或盐汤下。

疝气偏坠木肾肿疼，茴香酒下；虚劳喘嗽，生姜乌梅苏梗汤；腰腹满痛，莪术煎汤下；盗汗溺多，煅牡蛎入盐煎汤下；痃疟不已，桃柳枝汤下；吐逆反胃，丁香、藿香煎汤下；白浊遗精，白茯苓汤下；中风痰厥面青，木香磨汤研灌；走注风遍身痛，葱白酒下；脚痛，木瓜煎汤下；气滞，生姜陈皮煎汤下；妇人血气痛，玄胡索、五灵脂，酒醋各半煎汤下；小儿慢惊沉困胃虚神脱，人参、丁香煎汤送下。

黑锡丹

治脾肾俱虚，冷气刺痛，止汗坠痰，除湿破癖。

黑锡_{溶去渣}　硫黄_{溶化水浸，各二两}

又却将锡再溶化，渐入硫黄，俟结成一片，倾地上去火毒，研至无声为度，此为丹头，再入：

附子　故纸　肉豆蔻　小茴　川楝　阳起石　木香沉香　胡芦巴_{各一两}　肉桂_{五钱}

为末，和匀酒糊丸梧子大，阴干入布袋内，擦令光热，每三五十丸，空心姜盐汤或枣汤下，妇人艾醋汤下，一切冷痰盐酒下，年高有客热者服之效。

六味地黄丸

治形体瘦弱无力，多困，肾气久虚久亏，憔悴寝汗，发热，五脏齐损，遗精便血，消渴淋浊等症。妇人血气虚，

中医药古籍珍善本

无子者服之有效。

干山药　山茱萸肉_{各四两}　泽泻　牡丹皮　白茯苓_{各三}_两　熟地_{八两}

上为末，炼蜜为丸如梧子大，每服五六十丸，空心白汤下。寒月温酒下，如肾虚有饮作痰唾生姜汤下。

八味丸

治肾气虚乏，下元冷惫，脐腹疼痛，夜多旋溺，脚膝缓弱，肢体倦怠，面皮痿黄或黧黑，及虚劳不足，渴欲饮水，腰重疼痛，小腹急痛，小便不利。

即六味丸加附子、桂心各一两。

八物肾气丸

平补肾气，坚齿驻颜。

即六味丸加五味子、桂各二两。

三一肾气丸

补心肾诸脏精血，泻心肾诸脏火湿。

熟地黄　生地黄　山药　山茱萸_{各四两}　牡丹皮　赤白茯苓　泽泻　锁阳　龟板_{各三两}　牛膝　枸杞子　人参　麦门冬　天门冬_{各一两}　知母　黄柏　五味子　肉桂_{各二两}

上为细末，炼蜜为丸如梧子大，每服五十丸，渐加至六七十丸，空心淡盐汤下或温酒下。

人参固本丸

清心益肾，活血生津。

生地黄　熟地黄　天门冬　麦门冬各二两　人参一两

为末，炼蜜为丸如梧子大，每服五十丸，空心温酒淡盐汤下。

冷补丸

治肾水燥少，不受峻补，口干多渴，目暗耳聋，腰痛腿弱，小便赤涩，大便或秘。

天门冬　麦门冬　熟地黄　生地黄　川牛膝　白芍药　地骨皮　石斛草　玄参　沉香另研，不见火　磁石各等分

为末，炼蜜丸如梧子大，每服七十丸，空心盐汤酒下。

明目益肾丸

枸杞　当归　菟丝子　生地各一两　五味子五钱　知母黄柏各七钱　山药　人参各五钱　茯苓一两　巴戟　天门冬　甘菊花各五钱

为末，炼蜜丸如梧子大，空心盐汤下五十丸。

异类有情丸

大补气血。

鹿角霜　龟板各三两六钱　鹿茸　虎胫骨各二两四钱

为末，雄脊髓九条同炼蜜捣丸梧子大，每五七八十丸，空心盐汤下。如厚味善饮之人加猪胆汁以降火。

瑞莲丸

定心暖肾，生血化痰。

苍术主脾，一斤，生用四两，酒醋米泔各浸四两　莲肉主心，一斤，去

皮心，浸酒待软入猪肚内煮极烂，取出焙　枸杞子主肝　五味子主脉　熟地黄主血　故纸主肾，各二两

为末，用前猪肚捣丸，同酒糊丸梧子大，每五十丸，空心温酒下。

巨胜子丸

益阴壮阳，令人有子。

熟地四两　生地　何首乌　牛膝　天门冬　枸杞　肉苁蓉　菟丝子　巨胜子　天雄　白茯苓　柏子仁　酸枣仁　故纸　巴戟天　五味子　覆盆子　山药　楮实　续断各一两　韭子　芡实　川椒　胡芦巴　莲蕊各五钱　木香二钱半

为末，蜜丸梧子大，每七十丸加至百丸，空心温酒下。

医家赤帜益辨全书十一卷

水肿门 鼓胀　五疸　青筋

水肿总论

水肿者，通身浮肿，皮薄而光，手按成窟，举手即满者是水肿也。初起眼胞上下微肿如裹水，上则喘咳气急，下则足膝浮肿，大小便短涩不利，或大便溏泄，皆因脾虚不能运化水谷，停于三焦，注于肌肉，溃烂阴囊，足胫水出，唇黑缺盆平，脐凸肉硬，足背手掌俱平者，是脾气惫也，鼓胀症治亦然。

夫疸有五症，总湿热相蒸，故发黄也，治法以金匮要略为主，参以丹溪心法，庶几其治也。

青筋者即沙症也，原气逆而血不行，俾恶血上攻于心也，皆由七情郁结，复伤生冷冲寒而成也，急宜三棱针于筋上刺去恶血，以白虎丸主之，百不失一也。

备用诸方

实脾散

治阴水发肿，宜先实脾土。

厚朴　白术　木瓜　木香　干姜　草果　大腹子　白茯苓　香附各五分　甘草二分

姜枣煎服。

又方　治水肿。

苍术　白术　厚朴　茯苓　猪苓　泽泻　香附　砂仁　枳壳　陈皮　大腹皮　木香各等分

灯心一团，水煎，磨木香调服。

香平丸

治水气血三肿。

黑牵牛　三棱　莪术　干生姜各三两　平胃散一斤

为末，醋糊丸或入鸭头鲜血为丸梧子大，生姜汤下。

布海丸

治水肿痰肿气肿，鼓胀，喘咳及癥瘕瘿瘤。

昆布　海藻各一斤，洗净入罐炆成膏　枳实四两　陈皮二两　青皮一两　荜澄茄　青木香各五钱

如气盛加三棱、莪术各二两。

为末，入前膏为丸，空心沸汤下五十丸。

疏凿饮子

治水肿喘呼，气急烦渴，大小便不利。

羌活　秦艽　商陆　槟榔　泽泻　木通　大腹皮　茯苓皮　赤小豆　椒目各等分

水煎服。

紧皮丸

治肿消后宜服。

荜澄茄三钱　干漆二钱　枳壳四两　苍术　乌药　香附子　三棱　莪术　木香　砂仁　红豆蔻　草果　茯苓各一两

为末，醋糊丸服。

丹房奇术

治肿胀。

巴豆四两　水银粉二钱　硫黄一钱

同研成饼，先用新绵一块铺脐上，次以饼当脐掩之，外用帛缚。如人行五里，自然泻下恶水，待行三五次去药以补住，久患者隔日取水神效。

中满分消丸

治中满鼓胀，气胀水胀大热胀。

酒芩六钱　黄连　枳实　半夏　厚朴各五钱　姜黄　白术　人参各二钱半　甘草　猪苓各一钱　干生姜　白茯苓　砂仁各二钱　知母　泽泻　陈皮各三钱

一方无甘草、猪苓。

为末，蒸饼丸梧子大，每百丸焙热，白汤或姜汤下。

金丹

治十肿水气鼓胀。

苍术四钱半　草乌二钱　山豆根一钱半　羌活二两　杏仁廿一个

为末，面糊丸梧子大，每十一丸临卧姜汤下。忌盐酱房事。

诸蛊保命丹

治蜘蛛蛊胀。

肉豆蔻三两　青矾　红枣　香附各一斤　大麦芽一斤半

先将苁蓉、青矾入罐内，同炮烟尽，和前药为末糊丸梧子大，每廿丸食后酒下。

分消汤

治中满成鼓胀。

苍术　白术　陈皮　厚朴　枳实各一钱　砂仁七分　木香三分　香附　猪苓　泽泻　大腹皮各八分　茯苓一钱

姜一片，灯心一团，水煎服。

丹溪治疸方

治五疸湿热黄。

黄芩　黄连　栀子　茵陈　猪苓　泽泻　苍术　青皮　草龙胆各五分

谷疸加三棱、莪术、砂仁、陈皮、神曲。

生姜煎服。

枣子绿矾丸

治黄疸胖病。

针砂　绿矾炒　苍术　厚朴　陈皮　神曲炒, 各一两　甘草五钱为末，枣肉为丸或醋糊为丸如梧子大，每服五十丸，食后米汤送下。切忌乔麦、羊肉、母猪肉，食之急死，无医。

白虎丸

治青筋仙方。

千年石灰<small>一味，刮去杂土水飞过晒干</small>

上量可丸如梧子大，每五十丸，量轻重加减酒送下。

又治心腹痛及妇人崩漏带下，一切气恼爪黑，及打扑内伤血不能散，服之大效。

诸疮门<small>痈疽　瘰疬　疔疮　便毒　下疳　杨梅疮　臁疮　疥疮　癣疮　秃疮　诸疮　杖疮　折伤　金疮　破伤　汤火　奶痛　肺痈　痔漏　肠风　虫兽　中毒　骨鲠　五绝　膏药</small>

诸疮总论

凡疮之痛痒，自属虚实寒热，故痛而实者为热，虚而痒者为寒。经云，诸疮痛痒，皆主于心。以心主血而行气，气血凝滞而为痈疽疔疮。阔大一寸以上曰痈疽，一寸以下曰疮疖。诸疮之中，惟背疽疔疮为急症，其初发也，使身体或先热而后恶寒，或先痒而后痛，若其不痛最为恶症，且如背疽，始生如黍粟粒大，才有觉时，使用艾于痛处灸之，痛则灸至痒，痒则灸至痛，使毒气随火而散。若失之于初，疮势已成，又当审其虚实寒热，热实则清之，虚寒则温之，得毒消脓溃方为可治之症。疔疮者必发于手足之间，生黄泡其中，或紫黑色有一条如红线直上，仓卒之际急宜以针于红线所至之处刺出毒血，然后却以蟾酥、乳香膏等，于正疮头上涂之，针时以病者知痛出血为好，否则红线入腹攻心必致危殆。至若瘰疬颈疽臀痈之类，皆因毒气郁积于内发而为疮，治法皆须解毒溃脓。若气血弱者，又须生之，此乃一定之法。疮疥痒痛之类，随其脏腑所受冷热调之，所贵气血宣流，自失其痛痒矣。如脚外臁疮久年不愈者，多是肾水流注，又有脾水溃溢，治各有方，随症选择。

备用诸方

黄连消毒饮

治足太阳经分，痈疽发于脑项或背，肿势外散热毒焮发，宜先灸之，或痛而发热皆宜。

黄连 羌活各一钱 黄芩 黄柏 藁本 防己 桔梗各五分 生地 知母 独活 防风 归尾 连翘各四分 黄芪 苏木 陈皮 泽泻各二分 人参 甘草各三分

水煎服。

内托羌活汤

治足太阳经分，痈疽发于尻臀，坚硬肿痛大作，两尺脉紧无力。

羌活 黄柏各二钱 黄芪一钱半 防风 藁本 归尾各一钱 连翘 甘草 苍术 陈皮各五分 肉桂三分

水二盏，酒一盏，煎至二盏，热服。

白芷升麻汤

治手阳明经分，臂上生痈，此得入风之变也。

白芷一钱半　升麻　桔梗各一钱　甘草　红花各五分　黄芪　酒芩各四钱　生芩三钱

分作二帖，水酒各半煎服。

内托升麻汤

治两乳间出黑头疮，疮顶陷下作黑眼子，并乳痈初起亦宜。

葛根　升麻　连翘各一钱半　黄芪　当归　甘草炙,各五分　鼠粘子五分　肉桂三分　黄柏二分

水二盏，酒一盏，煎服。

十味中和汤

治手足少阳经分，发痈及时毒，脉弦钩，半表半里者。

石菖蒲　牛蒡子　羌活　川芎　防风　漏芦　荆芥　麦门冬　前胡　甘草

各等分，水煎服。

内托芪柴汤

治足太阴厥阴经分，疮生腿内近膝股，或痈或附骨疽，初起肿痛势大。

黄芪二钱　柴胡一钱　羌活五分　连翘一钱半　土瓜根酒洗,一钱　归尾七分半　肉桂三分　生地　黄柏各二分

水二盏，酒一盏，煎热服。

千金漏芦汤

治一切恶疮肿毒，凡瘤、瘰疬、疔肿、鱼睛、五发、痈疽，初觉一二日，便如伤寒头痛，烦渴拘急，恶寒，肢体疼痛，四肢沉重，恍惚闷乱，坐卧不宁，皮肤壮热，大便闭结，小便赤黄并治，妊妇勿服。

漏芦　白蔹　黄芩　麻黄　枳实　升麻　芍药　甘草　芒硝　连翘

各等分，水煎服。

真人活命饮

治一切痈疽疔肿，不问阴阳虚实善恶，肿溃，大痛或不痛，然当服于未溃之先，与初溃之始。若毒已大溃，不可服，初用一剂，大势已退，然后随症调治有效。

穿山甲<small>三大片，切，蛤粉炒成珠</small>　天花粉　乳香　甘草节　赤芍　白芷<small>各一钱</small>　防风　贝母<small>各七分</small>　没药　皂角刺<small>各五分，炒</small>陈皮<small>一钱半</small>　归尾<small>一钱半</small>　金银花<small>一二钱</small>

酒煎服，空心。

化毒汤

治痈疽发背乳痈，一切无名肿毒，初起服之立消，已成已溃服之立愈。

防风　甘草节　白芍　苦参　贝母　黄芩　连翘　白芷<small>各一钱</small>　天花粉　金银花蕊<small>各一钱二分</small>　半夏<small>七分</small>　乳香　没药<small>各五分</small>

好酒煎服，被盖取汗。

芙蓉膏

治痈疽发背诸毒。

芙蓉叶或皮或根亦可　　蔓荆子

各等分入石臼内捣极烂，用鸡子清调搽于疮上，留顶，不过二次收功，顶如烟起，立时止痛，其效如神。

一方　治发痈疽，不问已溃未溃，敷上立消，止痛如神。

白金凤花一棵连根带叶捣烂，先用陈米醋洗净患处，后敷药，一日一换，疮将好，用桑叶醋煮一滚，即捞起贴疮上，即生肌收口而愈。

升麻调经汤

治瘰疬绕颈或至颊车，属足阳明。疮深远隐曲肉底，属足少阴，乃戊胃传于癸肾，俱作块坚硬，大小不一皆治，神效。

升麻八分　葛根　草龙胆　黄连　桔梗　连翘　酒芩　酒柏　莪术　三棱　甘草各五分　归尾　芍药各三分　生芩四分

稍虚加夏枯草，有痰加天花粉、知母各五分，少阳加柴胡四分。

上先用水浸半日，再煎服。

海藻散坚丸

治瘰疬马刀坚硬，形瘦潮热不食，兼治一切瘿气，神效。

海藻　昆布　龙胆草　蛤粉　通草　贝母　枯矾　真

松萝各三钱　麦曲四钱　半夏二钱

为末，蜜丸绿豆大，每卅丸临卧蕴头白汤下，并含化咽之。忌甘草、鱼、鸡、猪肉，五辛生冷。

散肿溃坚汤

治马刀结硬块如石，耳下至缺盆或入胁至眉，手足少阳经分，及瘰疬遍颌至颊在阳明经中。

柴胡四钱　升麻二分　草龙胆酒炒　天花粉酒制　酒柏　知母　海昆布　莪术酒炒　三棱酒炒　连翘各三钱　白芍　归尾　葛根各二钱

每服六钱，水煎热服，卧处伸脚在高处头低，每含一口作十次咽，取药在膈上，另攒一半蜜和丸如绿豆大，每服百丸，就用此药汤下。

消肿汤

治马刀疮。

柴胡　生黄芩各二两　连翘三钱　当归尾　甘草各一钱　天花粉　黄芪各一钱半　黄连　鼠粘子炒五分　红花少许

每服一两或半两，水煎服。

救苦圣灵丹

治马刀及瘰疬，坚硬如石。

黄芪　升麻　连翘　防风　麦芽各一钱　丹皮　归身　熟地　生地各五钱　人参三钱　肉桂三钱八分　柴胡八分　甘草炙　黄连　三棱　苍术　昆布　神曲炒　葛根　漏芦　鼠粘子各五分

末之，蒸饼丸捻作饼，晒干如米大，每服二三钱白汤下。

遇仙无比丸

治瘰病。

白术　槟榔　甘草　密陀僧　防风　黑牵牛<small>半生半炒</small>
郁李仁　斑猫<small>去翅足，糯米炒去米</small>

各等分，末之糊丸梧子大，每二十丸，早晚煎甘草槟榔汤下，服至一月后觉腹中痛，于小便中，取下病子毒物有如鱼目状，即除根。

赤芍药

治一切疔肿痈疽，初觉憎寒头疼。

金银花　赤芍<small>各二钱五分</small>　大黄<small>三钱七分半</small>　瓜蒌<small>一个</small>　当归　甘草　枳壳<small>各一钱半</small>

分作二帖，水酒各一盏煎，不拘时候。

飞龙夺命丹

治一切疔疮恶肿痈疽发，或发而黑陷，毒气内陷者。

天南星　雄黄　巴豆<small>各一钱</small>　硇砂　黄丹　信石　乳香<small>各五分</small>　麝香<small>少许</small>　斑猫<small>十七个，去翅足</small>

末之，用蟾酥膏为丸如黄黍米大，每服十五丸，食后好酒下。

返魂丹

治十三疔疮。

朱砂　胆矾<small>各一两半</small>　血蝎　铜绿　蜗牛<small>各一两</small>　雄黄

枯矾各二两　轻粉　没药　蟾酥各五钱　麝香少许

末之，和捣蜗牛、蟾酥极烂如芡实大，每服一丸，令病人先嚼葱白三寸，吐在手心将药丸裹在葱白，用热酒吞下，如人行五里有汗出即瘥，重者二丸神效。

治疗单方

苍耳叶一握　生姜四两

以头酒擂烂，去渣热服，大汗为度。

或以绿豆、野菊花为末，酒调饮醉睡觉，痛定热除。外用苍耳根、茎、苗子烧灰为末，醋调涂疗上毒根即出。

或以乌桕叶，捣汁一二碗，顿服得大便利为度，冬月根皮亦可，兼治食瘟猪牛马犬羊诸毒。

两解汤

治便毒内蕴，热气外挟寒邪，精血交错，肿结疼痛。

辣桂　大黄　白芍　泽泻　牵牛　桃仁各一钱　干姜五分　甘草二分半

水煎温服。

一方　治便毒生两腿合缝之间。

归尾　赤芍　金银花　天花粉　大黄三钱　白芷各一钱　木鳖子十个　僵蚕二钱　芒硝二钱　川山甲三片

好酒二碗，煎至一碗，次入硝黄再煎二沸，露一宿空心服。

立消散

治鱼口便毒。

大虾蟆一个，剥去皮连肠捣烂，入葱五钱再捣，敷患处却用皮覆贴其上。

消疳败毒散

　　治下疳疮。

　　防风　独活各六分　连翘　荆芥　黄连　苍术　知母各七分　黄柏　赤芍　赤茯苓　木通　龙胆草各九分　柴胡一钱半　甘草梢

　　灯心一团水煎服。

珍珠散

　　治下疳疮如神。

　　枯白矾　雄黄　珍珠　黄柏　官粉煅

　　各等分为末，以米泔水洗疮，令净后掺上。

又方

　　以抱鸡子壳，略炒为末，孩儿茶各一钱和匀，先用茶洗净后搽药有效。

消风败毒散

　　治杨梅疮初起。

　　归尾　川芎　赤芍　生地　升麻　干葛　黄芩各一钱　黄连　黄柏　连翘　防风各八分　羌活　金银花　甘草各五分　蝉蜕二个　初服加大黄二钱　芒硝一钱

　　水煎热服。

二十四味风流饮

　　治杨梅疮毒出。

防风　荆芥　连翘　白芷　归尾　川芎_{上部疮多倍用}　赤芍　黄芩　黄连　栀子　地骨皮　五加皮　白鲜皮　木通_{下部疮多倍用}　木瓜　苦参　金银花　皂角刺　薏苡仁　蝉蜕　僵蚕　黄柏　白蒺藜　甘草　土茯苓_{三斤}

　　疮痛加羌活、独活，体虚加人参、茯苓去栀子。

　　上判作五十剂，每日服二剂，水煎。忌牛肉、烧酒，盐宜炒过食，则不生癣。

茯苓汤

　　土茯苓_{四两，捣碎}　桔梗　防风_{各一两}　乳香　没药_{各五分}

　　上用水五碗煎至三碗，温服，一日服尽。忌茶水诸物，五帖全安，又忌铁器。

通仙五宝丹

　　凡人病过杨梅天疱棉花等疮，致成一切难以名状之病，或杨梅疮烂见骨、经年不收口者，或筋骨疼痛、举发无时，或遍身疙瘩不消，或手足皲破出血，或遍身起皮发厴好一层起一层，或赤白癜鹅掌风癣，或皮好骨烂口臭难当，及久年臁疮不愈，一切顽疮恶毒并皆治之。

　　钟乳粉_{三分}　大丹砂_{二分}　琥珀_{五厘}　冰片_{五厘}　珍珠_{二厘半}

　　上为细末，每服五厘，另入飞白霜二分半炒过，合作一服，每一料分作十二帖，每一日用土茯苓一斤，用水煎作十二碗去渣，清晨以一碗入药，一贴搅匀，温服，其茯苓汤须一日服尽，不可别用汤水并茶，日日如是，服尽一料无不愈也。忌鸡、鹅、牛肉、房事，服药丸不忌。

　　秘方　治杨梅疮。

官粉二钱，入一文钱豆腐，将粉掺于内，重汤煮食立瘥。

大苦参丸

治人面疮及臁疮。

苦参四两　防风　荆芥　白芷　川乌　赤芍　何首乌　独活　山栀　川芎　牙皂　蔓荆子　茯苓　山药　蒺藜　黄芪　白附子各一两　草乌三钱

为末曲糊丸，每三五十丸，空心温酒或茶清下。

白胶香散

治诸疳侵蚀，日久不愈，下注臁疮，内外踝生疮。

白胶香　赤石脂　枯矾各五钱　黄丹　乳香　没药　轻粉各二钱

为末干掺，干则油调。

人面疮

贝母研末水调，治人面疮。

秘方　治脚上生疮，肿痛作痒，抓破汁流，或打扑成疮者尤妙。

猪屎火炟　槟榔各五钱　片脑五分　花椒　龙骨各一分

有脓水加轻粉一钱。

为末，湿干掺，干麻油调。

龙骨膏

治三十六种风疮，多年恶疮及外臁湿癣，白杖疮，旋加梳垢，可封疔肿。

龙骨　乳香　没药　密陀僧各二钱　海螵蛸一钱半　肥皂子五个,烧存性

上为末，以绵纸双重，以针插乱孔，清油调，药夹内缚贴疮上，隔日一翻，两面贴之。

马齿苋

治同前。

以马齿煎汁一釜，澄去渣，入黄蜡三两，慢火煎成膏贴。

窑土膏

治外臁。

经年窑灶土或灶心土　黄丹　轻粉　黄柏　乳香　没药赤石脂各等分

为末，清油调成膏，用伞纸夹住贴之，以绢缚定，纵痒不可动，直待臁疮结痂去之，未愈再贴，先以茶清洗过方贴。

蜡矾纸

治内臁。

以绵纸叠十二重，看疮大小剪成方块，以纸捻钉住，却用麻油二两，入川椒四十九粒，慢火煎枯黑去渣，入槐枝四十九寸，煎枯黑去渣，入黄蜡一两，枯矾一钱，轻粉二分俟溶化，即入前纸，冷油掺透，勿使焦黄，取起。贴时用槐枝、葱、椒煎汤洗拭，取前纸齐沓贴上，外另用油

纸绯绢紧缚周时，取下近疮纸一重，候纸取尽则疮痊愈，其效如神，气虚脓多者尤宜。

桐油膏

桐油_{二两}　百草霜　黄丹　乱发灰　冷者加鹿角灰　乳香_{各三钱}

上熬成膏贴，血虚痛甚者尤宜。

黄蜡膏

香油_{一两，入}　胎发_{如梅核大，熬溶入}　白胶香　黄蜡_{各一两，}溶化入　生龙骨　赤石脂　血竭末_{各一两，搅匀候冷磁器收贮}

每用，捏作薄片贴疮上，外以箬叶绢帛缚之，三日后翻过药贴，以活血药煎汤洗之，外臁亦妙。

活血四物汤

治诸疥疮经久不愈。

当归　川芎　芍药　生地_{各一钱半}　桃仁_{九个}　红花_{一钱}苏木_{八分}　连翘　黄连　防风　甘草_{各六分}

水煎服。

当归饮

治遍身疥癣，或肿或痒，或脓水侵淫，或发赤疹瘰瘰，皆心血凝滞，内蕴风热所发。

当归　白芍　川芎　生地　防风　荆芥　蒺藜_{各一钱}何首乌　黄芪　甘草_{各五分}

姜煎服。

摩风膏

治疥癣风癞，诸湿痒疮及妇人阴蚀疮，漆疮火丹诸般恶疮。

蛇床子五钱　大枫子十四个　杏仁二十个　枯矾　樟脑各二钱　川椒　轻粉　水银各三钱　雄黄一钱半　银朱一钱

为末，用乌柏油三两，研匀为丸弹子大，磁器收贮，每少许呵烊遍擦之。

剪草散

治沙疥。

寒水石　芜荑各二钱　剪草　枯矾　吴茱萸　黄柏各一钱　苍术　厚朴　雄黄各五分　蛇床子三钱　轻粉

为末，香油调敷。

三黄散

治脓窠疮退，热肿，止痛干脓结痂。

黄芩　黄连　大黄各三钱　蛇床子　寒水石各三两　黄丹五分　白矾一钱　轻粉　白芷　无名异　木香各少许

为末，须先洗刺破，油调敷之。

大马齿膏

治两足血风疮，并两足背风湿疮，痛痒至骨者。

马齿苋焙干，五钱　黄丹　黄柏　枯矾　儿茶各三钱　轻粉一钱

为末，生桐油调摊油纸上，用葱椒洗净患处贴之。

防风通圣散

方见中风门。

治疥癣去硝黄加浮萍、皂角刺。

治干湿癣

雄黄一钱　斑猫七个　轻粉四分　硫黄三分　蛇床子五分
金毛狗脊五分　寒水石五分　芒硝三分

为末，香油调搽。

治鹅掌风

癣层起皮，且痒且痛，用此一洗立愈。

川乌　草乌　何首乌　天花粉　赤芍　防风　荆芥
地丁草　苍术各一两　艾叶四两

水煎熏洗。

又方

核桃壳鲜皮尤佳　鹁鸽粪等分　水煎频洗立痊。

天下第一仙方治鹅掌风癣如神。

油核桃一两　花椒末三钱　信石三分

捣烂，搓擦患处神效。

陀僧散

治小儿头生白秃疮。

鹁鸽粪一两，炒研末用五钱　密陀僧五钱　硫黄一钱　花椒五
钱　人言半分

为末，香油调搽，晚间洗去。

又方

公鸡屎晒干，半升　　人言二钱，火煅　　塘中黑泥晒干筛过，二两　硫黄五钱　白矾煅，三钱　蛇床子　五倍子炒，各五钱

为末，先用鸡蛋二个，香油煎饼熟，贴在头上引出虫去尽，用白矾、倍子煎水洗一次，后用香油调前药搽头上，一日搽一次，搽过一七即愈。

隔蒜灸法

治一切无名肿毒，恶疮痛者灸至不痛，不痛灸至知痛而止。

用大蒜切三文钱厚，安疮头上，用艾炷于蒜上，灸之三壮，换蒜复灸，未成者即消，已成者即杀，大势不能为害。如疮大，将蒜捣烂摊疮上，将艾铺上烧之，蒜败再换，如不痛，或不作脓不起发，或阴毒疮更宜多灸。灸而仍不痛不作脓者，不治，此气血虚也。

洪宝丹

治一切肿毒，散血消肿，及汤烫火烧金疮，打扑血出不止并效。

天花粉三两　白芷二两　赤芍二两　郁金一两，无以姜黄代之

末之，热毒用茶调，冷毒用酒调涂患处。

英雄丸

治杖疮未杖之前。

乳香　没药　密陀僧　自然铜烧红醋淬七次　地龙　木鳖子　花椒各等分

为末，炼蜜丸如弹子大，每一丸以酒化服，或临刑方

用，打不觉痛，任打，血不浸心，妙不言。

乌龙解毒散

治已杖之后。

用木耳四两，入净砂锅内炒焦，存性为末，每服五钱，热黄酒一碗，调服，服药后坐待少时，其药力行开，至杖疮上，从肉里面往外透，如针刺痒甚，不时流血水，或以药水洗净贴上膏药，其杖处疼痛肿硬，次日即消。

散被殴斑痕方

用熟麻油、黄酒各二碗同煎数沸，服毕，卧火烧热地上一夜，疼止消肿无痕神效。

一杖后即饮童便和酒一钟，以免血攻心，再用热豆腐铺在杖紫色处，其气如蒸其腐即紫，复易之，须得紫色散尽转淡红色为度。

通导散

治跌扑损伤极重，大小便不通，乃瘀血不散，肚腹膨胀上攻心腹，闷乱至夹者，先服此药，打下夹血瘀血，然后服补损药，不可用酒煎，愈不通矣，亦量人虚实而服。

大黄　芒硝　枳壳各二钱　厚朴　当归　陈皮　木通
红花　苏木各一钱　甘草五分

水煎热服，以利为度，惟孕妇小儿勿服。

麦斗散

治跌伤骨折，用药一厘黄酒调下，如重车行十里之候，其骨接之有声。初跌之时整理如旧，对住勿令见风，方服药，休移动。端午日制。忌妇人鸡犬等物。孙都督传。

土鳖一个，新瓦上焙干　巴豆一个　半夏一个，生用　乳香　没药各五厘　自然铜火炟七次醋淬七次，用些须

上为细末，每服一厘，好黄酒送下，不可多用，多则补得患处高。

麻药方

牙皂　木鳖　紫荆皮　白芷　半夏　乌药　土当归　川芎　川乌各五两　草乌　小茴　坐拿草酒煮熟，各一两　木香三钱　伤重手不得近者更加坐拿草、草乌及蔓陀萝花各五钱，并无制法

为末，诸样骨碎骨折出臼窝者，每服二钱，好红酒调下，麻到不知痛处，或用刀割开，或剪去骨降，以手整顿骨节归原，用夹夹定，然后医治。如箭镞入骨不出，亦可用此麻药，或钳出或凿开取出后用盐汤，或盐水与服立醒。

金刀如圣散

治破伤风。

苍术八钱　白芷　川芎　细辛　麻黄各五钱　川乌炮　草乌炮，各四钱　薄荷一钱

为末，每服一钱，热黄酒调服。盖覆遍身汗出有效，如治痛风加滴乳香一钱。

星风散

治破伤风及金刃打扑伤损，并颠狗咬伤。

天南星_{为防风所制服不麻人}　防风_{各等分}

为末，破伤风以药敷疮口，然后以温酒调下一钱。

如牙关紧急，角弓反张，用药二钱童便调下。

一打伤欲死，但心头微温，以童便灌下二钱并进二服。

一颠狗咬破，先口噙浆水洗净，用绵拭干，贴药更不作脓。

汤火烧方

以蜜水调敷之，疼止不作脓痂效。

以鸡子清调酒敷之　大黄磨米泔水敷亦妙。

一醉散

治痈疽发背，乳痈初起，神效。如要宣毒加皂刺一分。

瓜蒌_{一个，去皮研焙干}　甘草_{五钱}　没药_{二钱半}

用红酒三碗，煎至一碗半，分两次温服，重者再进一服。

古芷贝散

治有孕乳结核，名内吹奶，有名外吹奶，宜此频服，不然脓出。若无乳行者，加漏芦煎酒调服。

白芷　贝母_{各等分}

为末，每一钱酒调频服。

外用起酵生面如蜂窠发过，上有青色无妨，焙干为末，井水调敷，干以水时润之，甚者加白芷、贝母、乳香、没药少许。

单青皮汤

治妇人久积忧，乳房内有核如鳖棋子。

青皮四钱

水煎日二服。

又方 初发赤肿痛不可忍，一服即散，已溃及外吹奶亦效。

青皮 陈皮同炒 麝香少许

为末，每二钱酒调服。

瓜蒌散

治乳痈未溃者即散。

瓜蒌仁 青皮各一钱 石膏二钱 甘草节 没药 归尾 皂刺 金银花各五分 青橘叶取汁，二匕

水酒各半煎，空心服。

如已溃者去石膏、没药、金银花、归身，加人参、黄芪、川芎、白芍。

单方

用蒲公英、金银花等分水煎浓汁，入酒少许服之即散。

治乳劳痛烂见心方

用猫儿腹下毛，煅存性为末，干掺或入轻粉少许，清油调搽。

消脓饮

治肺痈有脓，腥气上冲，呕吐咳嗽。

南星一钱 知母 贝母 生地 阿胶 川芎 桑白皮 白芨 白芷 甘草各五分 射干 天门冬 桔梗 薄荷 杏仁 半夏 紫苏 防风各七分半

生姜七片，乌梅一个，水煎服。

参芪补肺汤

治肺痈肾水不足，虚火上炎，咳吐脓血，发热作渴，小便不调。

人参　黄芪　白术　茯苓　陈皮　当归　山茱萸　山药　五味子　麦门冬　甘草各五分　熟地一钱半　牡丹皮一钱

姜煎服。

参术补脾汤

治肺痈，脾气虚弱，咳吐脓涎，中满不食。

人参　白术各二钱　黄芪二钱半　茯苓　陈皮　当归各一钱　升麻三分　麦门冬七分　桔梗六分　五味子四分　甘草五分

姜煎服。

紫菀散

治虚劳咳嗽，见脓血肺痿变痈。

紫菀　知母　贝母各一钱半　人参　桔梗　茯苓各一钱　阿胶　甘草各五分　五味子十粒

姜煎服。

白蔹同槿树皮煎汤饮之，能收敛疮口。

单白及散

治久嗽成痿，咯血红痰。

白及为末，每二钱临卧糯米饮调服。

大射干汤

治胃脘壅热成痈，腐烂成脓，身皮甲错，咳嗽脓血。

中医药古籍珍善本

射干　山栀　赤茯苓　升麻各一钱　赤芍一钱半　白术五分

水煎，入地黄汁一合，蜜少许，调服。

如热毒盛加磨犀角汁，咽喉便秘加马勃、牙硝。

三仁汤

治肠痈，肠中疗痛，烦毒不安，或胀满不食，溺涩。妇人产后虚热多有此病，纵非痈症，疑似之间便可服之。

薏苡仁二钱半　冬瓜仁二钱　桃仁　牡丹皮各一钱半

水煎温服。

牡丹散

治肠痈冷症，腹濡而痛，时时下脓或血。

牡丹皮　人参　天麻　白茯苓　黄芪　薏苡仁　桃仁　白芷　当归　川芎各一钱　官桂　甘草各五分　木香三分

水煎服。

大黄汤

治肠痈，小便坚肿，按之则痛，肉色如故，或微赤肿，小便如淋，汗出憎寒，其脉迟紧，脓未成者，宜急服之。

大黄　朴硝各一钱　牡丹皮　瓜蒌仁　桃仁各二钱

水煎服。

败酱散

治肠痈，脉数身无热，腹濡冷症。

薏苡仁二钱半　败酱一钱半　附子五分

水煎空心温服，以小便利为度。

梅豆汤

治肠痈冷热症，及肺痈咳唾脓血不止。

乌梅一个　黑豆百粒　薏苡仁二合

水煎入

阿胶　生蒲黄各一钱

再煎服。

痔漏论

内经曰，因而饱食，筋脉横解，肠澼为痔。夫大肠庚也，主津，本性燥清，肃杀之气，本位主收，其所司行津以从足阳明，旺则生化万物者也。足阳明为中州之土，若阳衰亦损杀万物，故曰万物生于土而归于土者是也。以手阳明大肠司其化焉，既在西方本位，为之害蜚，司杀之府，因饱食行房忍泄，前阴之气归于大肠，木乘火势而侮燥金，故火就燥也，大便必闭。其疾甚者，当以苦寒泻火，以辛温和血润燥，疏风止痛，是其治也。以秦艽、当归梢和血润燥，以桃仁润血，以皂角仁除风燥，以地榆破血，以枳实之苦寒补肾以泄实，以泽泻之淡渗使气归于前阴，以补清燥受胃之湿邪也。白术之苦甘，以苦补燥气之不足，其甘味以泻火而益元气也，故曰甘寒泻火，乃假枳实之寒也。古人用药为下焦如渎，又曰在下者引而竭之，多为大便秘涩。以大黄推去之，其津血益不足。以当归和血及油润之剂，大便自然软利矣。宜作剉汤以与之，是下焦有热以急治之之法也。以地榆恶人而坏胃，故宿食尽，空心作丸服之。

中医药古籍珍善本

秦艽白术丸

治痔疾并痔漏有脓血，大便燥硬而作疼痛不可忍。

秦艽　桃仁研　皂角仁烧存性,各二两　地榆三钱　归身　泽泻　枳实　白术各五钱

为末，和桃仁泥研匀，煎熟汤，打面糊为丸如芡实大，令药光滑焙干，每服五七十丸，白汤下空心服。待少时以糕膳压之。忌生冷硬物冷菜冷水，并湿面酒及辣辛大料等物、房事，犯之则药不效也。

秦艽苍术汤

治痔疾，若破谓之痔漏，大便秘涩作大痛。此由风热乘食饱不通，气逼大肠而作也。受病者燥气也，为病者胃湿也。胃刑大肠则化燥，火以乘燥热之实，胜风附热而来。是湿热风燥四气而合，故大肠头成块者湿也，作大痛者风也，若大便燥结者主病兼受火邪，热结不通也，法此四者。西方肺主诸气，其体收下，亦助病为邪，须当破气药兼之，治法全矣，以㪐汤与之其效如神。

秦艽　桃仁另研　皂角仁烧存性,各一钱　苍术　防风七分　黄柏五分　当归身　泽泻各三分　梭身槟榔一分,另研　大黄少许,虽大黄过涩亦不可多用

上除槟榔、桃仁、皂角仁三味另研外，余药水三盏煎至一盏二分，去渣入槟榔等三味，再上火煎至一盏，空心热服，等少时以糕膳压之，不犯胃气也，禁忌同前。

如有白脓加白葵花头五朵，去蕚心，青皮五钱不去白，入正药中同煎，木香三钱为细末，同槟榔等三味，依前煎

服。古人治此疾，多以岁月除之，此药一服则愈。

七圣丸

治大肠疼痛不可忍。叔和云，积气生于脾脏，傍大肠疼痛陈难，当渐交消泻三焦火，莫谩多方，立纪纲。

羌活一两　郁李仁汤泡去皮另研，各一两五钱　大黄八钱　槟榔　桂去皮　木香　川芎各五钱

上除郁李仁另研，余为细末，炼蜜为丸如梧桐子大，每服三五十丸，食胶白汤下，取大便微利，一服而愈。切禁不得多利，其痛滋甚。

秦艽防风汤

治痔漏，每日大便时发疼痛。如无疼痛者非痔漏也。此药主之。

秦艽　防风　当归梢　白术各一钱五分　甘草炙　泽泻黄柏各五钱　大黄煨　陈皮　柴胡　升麻各二钱　桃仁二十个红花少许

作一服，水二盏煎至一盏，空心热服。避风，忌房事酒湿面热物。

秦艽羌活汤

治痔漏成块下垂，不任其痒。

羌活一钱二分　秦艽　黄芪各一钱　防风七钱　升麻　甘草炙　麻黄　柴胡各七钱　藁本三钱　细辛　红花各少许

如前煎服，忌风寒处大小便。

当归郁李仁汤

治痔漏，便努出大肠头，下血苦痛难禁。

郁李仁另 皂角仁另，各一钱 枳实七钱 秦艽 麻仁 当归身 生地 苍术各五钱 大黄煨 泽泻各三钱

如前煎服，忌同。

红花桃仁汤

治痔漏经年，因而饱食，筋脉横解，肠澼为痔，治法当补，此方泻中央。

黄柏一钱半 生地一钱 泽泻八分 苍术六分 当归梢 汉防己 防风梢 猪苓各五分 麻黄二分 红花半分 桃仁十个

如前煎服，忌同。

秦艽当归汤

治痔漏，大便结燥疼痛。

大黄煨四钱 秦艽 枳实各一钱 泽泻 当归梢 皂角仁 白术各五钱 红花 桃仁二十个

法如前。

槐角丸

治痔漏脱肛，五种肠风下血等症。

槐角一两 地榆 黄芩 防风 当归 枳壳各八两

为末，酒糊丸梧子大，每三十丸空心米饮下。

钓肠丸

治诸痔，久漏，脱肛肿痛，或生疮时有脓血，及肠风

下血，虚寒经久不愈。

瓜蒌仁　刺猬皮_{各二两}　胡桃肉_{十五两，俱烧存性}　鸡冠花_{五两}　青矾_炟　白矾_炟　附子_{生，各一两}　白附子　天南星　枳壳　半夏　诃子_{各二两}

为末，醋糊丸梧子大，每二十丸，空心温酒下。

黑玉丹

治男妇痔漏肠风疼痛，或谷道虫痒不可忍。

刺猬皮　牛角腮_{各八两}　猪蹄甲_{百枚}　雷丸　芝麻_{各二两}　槐角_{三两}　头发　败粽_{各四两}　苦楝根_{二两半，俱入罐内烧存性取出入}　乳香_{一两}　麝香_{四钱}

为末，酒糊丸梧子大。先嚼胡桃一枚，温下十五丸，日二次，甚者三服，忌别药。

熏漏疮方

艾叶　五倍子　白胶香　苦楝根_{各等分}

如烧香法置长桶中坐，熏疮处。

洗漏疮方

露蜂房　白芷　大腹皮　苦参

煎汤熏洗，候水出尽干，取向东石榴根皮为末，干掺以杀淫虫，少倾敷药。

齿发散

治漏疮恶疮，生肌，里欲干者用之。

人齿　头发　鸡肫胵_{各等分，俱烧存性}　麝香　轻粉_{各少许}

为末，干掺，干者麻油调搽。

蜂房散

治久年漏疮，或暂瘥复发，或移于别处。

露蜂房_{炙黄，三分} 穿山甲 龙骨_{各一分} 麝香_{少许}

为末，腊猪脂调敷，湿则干掺。

取漏虫法

用活黄鳝一条，掷在地上，就其盘曲处以竹钉五七枚钉穿，以香油涂之，覆疮上，扁布系定，良久觉疮痛不可忍，取鳝入水中，觉蠕动有如线之虫，未尽再覆，如是者五六易，后用干艾煎汤，入白矾三钱，洗净以黄连、槟榔等分为末敷之，月余方愈，臁疮亦宜。

蜗牛膏

蜗年_{一钱} 片脑 麝香_{各少许}

捣烂取汁，敷痔上，痛止肿消。

熊冰膏

熊胆_{二分半} 冰片_{半分}

用白鸡胆三枚，取汁或蜗牛田螺井水可，调匀入罐内，勿令泄气，临卧以手指蘸搽痔上。

上品锭子

专治一十八种痔漏。

红矾_{二两半} 乳香 没药 朱砂_{各三钱} 牛黄_{五分半} 硇砂_{一钱熟，四分生} 白信_{一两，火煅}

中品锭子

专治翻花瘿瘤等症。

白矾三两八钱半　乳香　没药各五钱半　朱砂三钱　牛黄七分半
硇砂五分熟，五分生　金信一两半，火炉黑烟止，用淡清烟

下品锭子

专治发背疔等症。

红矾三两二钱　乳香六钱　没药五钱　朱砂三钱　牛黄四分半
硇砂二钱四分半　白信三两，火炉黑烟尽半日取起用

各依法制为末，面糊和匀，捻成锭子，看疮漏大小深浅插入锭子。如肉内黑色，勿上生肌散，直待黑肉去尽，方可上生肌散。若疮无头者，用太乙膏加后药一粒贴之。

白矾二两　乳香三钱二分　没药三钱七分　朱砂四分　牛黄五分
白信二两，火炉烟尽半日取用　巴霜三钱　白丁香二钱半　姜黄二钱半

为末，或唾津调敷，一日换三次，但疮破，插上前锭子。

青金锭子

诸疮通用。

铜绿三钱　青矾　胆矾　轻粉　砒霜　白丁香　苦葶苈各一钱　片脑　麝香各少许

为末，面糊或炼蜜加白及末为锭子，如麻黄大二三寸长，看疮口深浅插入，疼者可治，不痛者不治。如开口疮用生砒去死肉，用煅砒生好肉，去砒加枯矾。

出久疽久痔漏中朽骨法

用乌骨鸡胫骨，以信石实之，盐泥固济，火煅通红，地上出火毒。取骨为末，饭丸如粟米大，以皮纸捻，送入窍内，外用膏药封之，其骨自出。

槐角秦艽汤

治肠风。
黄芩　秦艽　槐角　升麻　青黛各等分
水煎温服。

参芪槐角汤

治脏毒益气凉血。
人参　黄芪　生地　川芎　当归　升麻　条芩　枳壳　黄连　槐角
水煎，食前温服。

治狗咬伤

以杏仁、甘草口嚼，搭伤处。又宜银杏涂伤处，蓖麻子捣敷亦妙。

治颠狗咬伤

用斑猫七个，去翅足为末，酒调服。于小便桶内见衣沫似狗形者为效，如无，再服，须六七次，无狗形不妨。

蛇咬伤方

用雄黄五钱，五灵脂一两，共为末，每二钱好酒调服，仍敷患处，良久再进一服。

六神散

治蝎螫疼痛不可忍者。

川乌　草乌　南星　半夏　香白芷　九节菖蒲各等分

为末，每用少许，先以涎唾抹伤处，即以此药搽之，神效。

治蜈蚣咬及蜘蛛咬方

用醋磨铸铁汁或桑白皮汁涂之，鸡屎涂亦效。

解百毒方

用甘草、绿豆水煎服，又宜香油多灌。

解毒丹

治砒毒，若饮食中者易治，酒中得者难治。若在胸中作楚，可吐，急用胆矾三分，研水灌之，即吐。若在腹中，宜下，后服此。

黄丹　水粉　青黛　焰硝　绿豆粉

为细末，以小蓝接水调下。腹痛倍黄丹、豆粉，井花水调下。

解砒毒神方

用江西豆豉一两，干蚯蚓一两，为末，凉水调服立效。

误吞木屑抢喉不下，死在须臾，用铁斧磨水灌下即降。

误吞铜钱铜物，多食核桃或荸荠，其铜自烂。

误吞针，蚕豆煮熟同韭菜吃下，针同菜同大便而出。

误吞水蛭，宜食蜜即化为水，浓茶多服亦可。又宜田泥作丸，如樱桃大，每白水下一丸，蛭同泥下。

误吞金银铜铁锡等物不能化者，以砂仁浓煎汤，服之其物自下。

白衣丸

治男妇小儿误吞麦芒、针刺、铜钱、鸡鱼等骨鲠在喉中及喉闭肿痛，死在须臾。

乌贼骨鱼　白茯苓　砂仁　山豆根　僵蚕各五钱　贯众一两五钱　硼砂　麝香　珍珠　象牙　脑子各少许

为细末，飞罗白面打糊丸，梧桐子大，蚌粉为衣，阴干，每用二丸冷水浸化，频频咽服，又将一丸，口噙化尤妙。

五绝病者，一曰自缢死气已绝，二曰墙壁屋崩压死气已绝，三曰溺水死气已绝，四曰鬼魇死气已绝，五曰产乳死气已绝，并可救治，又治卒死并中风不省人事等症。半夏为末如黄豆大，吹入鼻中即活，心头温者一日可治。

一自缢者切不可割断绳，宜以膝盖或用手厚裹衣物，紧顶谷道抱起，解绳放下，揉其项痕，搐鼻及吹其耳，待其气回，方可放手，若便泄气则不救矣。

或刺鸡冠血滴口中即活，男用雌女用雄。一方鸡屎白如枣大，酒半盏和，灌及鼻中尤妙，千金方以蓝汁灌之。

卒堕压打死心头温者皆可救，将本人如僧打坐，令一人将其头发控放低，用半夏末吹入鼻中，如活却以生姜汁、清油搅匀灌之。

一溺水死者放大凳上卧着，将脚后凳垫起二砖，却蘸盐擦脐中，待其水自流出，切不可倒流水出，此数等，但心头微热者皆可救治。

又溺水死者过一宿尚活，捣皂角末绵裹纳下部，须臾水出即活。一方急解去死人衣带，艾灸脐中即活。

一方取炉中灰两担，埋之从头至足，水出七孔即活。

一鬼魇死，不得近前唤，但痛咬其脚跟及唾其面，不省者，移动些小卧处，徐徐唤之，元有灯则存，无灯则不可点灯，用皂角末吹两鼻即活。

一卧忽不悟，勿以火照之，杀人。但以痛啮大拇指甲际而唾其面则活，取韭汁吹鼻孔。冬月用韭根捣汁灌口中。

一卒魇用雄黄末吹鼻孔中即活。

一从高堕下瘀血冲心欲死，淡豆豉一盏，水煎去渣服。若便觉气绝不能言，取药不及擘开，以热小便灌之。

一救冬月堕水冻死，凡四肢冷，口不能言，只有微气，者不可便以火灸，用布袋盛热灰放在心头，冷即换热者，待眼开，却用温酒或姜汤灌之。

一救挟暑死，不可使冷水，冷之即死，宜用温汤常摩洗其心腹间。如路途急切，用路上热土置腹脐间，令人更尿其脐中，即活。

太乙膏

治一切痈疽肿毒，不问年月深浅，已未成脓者并宜。

玄参　白芷　当归　肉桂　大黄　赤芍　生地各一两

用油二斤半浸，夏三冬十春秋七日，方入铜锅内文武火煎至药枯黑，滤去渣，入黄丹十二两，以桃枝不住手搅，

中医药古籍珍善本

煎至滴水成珠，软硬得中即成膏矣。

如发背先以温水洗，拭摊绯绢贴之，更用冷水送下。

血气不通温酒下，赤白带当归煎酒下。

咳嗽及喉闭缠喉风，绵裹含化。

一切风赤眼贴两太阳穴，更以山栀煎汤下。

打扑伤损外贴，内服陈皮煎汤下。

膝痛外贴，内服盐汤下，唾血桑白煎汤下。

妇人经闭腹块作痛贴之，经行痛止。

一切疥疮别炼油少许和膏涂之。

虎犬蛇蝎，金疮汤火伤并外贴内服。

诸瘰疬疮疖及杨梅疮毒溃烂，先用盐汤洗净贴之，并用温酒下三五十丸，梧子大，蛤粉为衣，其膏可收，十年不坏，愈久愈烈。

神应膏

治诸般痈肿疖毒，外科神药也。

用香油一斤，入乱发一团鸡子大，于铫中文武火熬至发枯，入杏仁一两，再熬枯黑滤去渣，入黄芪七钱半，玄参五钱，熬一二时久，住火候，火力稍息入带子蜂房一两，蛇蜕五钱，以柳木不住手搅，慢火熬至枯黑滤去渣，入黄丹五两，不住手搅匀，滴水成珠，不软不硬，磁器收贮，随意摊贴。

万应膏

治一切风湿寒气，手足拘挛，骨节酸疼，男人痞积，女人血瘕，及腰疼胁痛，诸般疼痛，结核转筋，顽癣顽疮，积年不愈。肿毒初发，杨梅肿硬未破者，俱贴患处，肚腹疼痛疟痢，俱贴脐上，痢白而寒者尤效。咳嗽哮喘，受寒恶心，胸膈胀满，男妇面色痿黄，脾胃等症及心疼俱贴前心，负重伤力浑身拘痛者贴后心与腰眼，久疝小肠气等症，贴脐下神效。

木香　川芎　牛膝　生地　细辛　白芷　秦艽　归尾　枳壳　独活　防风　大枫子　羌活　黄芩　南星　蓖麻子　半夏　苍术　贝母　赤芍　杏仁　白蔹　茅香　两头尖　艾叶　连翘　川乌　甘草节　肉桂　良姜　续断　威灵仙　荆芥　藁本　丁香　丁皮　金银花　藿香　红花　青风藤　乌药　苏木　玄参　白鲜皮　僵蚕　草乌　桃仁　五加皮　山栀　牙皂　苦参　穿山甲　五倍子　降真节　骨碎补　苍耳子　蝉蜕　露蜂房　鳖甲　全蝎　麻黄　白及各一两　大黄二两　蜈蚣廿一条　蛇蜕三条　桃　柳　榆　槐　桑　楮七样树皮各廿一寸

用麻油十二斤浸，春五夏三秋七冬十日，方入铜锅内，文武火煎至药枯黑，滤去渣，磁器收贮。另用松香一斤溶化，入前药油二两，同熬滴水成珠，不软不硬，仍滤入水中，翻覆揉扎如金色，即成膏矣。

水粉膏

治痈疽瘰疬，生肌敛口止痛。

黄丹半斤　水粉四两，研匀　麻油一斤，煎至滴水成珠次下　乳香　没药　龙骨　血蝎　儿茶　轻粉各末二钱

如贴艾灸火疮不须用此，六味更好，搅匀磁器收贮贴之。

521

贴膏药法

如疮有脓血不净，痂瘢闭碍，须用药水洗净拭干，候水气干，却用膏贴，贴后有黄水脓血流出，用纸揩，从侧畔出，一日一换，黄水脓血止，两日三日一换贴至愈，凡洗拭换膏，必须预备即贴之，新肉恶风故也。

医家赤帜益辨全书十二卷

妇人门 经候 赤白带下 崩漏 胎前众疾 临产众疾 产后众疾

经候论

夫经者，常也。然冲任二脉为经脉之海，血气之行，外循经络，内荣脏腑，气血调适，运行不息。一月之间，冲任血溢而行经，云月事以时下，此常经也。其或太过不及，或前或后，或多或少，或紫或淡，则失其常候而为之病也，故有虚实冷热之殊。善治者，必审其因而调之，务令充其元气，以复其初，斯无病患也。

备用诸方

四物汤

补血要药。

当归二钱　川芎　芍药各一钱半　地黄一钱

水煎温服。

虚加黄芪、陈皮，经水不调血色淡黄加人参、黄芪、香附，腹痛再加蕲艾、阿胶，生育过多而溲溺经闭不行加桃仁、红花，血热不及期来加黄芩、黄连、柴胡、香附。临行腹先痛，气滞血实加玄胡、莪术、枳壳、木香、桃仁、香附。

调经散

治经水或前或后，或多或少，或逾月不至或一月再至。

当归一钱半　麦门冬二钱　吴茱萸　肉桂各五分　人参　半夏　白芍　川芎　丹皮各一钱　阿胶　甘草各七分半

姜煎服。

小调经散

治败血停积五脏，日久腐烂成水，变为浮肿，忌用利水之药，产后浮肿亦宜。

当归　赤芍　桂心各一两　没药　琥珀　甘草各一钱　细辛　麝香各五分

为末，酒入姜汁调服五分。

四制香附丸

治经候不调。

香附子一斤，用酒、醋、童便、盐水各浸四两，浸七日晒干

为末，醋糊丸梧子大，每七十丸，空心盐酒下。

单香附丸

专治婢妾气郁，情不宣通，经多不调，血气刺痛，腹胁膨胀，头晕恶心，带下便血，癥瘕。或炒焦为丸，善止血崩。

香附米一斤，米泔浸一宿晒干，又以米醋于砂锅内同煮，旋添旋煮以极烂为度

取焙为末，醋糊丸梧子大，每服五十丸，米饮、淡醋汤任下。

柴胡抑肝汤

治寡居独阴，寒热类疟等症。

柴胡二钱半　赤芍　牡丹皮各一钱半　青皮二钱　连翘　生地各五分　地骨皮　香附　苍术　山栀各一钱　川芎七分　甘草三分　神曲八分

水煎，临卧空心服。

当归散

治经脉过期不匀，或三四月不行，或一月再至，以致腰腹疼痛。

白术五钱　黄芩　山茱萸　当归　川芎　白芍各一两

冷者去芩加肉桂。

为末，每二钱，空心酒下，日三服。

桃仁散

治月水不调，或淋沥不断，断后复来状如泻水，或前或后，或闭不来，四肢沉重欲眠，不能饮食，腹中坚痛多思酸物。

桃仁　甘草　半夏　泽兰叶　牛膝　当归　桂心　人参　牡丹皮　蒲黄　川芎各五分　赤芍　生地黄各一钱

姜煎服。

血竭膏

治干血气，调经仙药也。

锦纹大黄四两，酒浸焙干。

为末，用醋一碗熬成膏，丸如鸡子大，每一丸临卧热酒化，大腑通利，红脉自下。

瓦松散

治经水三年不行者。

瓦松即屋游　土牛膝　当归尾各等分，瓦上焙焦存性

为末，先一日白水调服七分，五更再进一服，即通。

螽斯丸

以调受补者服七日，即交合有孕，孕后忌服。

香附　白薇　半夏　茯苓　杜仲　厚朴　当归　秦艽各三两　防风　肉桂　干姜　牛膝　沙参各二两二钱　细辛　人参各四钱

为末，蜜丸梧子大，每廿五丸酒下。

赤白带下论

夫带下者，由湿痰流注于带脉而下浊液，故曰带下。良方以为起于风气，寒热之所伤，或不避风邪入于胞门，或中经脉留转脏腑而发，或伤于五脏而见五色之带，但专用燥热治之，其谬甚矣。

苍柏樗皮丸

治肥人白带，是湿痰。

苍术　黄柏　樗皮　海石　半夏　南星　川芎　香

附　干姜各等分

为末，醋糊丸梧子大，每五六十丸，白汤下。

暑月去姜加滑石。

侧柏樗皮丸

治白带，因七情所伤而脉数者。

樗皮二两　侧柏叶酒蒸　黄柏　黄连各五钱　香附　白

术　白芍各一两　白芷烧存性，三钱

为末，粥丸米饮下。

芩柏樗皮丸

治瘦人带下多热。

黄芩　黄柏　樗皮　滑石　川芎　海石　青黛　当

归　芍药各等分

醋糊丸服。

芩术樗皮丸

治孕妇白带。

黄芩　白术各三钱　樗皮　白芍　山茱萸各二钱半　白

芷　黄连各二钱　黄柏一钱半

酒糊丸温酒下。

芩术芍葵丸

治结痰白带。

白术二两　黄芩五钱　红白葵花二钱半　白芍七钱半

蒸饼丸，煎四物汤下。

龟柏姜栀丸

治赤白带下，或时腹痛。

龟板三两　黄柏一两　干姜炒，一钱　栀子二钱半

为末，酒糊丸白汤下。

苍柏辛芎散

治妇人上有头风鼻涕，下有白带。

苍术　黄柏　辛夷　川芎　南星　滑石　半夏　牡
蛎　酒芩

水煎温服。

东垣固真丸

治白带久下不止，脐腹冷痛，阴中亦然，目中溜火，视
物昏花，齿恶热饮，此皆寒湿乘于胞内，肝经阴火上溢，故
目中溜火，其恶热饮者阳明经中伏火也，宜此丸大泻寒湿。

黄柏　芍药各五钱　柴胡　白石脂各一两　龙骨　当归各二
两　干姜四两

为末，面糊丸梧子大，每十丸白汤下，少时以早饭压
之，勿令热药犯胃也。忌生冷热酒湿面。

乌鸡丸

治妇人羸瘦，血虚有热，经水不调，崩漏带下不能成
胎，骨蒸等症。

香附一斤，用酒、醋、童便、米泔各浸四两　熟地四两　生地　当

归　白芍　人参各三两　川芎　鳖甲各三两半　白术　黄芪
牛膝　柴胡　牡丹皮　知母　贝母各二两　黄连　地骨皮
干姜　玄胡索各一两　茯苓二两半　秦艽一两半

为末，用白毛乌骨雄鸡一只，闭死去毛肠净，用艾叶、青蒿各四两装一半在鸡腹内，将鸡并余艾蒿同入坛内，以童水和水浸过鸡二寸许，煮烂取出，去骨焙干为末。如有筋骨疼痛，去肉用骨焙焦为末。与前末和匀，鸡汁打糊丸，梧子大，每五六十丸加至七八十丸，温酒或米饮下，忌煎炒苋菜。

琥珀朱砂丸

治室女带下。

琥珀　木香　当归　没药各四钱　乳香一钱　麝香　朱砂各二分半

为末，水丸如龙眼核大，每用一丸，温酒调服。

单地榆散

治漏下五色一十二带，一曰多赤，二曰多白，三曰月水不通，四曰余蚀，五曰子脏坚，六曰子脏辟，七曰交合阴阳患痛，八曰小腹寒痛，九曰子门闭，十曰子宫冷，十一曰梦与鬼交，十二曰子脏不足，兼治呕吐下血。

地榆三两
上㕮咀，水醋各半，煎服。

崩漏论

夫妇人气血调和，则经水依期而来，何崩漏之有？若劳动过极，脏腑俱伤，冲任之脉气虚不能约制其经血，故忽然暴下若山崩然，故曰崩中。丹溪云血崩者，有因劳损而致者，有挟热者，有挟寒者，有因气血不足者之不同，当辨明而治之。

胶艾四物汤

治劳伤气血，月水过多，或崩漏不止，及妊娠胎气不安，或因损动漏血伤胎者亦宜。

阿胶　艾叶　当归　川芎　甘草各四分　芍药　熟地各八分

水酒各半，空心煎服。

备金散

治血崩不止。

香附四两　当归一两二钱　五灵脂一两

为末，每五钱，淡醋汤调服。

乌纱帽散

治崩漏不止。

漆纱头巾取阳气上行也　赤芍　香附　干荷叶　男子发　当归　棕榈

各等分，并于新瓦上焙存性为末，每五钱童便调服，如人行十里久，再进一服即止。

如产后去血过多，加京墨、米醋、麝香少许。

女金丹

治妇人无子，或无痰火等疾，经事亦调，颜容不减，但久无孕，乃子宫有阴无阳，宜服此鼓动微阳，二月即效。

白芍　当归　川芎　人参　白术　茯苓　藁本　白芷　白薇　桂心　玄胡索　牡丹皮　赤石脂各一两，俱酒浸三日晒干　没药　甘草各五钱　香附一斤，醋浸

为末，蜜丸梧子大，每五十丸温酒下。

或有经事参后，赤白带下，崩中淋沥及积年血风，手足麻痹，半身不遂，或血气心腹疼痛，脾亏饮食无味，面色痿黄，常作吐逆泄泻，及蓦然中风，浮肿疟痢消渴，一切虚劳等症。临产艰难及死胎，为丸弹子大，用蜜汤化下。产后瘀血眩晕，寒热头痛，无所不治，用淡醋汤送下，真女中金丹也。

逍遥散

治妇人月经不调及血虚有热，无汗者最宜。

白术　白芍　白茯苓　柴胡　当归各等分　甘草减半　薄荷少许

煨生姜煎服。

大温经汤

治冲任虚损，月事不调，或崩中去血过多，或经损孕，瘀血停留，小腹急痛，五心烦热。

阿胶　芍药　川芎　当归　人参　肉桂　牡丹皮　吴萸　甘草各二分　半夏二分半　麦门冬五分

姜煎温服。

小温经汤

治血海虚寒或为风邪所袭，月水不利。

当归　芍药　川芎　官桂　牡丹皮　莪术各五分　人参　甘草　牛膝各一钱

水煎温服。

滋血汤

治血热气虚，经候不调，血聚四肢或为浮肿，肌体发热，疑为痨瘵，宜此药滋养通利之。

益母草　荆芥各八分　牡丹皮二分　肉桂　赤芍　川芎　当归　枳壳各四分

乌梅一个，水煎服。

红花当归散

治血脏虚竭，经候不调，或断续不来或积瘀块，腰腹痛，肢体瘦弱。

红花　白芷　肉桂各一分半　当归　牛膝　紫葳　苏木　甘草各二分　刘寄奴五分　赤芍九分

为末，每二钱热酒下。经闭红花煎汤下。

伏龙肝散

治血气劳伤，冲任脉虚，经血或时注下，或如豆汁或成血片，五色相杂，及血崩赤白带下，脐腹冷痛，经久不止。

伏龙肝六分　艾叶　川芎各一钱二分　赤石脂　麦门冬各四分　干姜　当归各三分　肉桂　甘草　熟地各二分

枣姜煎服。

大腹皮饮

治妇人血瘕，单腹膨胀。

大腹皮　防己　木通　瓜蒌仁　桑白皮　黄芪　枳壳　大黄　青皮　陈皮　五味子　厚朴各等分

水煎，入酒少许调服。

胎前众疾论

夫妇人妊娠，贵乎冲任之脉旺盛，元气充足，则饮食如常，身体壮健，色泽不衰而无病患相侵，故月水以时下，始能受孕。血气充实则可保十月满足，分娩无虞，母子牢坚，何疾之有？若血气不充，冲任之脉虚弱，则经水愆期，岂能受孕，纵然得孕，则胞门子户虚寒而受胎不实，或冲任之脉虚而挟热，轻则胎动而不安，重则三五七月而下堕，遇阳月分堕，火能消物也。更兼以外挟六淫之邪，内因七情之气，或饮食太过致伤中州，或淫欲无度内损元气，如斯之类鲜有不致疾者乎！治宜安胎为主，祛疾次之，胎固则疾痊矣。

人参橘皮汤

妊娠三月恶阻，吐逆不食，心虚烦闷。

赤茯苓　橘皮三钱二分　麦门冬　白术　厚朴　人参　甘草炙　竹茹一弹大

分作二帖，生姜五片，水煎食远温服。

防己汤

治妊娠通身浮肿，满如水气，喘促不利，俗呼为琉璃肿是也。

防己二钱七分　桑白皮　土茯苓　紫苏三钱六分　木香九分

分作二帖，姜煎服。

白术散

治妊娠面目虚浮，肢体肿如水气，名曰子肿。

白术一两　生姜皮　大腹皮　陈皮　白茯苓各半两　桑白皮五钱

末之，每二钱米饮下。

麦门冬汤

妊娠四六月，烦闷不安，名曰子烦。

麦门冬　防风　茯苓　黄芩三钱半　淡竹叶一钱

分作二帖，水煎食远温服。

桑寄生散

治胎漏及经血妄行，淋沥不已。

桑寄生　续断　川芎　当归　白术　香附　阿胶　茯神各五分　甘草　人参各二分半

姜煎服。

天仙藤散

妊娠三月成胎之后，两足自脚面渐肿至腿膝，行步艰难，以致喘闷饮食不美，脚指有黄水，名曰子气。

天仙藤洗略炒　香附炒　陈皮　甘草　乌药各等分

末之，每三钱，姜三片，木瓜三个，紫苏三叶同煎，空心服。

紫苏饮

治胎气不和，上凑心腹，胀满疼痛，名曰子悬。

大腹皮　川芎　白芍　陈皮　紫苏　当归各一两　人参　甘草各五钱

每服四钱，姜葱煎服。

参术饮

治妊娠转胞。

四物汤加人参　白术　半夏　陈皮　甘草

姜煎，空心服。

安荣散

妊娠小便涩少，遂成淋沥，名曰子淋。

麦门冬　通草　滑石各三钱　当归　灯心　甘草各五钱　人参　细辛各一两

末之，每服二钱，白汤调下。

安胎紫苏饮

妇人胎不安，气不利。

紫苏茎叶　当归　白术各一钱　条芩　川芎各八分　陈皮九分　香附六分　白芍七分　甘草炙，五分

气胀胸胁满加大腹皮八分，发热加柴胡一钱，食不顺而呕加砂仁六分。

水煎温服。

鲤鱼汤

妊娠五六月，腹大异常，高过心胸，此名胎水。盖胎

中蓄水，不早行之，母子难保。

当归酒浸　白芍各三钱　白茯苓四钱　白术五钱

分二帖，用鲤鱼一尾，不拘大小，破去鳞肠白煮熟，去鱼，每贴用鱼汁盏半，生姜七片，陈皮少许同煎至一盏，空心食前服，如水未尽，再令服之。

葛根汤

妊娠临风，发风痉眩，晕倒不省人事，吐逆如痫，名曰儿晕。

牡丹皮　葛根　贝母　防风　防己　川芎　当归　白茯苓　桂枝　泽泻　人参　独活　石膏　甘草炙，各等分

每服七钱，水煎不拘时服。

冬葵子汤

妊娠小便不利，身重恶寒，起则目眩。

冬葵子两半　茯苓二两

末之，每服三钱，米汤食远服下。

香壳汤

妊娠气不清，心腹胀满或痛，此气实也。

香附五钱　枳壳炒，四钱

末之，每服二钱，空心白汤服下。

火龙汤

妊娠心气痛。

艾叶五钱，拌盐炒　茴香炒　川楝肉各五钱，炒

分二帖，水煎空心服。

安胎丸

妊娠四五月，常堕不安，内热甚故也。

白术　沉水黄芩_{各二两}

末之，粥丸梧子大，空心白汤下五十丸。

芎苏散

妊娠初感寒邪，发散表邪。

紫苏　川芎　白芍　白术　麦门冬　陈皮　干葛_{各二}
_钱　甘草_{炙，一钱}

每服七钱，姜葱煎热服。

达生散

至八九个月，服十数帖甚效。

大腹皮_{三钱}　人参　陈皮_{各五分}　白术　芍药_{各一钱}　紫苏
叶_{半钱}　甘草_{炙，五分}　当归_{一钱}

春加川芎，夏加黄芩，秋冬加砂仁、枳壳。

作一帖，入青葱五叶，黄杨脑七个，水煎服。

枳壳散

瘦胎易产抑气。

枳壳面_{四两}　甘草_{炙取粉，三两}

末之，汤调，食前服，七个月宜服。

瘦胎散

奉养太过，以致胎肥，预服此药可使易产。

血余即发灰，钱半，猪心血和　当归　川芎　芍药　木香　甘草炙，各钱半　枳壳　乳香另研，各二钱

每服三钱，水半盏，煎一沸，食前温服。

鹿角散

因热病胎死腹中。

鹿角屑一两

入葱、豉煎服。

香桂散

下死胎。

麝香半钱　桂心三钱

末之，作一服，温酒下。

罩胎散

妊娠伤寒，大热闷乱，燥渴，恐伤胎脏。

蛤粉五钱　嫩卷荷叶一两，焙干

末之，每服二钱，蜜少许，温水调下。

临产众疾论

夫妇人临产，生死反掌，若善于救治者，实可以起死回生，稍不急救，多致夭枉。救之而不得其法，药之不得应手，亦莫能全其生也。有将产努力过多，见转未逮，以致胎落于胯不能育者；有因子逆子横而难生者；有体肥脂厚，平素安逸而难产者；有子壮大而难产者；有矮石妇人交骨不开难产者；有胞破而去水一二日，胞内干涩而难产

者；有胎死腹中不下者，其腹冷舌黑可验。有胞中积水，其腹大异常，脉息细弱，名曰胞水，医者不识，疑为双孕临产，必去水斗余方产。其见手足软，多不育，纵不死亦为残疾，盖水渍其胎故也。医者识此，早用药行去其水，则无恙矣。有产下去血太多，产下即死者；有血奔上而昏晕者；有子下而胞不下，败血灌满胞中，胞不得下者，须行去胞血则下；有因取胞，稳婆误伤内脏者，轻则带疾，重则即死，慎之！

滑胎散

滑石_{六钱}　甘草_{一钱}　冬葵子_{五钱}

末之，每二钱，白汤或酒调下。

催生散

滑胎易产，安胎益气，令子紧小，令母无病。

人参　诃子　麦芽　白术　神曲　陈皮

末之，每一钱，水一盏，煎沸食远服。

神应散

难产横逆或破胞于腹，此如鱼得水，决自转生。

白芷　百草霜_{各等分}

末之，童便、米醋调下二三钱，沸汤泡服，服毕又用蜀葵子四十九粒，滑石末二钱，顺流水煎汤调下即生。

催生如意散

临产腰痛方可服之。

人参　乳香_{各一钱}　辰砂_{半钱}

用鸡子清一个调，再用生姜汁调下。

保生无忧散

治胎肥气逆，或人瘦血少胎弱，临蓐难产。

当归　川芎　芍药_{各一两}　枳壳_{五钱}　乳香_{三钱}　木香_{一钱}半　发灰_{二钱}　甘草_{五分}

末之，每服二钱，水煎服。

催生龙蜕散

大蛇蜕_{一条，烧存性}　蝉蜕_{一两，烧存性}　滑石_{五钱}　葵子_{一两，炒}

末之，每服一钱，顺流水煎汤服。

如手足先出，以粗针刺，见手足入二分许，得痛惊转即缩回，顺生也。

催生丹

治妇人生理不顺，或横或逆，生产艰难者。

腊月兔髓_{一对，研如泥}　滴乳香　麝香_{各五分，另研}　母丁香_{二钱五分}

末之，以兔髓和丸如芡实大，阴干油纸裹，每一丸温水下，即产，下见手中握出此丹为验。

返魂丹_{一名益母丸}

治妇人胎前产后，一切危疾及带下崩中等疾，神效。

益母草_{不拘多少阴干，忌犯铁器}

末之，炼蜜丸如弹子大，每一丸童便酒化下。

黑龙丹

治产后一切血疾，及胎衣不下，危急恶疾，垂死但灌，得下无不痊活。

当归　五灵脂　川芎　良姜　熟地_{等分}

共一两，以砂锅盛赤石脂，以纸缝纸筋盐泥固济，炭火十斤煅，令通赤火，候冷取开看成黑糟色，研细却入后药。

百草霜_{五两}　硫黄　乳香_{各一钱半}　花蕊石　琥珀_{各一钱}

并研细，与前药再研匀，以米醋糊丸如弹子大，每服一丸，炭火烧令通赤，投于生姜自然汁与童便，入酒漉出控干研细，只此酒下。

霹雳夺命丹

坐草蓦然气凑，目翻口噤者。

蛇蜕_{一条，入罐内}　千里马_{即路上左脚草鞋洗烧灰，一钱}　金箔银箔_{各七片}　男发灰_{一钱}　蚕蜕_{二钱，烧灰}　乳香_{半钱，另研}　黑铅_{二钱半，火熔投水银七钱半急搅结成砂子细研}

末之，猪心血丸如梧子大，每二丸，倒流水灌下，重化开灌之。

朴硝散

下死胎，取胞衣，产后败血。

朴硝

末之，每三钱温童便调下。

牛膝汤

治胎衣不出，脐腹坚胀急痛，服此烂下。

牛膝　瞿麦_{各四两}　当归_{三两}　通草_{六两}　滑石_{八两}　葵子_{五两}

切细，水九升，煮三升，分三服。

清魂散

治血迷血晕，昏不知人。

泽兰叶　人参_{各一两}　荆芥穗_{四两}　甘草_{炙八分}　川芎_{二两}

末之，每二钱，热汤、温酒各半盏调下。

如不醒，以韭菜一二斤捣烂，入茶壶中，沸醋倾入壶内，盖头以壶嘴放鼻中熏，或用醋炭频淬熏之，或用干漆烧烟，令闻烟，如不醒急掐人中，提顶心中头发，灌下小便、姜汁自醒。

黑神散

治产后恶露不尽，胎衣不下，血气攻心及腹痛不止。

黑豆_{炒，半升}　熟地　当归　肉桂　干姜　甘草_炙　白芍　蒲黄_{各四两}

末之，每服二钱，童便、酒各半调服。

蒲黄散

产后恶露不快，血上抢，心烦闷急，昏迷不省人事，或狂言妄语，气喘欲绝。

干荷叶_炙　玄胡索　牡丹皮　生地　甘草_{炙，各一钱半}　蒲黄_{生，六钱}

分二帖，水煎入蜜少许温服。

辰砂妙香散

产后忽然口噤，言语颠倒，乍见鬼神，此败血冲心，非风寒及邪祟。

麝香一钱，研　山药姜汁炙　茯苓　茯神　远志炒　黄芪各一两　人参　桔梗　甘草各五钱　木香煨，二钱半　辰砂三钱

末之，每服二钱，临卧或食后，温酒送下。

芎归汤

治胎前产后，腹痛体热，头疼诸疾，及男子一切去血皆效。

大当归　大川芎各二钱

水煎，入酒温服。

如孕妇因事筑磕着胎，或子死腹中恶露将下，疼痛不已，口噤欲绝者，用酒煎干，再入水煎一二沸，灌以探之。若不损则痛止，子母俱安，若胎损立便逐下。如难产倒横，子死腹中，先用黑豆炒熟，入白水童便各一盏，药四钱煎服。如胎产五七日不下，垂死及矮石，女子交骨不开者，加龟板，生育过妇人头发烧灰为末，每三钱酒调服。

来苏散

治临产用力太过，气脉衰微，精神困倦，头目眩晕，口噤，面青发直，不省人事。

木香　神曲　陈皮　麦芽　黄芪　阿胶　白芍各一钱苎根　甘草各三钱　糯米一合半

气弱加生姜煎，扒口灌之连进为妙。

产后众疾论

产后气血大损，易产力壮者尚然感疾，为终身之患。

产母不可恃健不行保重，劳碌以损其荣，多食以损其胃。外感六淫之邪，内受七情之气，为患莫测。古云，产后犯若丝毫，感病重于山岳，信夫！或有恶露未尽，而作热作疼，真元不复而为痿为劳，比比皆然也。故产后诸疾，先以大补气血，纵有他疾以末治之，或欲祛邪必兼补剂，殊为切当。若峻剂攻疾，再损气血，其危可待。或恶露当去者，亦须以去旧生新温养为主，斯得其正也。

当归羊肉汤

治产后发热自汗，肢体疼痛，名曰蓐劳。

人参　当归各七钱　黄芪一两　生姜五钱

用羊肉一斤，或代以猪腰，煮清汁五盏，去肉入前药，煎作六服，早晚频进。

良方茯苓散

产后心虚怔忡不定，言语错乱，由去血过多所致。

人参　甘草　山药　当归各一钱　生姜　远志　茯苓
桂心　麦门冬各五钱　大枣二个

水煎温服。

人参鳖甲散

产后蓐劳，其状虚羸，乍卧，饮食不消，时有咳嗽头痛，目昏发渴，盗汗，寒热如疟，臂挬拘急。

人参　桂心　桑寄生　当归　白茯苓　白芍　桃仁去皮
尖　熟地　麦门冬　甘草炙，五钱　续断二钱半　牛膝七钱半　鳖
甲炙　黄芪一两

末之，猪肾一对去脂膜，用水二盏，生姜一片，枣三

枚，煮一盏，入药末二钱，葱三寸，乌梅半个，荆芥五穗，水煎，空心服。

调经散

产后败血，乘虚停积五脏，循经流入四肢，留淫日久，腐烂成水，致令面目四肢浮肿，切不可作水气治之。

没药　琥珀各另研，各一钱　桂心　赤芍　当归各七分　麝香五分　细辛　桂心　赤芍　当归各七分　麝香五分　细辛　甘草炙，各半钱

末之，每五分，酒入姜汁调服。

牡蛎散

产后恶闷，淋沥不绝，心闷短气，四肢乏弱，不思饮食，头目昏重，五心烦热，面黄体瘦。

牡蛎粉　川芎　熟地　白茯苓　龙骨各二钱　续断　当归　艾叶酒炒　人参　五味子　地榆各一钱　甘草炙，五分

分二帖，姜枣煎，空心服。

血竭散

产后败血冲心，胸满上喘，命在须臾。

真血竭　没药等分

末之，每服二钱，童便酒一盏，煎沸调药下。

二母散

产后恶露上攻，流入肺经咳嗽。

知母　贝母　人参　白茯苓　桃仁　杏仁

末之，每服七钱，水煎，食远温服。

旋覆散

产后，血风盛寒暑温气，喘满咳嗽，痰浊壅盛。

旋覆花　赤芍　前胡　半夏　五味子　杏仁　荆芥　茯苓　麻黄　甘草各等分

每服七钱，姜枣煎服。

木通散

治产后小便不通。

木通　麻子仁　葵子　滑石　槟榔　枳壳各二钱半　甘草五钱

分二帖，水煎，食远温服。

高良姜散

产后霍乱吐泻，腹中疼痛。

良姜　当归　草豆蔻仁各等分

末之，每服一钱，米汤调下。

桑螵蛸散

产后小便数及遗尿不禁者，加龙骨。

桑螵蛸十五个，炒　鹿茸酥炙　黄芪各一两　牡蛎　人参　厚朴　赤石脂各一钱半

末之，每服二钱，空心米汤调服。

如神汤

产后余血不尽，流入腰脚疼痛。

厚朴　半夏　芍药　枳壳　木香　官桂　陈皮　白姜_各六分　苍术　桔梗　香附　茴香　甘草_炙　人参　茯苓　川芎　当归　白芷　桃仁　木瓜_{各六分}

分二帖，姜煎服。

抵圣汤

产后恶露下少，败血乘虚散于脾胃，脾受之而为胀满，胃受之而为呕逆。

赤芍　半夏　泽兰叶　陈皮　人参_{二钱六分}　甘草_{炙，一钱二分}　生姜_{焙，五钱}

每服七钱，水煎，食远服。

桔梗半夏汤

产后调和阴阳，治腹胀呕逆。

桔梗　半夏　陈皮_{各五钱}

分二帖，姜煎服。

干熟地黄汤

产后虚，独渴口少气，脚弱，眼昏头晕。

熟地黄_{酒浸晒干，钱半}　人参_{四钱}　麦门冬_{三钱}　甘草_{炙，一钱}　天花粉_{六钱}

分二帖，糯米一撮，姜枣煎服。

茅根汤

产后诸淋，无问冷热，膏石气肉等淋。

白茅根_{五钱}　瞿麦　白茯苓_{各二两半}　葵子　人参钱二分

半 蒲黄 桃胶 滑石_{各七钱半} 半夏_{五分} 紫贝_{一个，烧} 石膏

分二帖，姜灯心煎。

玄胡索汤

产后七情伤感，血与气并而心痛。

玄胡索 当归身 芍药 厚朴 莪术 川楝子 三

棱 木香 川芎 桔梗 黄芩 甘草 槟榔_{各等分}

水煎，食远温服。

大岩蜜汤

素有伏宿寒，因产后大虚寒抟于血，血凝不得消，散

其气逆，上舛心之络脉故心痛。

熟地黄 当归 独活 干姜 吴茱萸 桂心 白芍

小草_{各钱六分} 甘草_炙 细辛_{各八分}

分二帖，水煎，食远温服。

知母汤

产后乍寒乍热，通身温壮，心胸烦闷。

知母_{四两八钱} 赤芍 黄芩_{三钱二分} 桂心_{一钱六分} 甘草_{炙，}

_{一钱}

分作二帖，水煎，食远温服。

石子汤

产后虚羸喘促，寒热如疟，四肢痛，面色萎黄，名曰

蓐劳。

猪肾_{一对，去脂膜切作四片} 香薷 葱白 芍药_{各二两}

分作二帖，每用水三升半，分三服。

当归黄芪汤

产后失血过多，腰疼身热，自汗。

当归_{三两}　黄芪_{二两}　芍药_{一两半，炒}

每服五钱，姜煎服。

血风汤

产后诸风痿弱，筋痹无力。

秦艽　羌活　防风　白芷　川芎　芍药　白术　当归　地黄　茯苓　半夏　黄芪_{各等分}

末之，一半为丸蜜和梧子大，温酒下五十丸；一半为散，空心酒下二钱。

大豆子汤

产后中风，角弓反张，口噤涎潮。

黑豆_{半升，炒令焦黑候烟起}

以无灰酒二升沃之，入磁器内，每用此酒半升，独活五钱同煎六分，温服。

黄芪汤

产后汗不止，因血虚而得。

黄芪_{二钱}　白术　防风　熟地　牡蛎　白茯苓　麦门冬_{各五分}　甘草_{炙，四分}

每服半两，入枣子煎，温服。

漏芦散

治妇人肥盛，气脉壅塞，乳汁不行，或经络凝滞，乳

中医药古籍珍善本

内胀痛，或作痈肿，将欲成脓者。

漏芦二两半　蛇蜕炮，十条　瓜蒌实十个，炮存性

为末，每二钱，酒调服，仍食热羹汤助之。

涌泉散

治气滞少乳。

瞿麦　麦门冬　王不留行　龙骨　穿山甲各等分

为末，每一钱热酒下，先食猪悬蹄羹，后服此药，服后以梳刮左右乳房。

芎归烟

产后瘀血上攻，忽两乳伸长，细小如肠，直过小腹，痛不可忍，名曰乳悬危症。

川芎　当归各一斤

水煎浓汤不时温服。

再用二斤，逐旋烧烟，安在病人面前桌子下，令病人曲身低头，将患处及病乳常吸烟气，未甚缩再用一料，则瘀血消而乳头自复矣，若更不复旧，用蓖麻捣烂贴顶上，片时收即洗去。

小儿门 五脏形症　初生杂病　变蒸　诸惊　吐泻　五疳五痢　五软五硬　龟背　积热　疟痢

入门部位要诀

察儿气色先分部位，左颊青龙属肝，右颊白虎属肺，天

庭高而离阳心火，地阁低而坎阴肾水。鼻在面中，脾应唇际。红气见而热痰壅盛，青色露而惊风怔悸。如煤之黑为痛中恶逆传，似橘之黄食伤脾虚吐利。白乃疳劳，紫为热炽。青遮口角难医，黑掩太阳不治。年寿赤光多生脓血，山根青黑频见灾危。朱雀贯于双瞳，火入水乡；青蛇绕于四白，肝乘肺部。泻痢而带阳须防，咳嗽而拖蓝可忌。疼痛方殷，面青而唇口撮；惊风欲发，面赤而目窜视。火光焰焰外感风寒，金气浮浮中藏积滞。乍黄乍白疳积连绵，又赤又青风邪疯瘰。气乏囟门成坑，血衰头毛作穗。肝气眼生眵泪，脾冷涎流滞颐。面目虚浮定腹胀而上喘，眉毛频蹙必腹痛而多啼。风气二池如黄土则为不宜，左右两颊似青黛则为客忤。风门黑主疝而青为惊，方广光滑吉而昏黯凶。手如数物兮，肝风将发；面若涂朱兮，心火似炙。坐卧爱暖，风寒之人；伸缩就冷，烦热之攻。肚大脚小，脾欲困而成疳；目瞪口张，势似危而必毙。噫！五体以头为尊，一面惟神可恃。况乎声有轻重之不同，啼有干湿之顿异。病之初作，必先呵欠；火之大发，忽然惊叫。藜藿不同于膏粱，常布自殊于绮绢。虽由外以识中，勿刻舟而求剑。

察脉

小儿初生至半岁看额脉，周岁以上看虎口三关。男子五岁，女人六岁以大指上下滚转，分取三部，诊寸口三部脉。

额脉三指热感寒，俱冷吐泻脏不安。食指若热胸中满，无名热者乳消难。上热下冷食中热，夹惊名中指详看。

食指风气命三关，五色惟有红黄安。淡红寒热青惊积，深红疹痘是伤寒。纹弯停食细腹痛，纹粗黑射惊风顽。悬针青黑水疳热，鱼刺青惊虚劳艰。水字肺惊膈痰积，乙字惊风尽属肝。曲肠疳积大肠疼，肝胃疳积总如环。流珠膈热三焦乱，长珠寒热痛积团。来蛇干呕脏腑滞，去蛇昏睡泻溏溏。弓反里形感寒热，反外心神恍惚间。气疳向里风向外，斜左伤风斜右寒。双钩三曲伤冷硬，脉乱如虫疳蛔攒。枪形痰热惊风搐，双字食毒惊积难。

孩儿三岁至五岁，一指三关定其息。浮洪风盛数多惊，虚冷沉迟实有积。脉紧如索是风痫，沉缓须知乳化难。腹疼紧弦牢实秘，沉而数者骨中寒。弦长多是膈干风，紧数惊风四肢掣。浮洪胃口似火烧，单细疳劳洪虫啮。虚濡有气更兼惊，脉芤多痢大便血。变蒸脉亦随时移，伏迟寒呕无潮热。前小后大童脉顺，前大后小必气咽。四至洪来舌烦满，沉细腹中疼切切。滑主露湿冷所伤，弦长客忤分明说。五至夜甚浮大画，六至夜细浮昼别。纯阳六至号平和，此是圣人传妙诀。

五脏形症虚实相乘

肝风目直手捎捻，虚则咬牙呵欠兼。心惊难言合面卧，虚则困卧惊悸添。脾困身热渴不食，虚则吐泻风生痰。肺燥鼻干手掐目，虚则少气喘无厌。肾寒畏明颅自解，下窜足热火欲炎。

死症

眼上赤脉下贯瞳人，囟门肿起兼及作坑。鼻干黑燥肚大青筋，目多直视睹不转睛。指甲黑色忽作哑声，虚舌出口啮齿咬人。鱼口气急啼不出声，蛔虫既出必是死形。

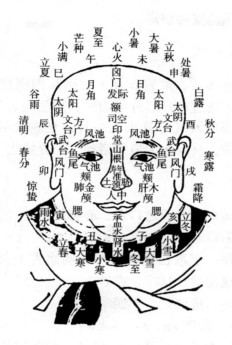

面部图

乳子调护诗

乳子须调护，看承莫纵弛。乳多终损胃，食壅即伤脾。被厚非为益，衣单正所宜。无风频见日，寒暑顺天时。

备用诸方

拭秽法

凡儿生下啼声未出，急用绵裹手指蘸生甘草汁，夏月和黄连汁，拭口去其恶秽，稍定更以蜜水调朱砂末一字，抹入口中，镇心安神解毒。

延生第一方

初生脐带落后，取置新瓦上，用炭四围烧存性。若脐带有五分，入飞过辰砂二分半为末，用生地、当归煎浓汁，调匀抹儿上腭间及乳母乳头上一日，至晚服尽为度，次日遗下秽浊之物，终身永无痘疹诸疾，十分妙法。

保命散

治白屑满口，如鹅之口者，心脾热也。

枯矾　朱砂各一钱　马牙硝五钱

为末，每一字取白鹅粪擂水，调涂舌上及颊颊内。或用发缠指头蘸薄荷汁拭净，亦妙。

秘方　治口疮糜烂，不能吃乳。

巴豆二粒　朱砂少许，黄丹、土朱亦可

同捣烂，剃开，小儿囟门贴之。如四边起粟米泡，急用温水洗去，恐成疮，用菖蒲煎汤洗之。

又方　治口疮。

用淡醋调南星末，贴两脚心。乳母服洗心散。轻者用黄连或细茶为末，少加甘草蜜调敷之，甚者用黄连、青黛、片脑为末，竹沥调敷。

青黛散

治心脾积热，重舌。附舌根而重生一物，如舌短小而肿，曰重舌。着颊里及上腭，曰重腭，着齿龈曰重齿。针刺出血，再生再刺。不尔则胀满塞口，有妨乳食。

黄连　黄柏各一钱　青黛　马牙硝　辰砂各二分　雄黄

牛黄　硼砂各一分　片脑二厘

为末，先用薄荷汁拭口，后以药末少许者掺之，咽疮肿塞者亦宜。

一方　治木舌心脾热壅，肿硬不和，渐渐塞满口中，亦能害人。

黄柏为末，以竹沥调，点舌上，甚者加朴硝、白盐。二症通用，百草霜、芒硝、滑石为末，酒调敷之。

有初生舌下生膜如石榴子，连于舌根，令儿声不能发，急摘断之，微有血，以发灰掺之。

治马牙风　满口并牙龈生白点，不能食，与鹅口不同，少缓不能救。

急以针挑出血，用京墨磨薄荷汁，以母油发裹手指，蘸墨遍口擦之，勿得食乳，令儿少睡一时，醒后与乳，再为擦之即愈。

蝎梢散

治一切胎风及百日撮口脐风。

蝎梢四十九个，用生薄荷叶卷定，以绵扎之，砂锅内滚炒干酥为度　僵蚕四十九个　片脑　麝香各少许

为末，用紫雄鸡肝二片煎汤，调服。

保命丹

治初生脐风撮口，夜啼，胎惊内钓，肚腹坚硬，目窜上视，手足搐搦，角弓反张，痰涎涌盛，一切急惊，及慢惊尚有阳症，常服安神化痰。

防风　南星　蝉蜕　僵蚕　天麻　琥珀各二钱　白附子　辰砂各一钱　麝香五分

有热加牛黄、片脑。一方加羌活。

为末，粳米饭捣丸皂子大，金箔十片为衣。初生儿半丸，乳汁化下。十岁以上儿二丸，钩藤、灯心煎汤或薄荷、金银煎汤化下。如天钓加犀角、天浆子、雄猪胆汁为丸，井水调化一丸，入鼻内，令嚏，次以钩藤煎汤调服。

控痰散

治噤口、撮口、脐风，三者一种，同因里气郁闭，宜此以控其痰。

蝎梢　铜青各五分　朱砂一钱　腻粉一字　麝香少许

为末，每一字茶清调服，或甘草煎汤探吐尤稳，却以猪胆汁点入口中，即瘥。

吹鼻法

蜈蚣一条　蝎梢四个　僵蚕七个　瞿麦五分

为末，每一字吹入鼻中，喷嚏可治，仍用薄荷煎汤调服。

洗脐肿法

用荆芥煎汤，洗净后以葱叶火上炙过，候冷指甲刮薄，贴肿处。次日便消，后服通心饮。

通心饮

通心气，利小便，退潮热，分水谷，兼治旋螺眼风。

木通　连翘　瞿麦　山栀　黄芩　甘草各三分

灯心、麦门冬各少许，水煎服。

如春月加防风、蝉蜕，夏加茯苓、车前子，秋加牛蒡子、升麻，冬加山栀子、连翘，钓气加钩藤、川楝子，口疮加生地、野苎根。

通用安脐法　治脐中血水汁出或赤肿痛。

当归末，或白石脂末、虾蟆灰、油头发烧灰皆可敷之。

灸肚筋法

儿生七朝患此者，必自发出青筋一道，行至肚必生两岔，待行至心不治。知者常视其青筋初发，速照青筋头上灸三炷，或行至两岔处亦照两岔头上截灸六炷，青筋自消，儿必活矣。

炼脐法

凡初生下时，用绵裹脐带离肚三寸处，以线扎住，却于线外将脐带剪断，片时去线，待血流尽，看近肚处，脐有两小孔，一大孔。用鹅毛管送麝六七厘入大孔内，以手指轻轻揉散，艾灸脐头三炷，结成疙瘩，软帛腰裹，切不可时常揭看，待脐落去，自无风矣。

又法

落胎之时，视其脐软者不须治，如脐硬直者定有脐风，急用银簪于脐根旁刺破一二处，入麝香末少许，艾灸三炷极妙。

太乙散

治胎惊。

大浆子　南星　白附子　天麻　防风　茯苓各二钱　全蝎　朱砂各一钱　麝香少许

为末，每五分，乳汁化下。

猪乳膏

治胎惊夜啼。

琥珀　防风各一钱　朱砂五分
为末，用猪乳汁调一字，抹儿口中。

截风丸

治惊风痰搐。
天麻　僵蚕　南星各二钱　蜈蚣一条　白附子　防风　朱
砂　全蝎各一钱　麝香少许
为末，蜜丸梧子大，每一丸，薄汤煎汤化下。

定搐散

治急惊定搐。
蜈蚣一条　麻黄　南星　白附子　僵蚕　羌活　代赭
石　蝎梢　姜黄　朱砂各一钱　麝香五分
为末，每一字，荆芥、紫苏煎汤下。
如搐不止加乌蛇肉。

抱龙丸

理小儿诸惊，四时感冒，瘟疫湿痰邪热，以致烦躁不
宁，痰嗽气急，疮疹欲出发搐，常服祛风化痰，镇惊解热，
和脾胃，益精神。又治蛊毒中暑，及室女白带，用盐少许
细嚼一二丸，新汲水下。
胆星一两　天竺黄五钱　辰砂　雄黄各二钱半　麝香一钱
为末，蜜丸芡实大，甘草、薄荷煎汤化下一丸。
痰壅嗽甚姜汤下，心虚怯人参、琥珀煎汤下。

牛黄抱龙丸

治一切急慢惊风，及风热风凝等症。

胆星八钱　雄黄　人参　茯苓各一钱半　辰砂一钱二分　片脑三分　钩藤一两半　天竺黄二钱半　牛黄二分　麝香三分

为末，用甘草四两煎膏和丸，芡实大，金箔为衣，阴干藏之，勿泄气近微火边．每服一丸或半丸，薄荷煎汤磨服。

定魄丸

人参　琥珀　茯苓　远志　朱砂　天麻　菖蒲　麦门冬　酸枣仁　甘草各等分

为末，蜜丸如皂子大，朱砂为衣，每一丸，灯心、薄荷煎汤化下。

醒脾散

治小儿脾困昏沉，默默不食，吐泻不止，痰作惊风。

人参　白术　茯苓　甘草　白附子　僵蚕　木香各五分　全蝎二分半

姜枣煎，温服。

蝉蝎散

治慢惊方传，尚有阳症。

全蝎七个　蝉蜕廿个　南星一个　甘草二钱半

每五分，姜枣煎服。

乌蝎散

已传慢惊，外无入候，但吐泻不止者。

人参　白术　茯苓　甘草　川乌　全蝎　南星各一分

姜枣煎服，如再服即去川乌。

硫附丸

治慢惊，四肢厥冷，兼治慢脾风肢冷。

生附子尖二个　蝎梢七个　熟硫黄一钱

为末，生姜汁为丸，如绿豆大，每十丸米饮下。

古礞石丸

治风痰壅盛身暖者。

青礞石捣碎，一两，同焰硝五钱入砂锅内，炭火煅红

候冷为末，蒸饼丸绿豆大，每二丸。急惊薄荷、荆芥汤下；慢惊慢脾，木香煎汤下。

灵脂丸

治痰搐，忌下者。

五灵脂　白附子　木香　僵蚕各一分　全蝎半分　朱砂一钱　南星五钱

为末，醋煮生半夏糊丸麻子大，每三丸姜汤下。

马脾风散

寒邪停留肺俞，寒化为热，亦生痰喘、呃逆、上气、肺胀、鼽齁，俗云马脾风，若不速治立危。

辰砂二钱半　轻粉五分　甘遂一钱半

为末，每一字用温浆少许，上滴香油一点，抄药在油花上，沉下却去浆水，灌之神效。

紫阳黑散

治变蒸解利热气。

麻黄　杏仁各一两　大黄五钱，俱烧存性

为末，每一字乳汁调或水煎，抱儿于温暖处，连服微汗，身凉即愈。

天乙丸

治小儿蕴热，丹毒惊风，痰热，变蒸发热之症用之最当，而呕吐泻利诸症无不治也。

灯心一斤，以米粉浆洗，晒干为末，入水澄之，浮者为灯心，取出入药二两半　赤白茯苓兼茯神各五两　滑石　猪苓各五两　泽泻三两

为末，用人参、白术各六两，甘草四两同煎膏，和丸如龙眼大，朱砂为衣，金箔裹之，每一丸随病换引化下。

观音散

治外感风冷，内伤饮食，呕逆吐泻，不进饮食，久渐羸弱。

人参一钱　莲肉　神曲各二分　茯苓一分半　白术　黄芪木香　白扁豆　甘草各一分

姜枣煎服。

一方加防风、羌活、天麻、全蝎。

观音全蝎散

治吐泻后慢脾风，甚者加川乌。

银白散

治小儿百病，加减随宜。

升麻　知母　山药　白扁豆　人参　白术　茯苓　甘草各等分

为末，每一钱沸汤调服。

羌活膏

治伤寒阴症，及脾虚生痰，肝热生风，或吐泻后成慢惊。

天麻　赤茯苓各五钱　羌活　防风各二钱半　人参　全蝎　朱砂　硫黄　水银各一钱，先以硫黄水银同研如泥，次以余药同

为末，蜜调成膏，旋丸皂子大，每一丸，薄荷煎汤化下。

大青膏

治伤风发热，热则生风欲为惊搐，血气未实不能胜邪故也。大小便调，口中气热，宜此发之。

天麻　青黛各一钱　白附子一钱半　蝎梢　乌蛇肉各五分　朱砂　麝香　天竺黄各一字

为末，蜜调成膏，每服半皂子大，月中儿粳米大，煎薄荷汤化下。五岁以上，煎甘露饮下。

葶牛丸

治乳食冲肺，伤风咳嗽，面赤身热，痰盛喘促。

葶苈　黑丑　杏仁　防己各等分

为末，枣肉丸麻子大，每五七丸，淡姜汤下。

百部丸

治感寒壅嗽微喘。

百部　麻黄各三钱　杏仁四十个

为末，蜜丸皂子大，每二三丸温水化下。

利惊丸

治急惊风并廿四惊，水泻痢疾，痰火腹胀食积诸般杂症，服之有积则行，有惊则利，服后宜启脾散。

天竺黄　滑石各一钱半　牛黄　南星　半夏　轻粉各一钱　天麻　朱砂　青黛　韭地蚯蚓粪各三钱　白附子　雄黄　山楂各二钱半　蝉蜕　全蝎　僵蚕各七枚　甘草　巴霜各五分　麝香八分　金箔三十片

为末，面糊丸萝卜子大，分作五处，用金箔、朱砂、滑石、青黛、雄黄各为衣。每一岁至三岁服五丸，五岁至九岁服七丸，十岁至十三岁服十丸，诸惊风薄荷汤下。

痰多用滑石为衣的，食积用雄黄为衣的，余症白水下。

启脾散

调理百病。

莲肉一两　茯苓　山药　神曲　山楂各五钱　人参　猪苓　泽泻　藿香　木香　当归　白芍　砂仁各三钱　肉豆蔻三个　陈皮二钱　甘草一钱

惊风后加辰砂、滑石各二钱。

为末，任意姜汤调服。

辰砂膏

治口噤眼闭，啼声渐小，舌上聚肉如粟米状，吮乳不得，口吐白沫，二便皆通。

辰砂三钱　硼砂　马牙硝各一钱半　玄明粉二钱　全蝎　珍

中医药古籍珍善本

珠末_{各一钱} 麝香_{一字}

为末，油纸封裹，自然成膏，每取一豆许，金银、薄荷煎汤下。

潮搐甘草煎汤下，月内儿乳汁调敷奶上令呪之。

大圣夺命丹

治小儿急慢惊风，癫痫天钓，客忤，物忤，中恶及初生脐风，撮口，着噤，胎惊，胎痫，牙关紧急，惊风痰热，搐搦掣颤，反引窜视，昏闷不醒，但是一切惊风危恶紧急之症，并皆治之，其效如神。

天麻 全蝎 僵蚕 胆星 防风 羌活 白附子 茯神 川芎 远志 桔梗 石菖蒲 半夏 人参 白术 酸枣仁 茯苓 荆芥穗 细辛_{各五钱} 川乌_{一个，炮去皮脐} 乌蛇尾_{酒浸炙，五钱} 大赤足蜈蚣_{一条，薄荷汁浸焙} 甘草_炙 沉香 犀角 羚羊角 辰砂 珍珠 琥珀_{各三钱} 天竺黄_{一两} 牛黄_{一钱} 雄黄 麝香_{各一钱} 金箔_{三十片} 银箔_{四十片}

为末，姜汁打糊为丸，如芡实大，朱砂为衣，每服一丸用金银同薄荷煎研化，不拘时候。

紫金锭子

治急慢惊风，涎潮发搐，或吐或泻，不思饮食，神昏气弱。

人参 白术 茯苓 茯神 山药 乳香 赤石脂 辰砂_{各三钱} 麝香_{一钱}

为末，以糕一两为丸如弹子大，金箔为衣，每一粒，薄荷汤研服。

牛黄镇惊丸

治惊退后，调理安心神，养气血，和平预防之剂。

天竺黄_{加研}　麦门冬　当归身　生地　赤芍　薄荷　木通　黄连　山栀子　辰砂_{加研水飞}　牛黄_{另研}　龙骨_{火煅，各二钱}　青黛_{另研，一钱}

为末，炼蜜丸如绿豆大，每服二三十丸，淡姜汤送下。

定吐紫金核

丁香　木香　藿香　半夏　人参　白术_{各二钱}

为末，姜汁打糊为丸，如枣核大，用沉香、朱砂各一钱为衣，阴干，每用一丸，用枣一枚去核，内药丸在内，姜片夹湿纸裹，灰火内煨熟去姜纸，嚼米饭压之。

参苓白术散

方见脾胃门。

治小儿水泄不止

五倍子为末，陈醋调稀熬成膏，贴脐上即止。

水泻痢疾方

生姜　真香油_{各四两}　黄丹_{二两}

熬成膏药，贴脐立效。

烧针丸

治小儿吐泻。

牛黄镇惊丸

治惊退后，调理安心神，养气血，和平预防之剂。

天竺黄（加研）　麦门冬　当归身　生地　赤芍　薄荷　木通　黄连　山栀子　辰砂（加研水飞）　牛黄（另研）　龙骨（火煅，各二钱）　青黛（另研，一钱）

为末，炼蜜丸如绿豆大，每服二三十丸，淡姜汤送下。

定吐紫金核

丁香　木香　藿香　半夏　人参　白术（各二钱）

为末，姜汁打糊为丸，如枣核大，用沉香、朱砂各一钱为衣，阴干，每用一丸，用枣一枚去核，内药丸在内，姜片夹湿纸裹，灰火内煨熟去姜纸，嚼米饭压之。

参苓白术散

方见脾胃门。

治小儿水泄不止

五倍子为末，陈醋调稀熬成膏，贴脐上即止。

水泻痢疾方

生姜　真香油（各四两）　黄丹（二两）

熬成膏药，贴脐立效。

烧针丸

治小儿吐泻。

黄丹　朱砂　白矾_{枯过}

为末，枣肉为丸如黄豆大，每服三四丸，戳针尖，清油灯焰上烧过，凉，米泔研烂调服，泻者食前，吐者无拘时候。

外用绿豆粉以鸡子清作膏贴。

肥儿丸

消疳化积，磨癖清热，伐肝补脾，进食杀虫，润肌肤，培元气。

人参_{三钱半}　白术　茯苓_{各三钱}　黄连_{三钱半}　胡黄连_{五钱}　使君子肉_{四钱}　甘草_{炙，二钱}　芦荟_{二钱半，碗盛泥封固，置坑中，四面糠壳火煨过听用}

为末，黄米糊为饼，米汤化下，或作丸如黍米大，每服二三十丸，量大小加减服之。

消疳芦荟丸

治小儿五疳，癖块发热，肚胀。壮脾胃，消饮良，平肝火，磨积块。

芦荟　胡黄连　宣黄连_{酒炒，各五钱}　白术_{米泔浸焙}　白茯苓　当归_{全用，各一两}　白芍_{八钱}　人参　神曲_{各六钱}　使君子肉　山楂肉_{各七钱}　芜荑_炒　槟榔_{各五钱}　大甘草节_{去粗皮生用，四两}

为细末，汤泡蒸饼打糊为丸绿豆大，每服五六十丸，临晚米汤送下，或炼蜜丸如龙眼大，每晚嚼化一丸，或米汤下酒亦可。

十全丹

治丁奚哺露疳。

青皮　　陈皮　　莪术　　川芎　　五灵脂　　白豆蔻　　槟榔

芦荟各五钱　　木香　　使君子肉　　虾蟆灰各一钱

　　末之，猪胆汁浸糕，糊丸麻子大，米饭下二十丸。

五痫丸

治诸痫。

蜈蚣一条，去头足炙　　南星二钱　　麝香一字　　全蝎　　防风　　远

志姜汁浸炒　　白附子　　芦荟　　延胡索　　辰砂各一钱　　金银箔各三片

　　末之，糊丸梧子大，每服一丸，菖蒲、紫苏汤下。

星砂丸

定痫利惊。

南星一两，纸包煨　　辰砂一钱

　　末之，猪心血丸梧子大，每一丸，防风汤送下。

健骨散

治久患疳疾，体虚不食，及诸病后，天柱骨倒。

僵蚕炒

　　为末，每三五分，薄荷泡酒调服。

外用生筋散

木鳖子六个　　蓖麻子六十个，俱去壳捣烂

　　先抱起儿头，摩项上令热后用津液调匀，贴之。或用

天南星、生附子等分末之，生姜自然汁贴项软处亦妙。

薏苡丸

治手软无力以动也。

当归　秦艽　酸枣仁　防风　羌活各一两

为末，蜜丸芡实大，每一丸至二丸，麝香、荆芥煎汤化下。

羊角丸

治脚软行迟。

羚羊角　虎胫骨　生地　酸枣仁　白茯苓各五钱　桂心　防风　当归　黄芪各二钱半

为末，蜜丸皂子大，每一丸或三丸，酒送下。

菖蒲丸

治口软语迟。

石菖蒲　人参　麦门冬　远志　川芎　当归各二钱　乳香　朱砂各一钱

为末，蜜丸麻子大，每十丸米饮下。

鸡头丸

诸病后不能语者。

雄鸡头一个　鸣蝉三个，俱炙焦　大黄　川芎　甘草各一两　人参　木通各五钱　当归　黄芪　远志　麦门冬各三钱

为末，蜜丸小豆大，每五丸，空心米饮下，久服全效。

单方　治齿迟，肾虚髓不充骨。

雄鼠屎廿粒，每日用一粒揩齿龈上，至廿一日当生。

苁蓉丸

治发迟血不能上荣。

肉苁蓉　川芎　当归　芍药　熟地各等分　胡粉减半

为末，蜜丸黍米大，每十丸黑豆煎汤下，仍磨化抹头上。

小续命汤

治五硬症，头项四肢强直，水冷，或乌药顺气散主之。二方见中风门。

百合丹

治龟胸肺热。

大黄三分 天门冬 杏仁 百合 木通 桑白皮 甜葶苈 石膏各五钱

为末，炼蜜丸如绿豆大，每服十五丸，食后临卧熟水化下。

松蕊丹

治龟背。

松花 枳壳 防风 独活各一两 麻黄 前胡 大黄桂心各五钱

为末，炼蜜丸如黍米大，每服十丸或二十丸粥饮下，外以龟尿点脊骨缝中效。

梨浆饮

治潮热、积热、疟热及脾积寒热。

青蒿童便浸一宿晒干 柴胡 人参 黄芩 前胡 秦艽甘草各一分 生梨或生藕各一片 薄荷二叶 地黄一寸

水煎服。

中医药古籍珍善本

画眉膏

二三岁儿欲断乳者。

山栀炒黑，三个　雄黄　朱砂　轻粉各少许

为末，清油调匀，候儿睡着浓抹画儿两眉上，醒来自不吃乳。未效再画，仍墨涂乳头，夜静方验。

咒束法

治疟疾有效。

吾从东南来，路逢一池水。水里一条龙，九头十八尾。问伊食甚的，只吃疟疾鬼。

上念七遍，吹在果子上，五更面东服之。

铁门拴

治赤白痢疾，五种泄泻。

文蛤炒黄色，一两　白矾三钱，半生半枯　黄丹二钱

末之，黄蜡一两，溶化为丸如绿豆大，每服大人十五丸，小儿五七丸，茶一钱，姜二钱煎汤下。

一方治小儿痢疾。

用鸡子一个，冷水下锅煮一二沸，取出去白，用黄研碎，以生姜汁半小钟和匀，与儿食之。忌茶。

痘疹门

小儿痘疹何以知？腮赤眼胞亦赤时。呵欠喷嚏及惊怖，耳炎手指冰如之。症作三日疮不见，升发之药不可迟。败毒葛根堪选用，解热表汗最为宜。寒凉之剂慎勿用，脏腑

一动致灾危。

今将痘疹轻重开具于后。

轻者：作三次出，大小不一等，头面稀少，眼中无，根窠红，肥满光泽。

重者：一齐涌出，如蚕种，稠密，泻渴，灰白色，头温足冷，身温腹胀。

轻变重：犯房事，不忌口，先曾泻，饮冷水，饵凉药。

重变轻：避风冷，常和暖，大便调。

痘有十候

发热　初出　出齐　起泛　行浆　浆足　回水　收靥　结痂　还元

备用诸方

解痘毒方

丝瓜　升麻　酒芍药　生甘草　黑豆　山楂　赤小豆　犀角各等分

每服三钱，水煎服。

又方　治痘疹，已出未出皆可服。

朱砂

末之，蜜水调服，多者可减，少者可无。

葫荽酒

以葫荽煎酒，绕房喷之，以避秽浊之气。又以其酒与服，须臾浑身通畅，过一二时，以纸蘸麻油点照于无痘处，

3gid stylerll

l医家赤帜益辨全书

又出如珍珠光亮数十颗矣。如无葫荽，即用葫荽子研亦可。

胭脂膏

以干胭脂用蜜调涂儿两眼眶，则痘疹不入眼内，或用恶实子为末，蜜调贴囟门上，免患眼疾。

三豆汤

治天行痘疹，但觉有此症即服之。
赤小豆　黑豆　绿豆各一两　甘草节五钱
上淘净，水煮熟，任意食豆饮十七日，自不发。

升麻葛根汤

加山楂、大力子，其疮稀疏而易愈。
川升麻　甘草　白芍各一钱　葛根钱半
水煎服。

消毒救苦散

治斑疹悉具，消化便令不出，如已出稀者，再不生斑。
麻黄　羌活　防风各五钱　川芎　藁本　葛根　苍术　酒黄芩　生芩　柴胡各二钱　细辛　陈皮　红花　苏木　生地黄　酒黄柏　连翘各五分　黄连三分　甘草生,一分　吴茱萸半分
每服五钱，水煎服。

如圣汤

治痘疮已出、未出，身热如火，头疼脸赤，呵欠鼻疮。
白芍　升麻　干葛各五分　甘草　紫草　木通各二分半

572

山楂根_{三寸}

姜葱煎热服。心中烦加麦门冬、赤茯苓，烦渴合生脉散，身热如火加酒芩、地骨皮。

参苏饮

治时气伤寒，发热痘疹疑似之间者宜。
方见伤寒门。

惺惺散

治小儿风热及伤寒时气，疮疹发热。
白茯苓　细辛　桔梗　天花粉　人参　甘草_炙　白术
川芎_{各等分}
末之，每二钱水煎，入薄荷三叶同煎服。

人参羌活散

羌活　独活　柴胡　人参　川芎　枳壳　茯苓_{各三分}
前胡　桔梗　天麻　地骨皮　甘草_{炙，各一分半}
加麻黄、薄荷、葱白煎服。汗后尚热，宜服此去麻黄加紫草。如已见三五点，加紫草、陈皮、赤芍，使热退疮出亦轻，更调辰砂末五分，以制胎毒。

凉膈散

治小儿痘疹未出，三焦积热，烦躁多渴及面赤面热，头昏，咽嗓肿痛，口疮，便溺赤涩，狂言谵妄，睡卧不安皆效。已出发热作渴，脉实闷乱，便实者亦宜。
方见火门。

清凉饮子

治实热内壅，腹胀秘结，痘不能出。

方见燥门。

异攻散

治痘，表虚塌痒，内虚泄泻，腹胀喘嗽，闷乱烦渴，寒战咬牙，头温足冷者，急宜服之。

木香　官桂　当归　人参　茯苓　陈皮　厚朴　丁香　肉果　白术各七分　附子　半夏各五分

每服四钱，姜三片，枣二枚，水煎，温服。

木香散

治痘灰白表虚，内虚泄泻，腹胀，其效如神，如无灰白泄泻等疾勿用。

木香　大腹皮　人参　桂心　青皮　前胡　赤茯苓　诃子　半夏　丁香　甘草各等分

每服五钱，姜三片煎，温服。

参芪饮即保元汤

治元气虚弱，精神倦怠，肌肉柔慢，面青㿠白，饮食少进，睡卧宁静而不振者，不分已出未出皆效。

人参一钱　黄芪二钱　甘草五分，初出生用，出定炙用

姜一片，水煎服。

丝瓜汤

发痘疹如神。

丝瓜连皮烧存性为末，汤调，或加甘草、紫草尤妙。

快斑散

紫草　蝉蜕　人参　白芍各二钱半　木通一钱　甘草炙，半钱

水煎，温服。

人参麦冬散

治发热烦渴。

麦门冬一两　人参　甘草炙　陈皮　白术　厚朴各五钱
每服二钱，水煎服。

四圣散

治小儿痘疹出不快透，及倒黡一切恶候。

紫草茸　木通　甘草　枳壳各等分
每服二钱，水煎服。

加味四圣散

治同前。

紫草　木通　黄芪　川芎　木香　甘草炙，减半
大便闭加枳壳，大便如常加糯米百粒。
为粗末，水煎服。

鼠粘子汤

治斑子已出稠密，身表热急与此药，以防以后青干黑陷。

鼠粘子_{炒香} 当归身 甘草_{各一钱} 柴胡 连翘 黄芩 黄芪_{各一钱半} 地骨皮_{二钱}

水煎，空心温服，休与乳食。

人牙散

治痘不起灰陷。

人牙好者烧存性为末，加麝香少许调下。

无价散

治斑疮不出黑陷于死者。

人猫猪犬腊晨烧，少许微将蜜水调。百者救生无一死，黄金万锭也难销。

四味俱用粪。

百祥丸

治痘黑陷甚者。

红芽大戟_{不拘多少阴干}

浆水煮极软去骨，日中曝干，纳原汁煮，汁尽焙为末，水丸如粟米大，每服一二十丸，研赤芝麻汤下。

四齿散

治痘不红不起发，色灰白或黑陷而焦，取效如神。

人齿 猫齿 狗齿 猪齿_{各二钱半}

砂锅固济，火煅通红，候冷为末，每五分，热酒调服。

安胎独圣散

治孕妇出痘动胎。

砂仁炒为末，酒调下五分。

安胎散

治同上。

用八诊汤去地黄，加黄芩、砂仁、香附、紫苏、陈皮、大腹皮、枣煎。

麻疹附余

夫麻疹之与痘疮，始似而终殊，形同而症异。痘疮发于五脏，麻疹出于六腑，然麻疹一症先动阳分，而后归于阴经，故标属阴而本属阳。其热也，气与血分相抟，故血多虚耗；其治也，先发散行气而后滋阴补血，凡动气燥悍之药，慎不可用也。

中医药古籍珍善本

弘扬国粹、传承中医，从典籍整理做起

中华人民共和国科学技术部科技基础性工作专项资金项目
中医药古籍与方志的文献整理（课题号：2009FY120300）

中医古籍是中医学术的重要载体，蕴涵了宝贵而丰富的资料和文化原创潜质。中医古籍不可再生，对其整理和研究是实现抢救性保护的重要手段，这对于中医药学术传承和发扬具有重要意义。

本次出版的40余种中医珍稀古籍，是从未单行点校整理出版的珍本医籍中遴选而来。本套丛书的选辑通过书目考察、实地调研、辨析内容、核实版本、详查书品，从学术价值、文献价值、版本价值、书品状况等方面进行综合评价，选择其中学术价值和文献价值较高者。除按照现行古籍整理方法予以标点、校对、注释外，为突出所选古籍学术特色和价值，由点校整理者在深入研究原著的基础上，对每一种古籍撰写导读，包括全书概述、作者简介、学术内容与特色、临床及使用价值等，对于读者阅读掌握全书，大有裨益。几易寒暑，书凡40余册，结集出版，总其名为"中医药古籍珍善本点校丛书"，以飨读者。

中医药古籍珍善本

中医药古籍珍善本点校丛书

一、医经

《黄帝内经始生考》　　　　　　　定价：22.00 元

（明）佚名　撰著

《难经古注校补》　　　　　　　　定价：22.00 元

（清）力钧　著

二、外科

《外科集验方》　　　　　　　　　定价：18.00 元

（明）周文采　编撰

三、妇、儿科

《女科心法》　　　　　　　　　　定价：22.00 元

（明）郑钦谕　撰

《胎产大法》　　　　　　　　　　定价：18.00 元

（清）程从美　著

《新刻幼科百效全书》　　　　　　定价：28.00 元

（明）龚居中　撰

《幼科集粹大成》　　　　　　　　定价：18.00 元

（明）冯其盛　编撰

四、五官科

《白驹谷罗贞喉科·眼科六要》　　定价：18.00 元

（清）罗贞 //（清）陈国笃　撰

《眼科启明》　　　　　　　　　　定价：26.00 元

（清）邓雄勋　撰

五、通治

《士林余业医学全书》　　　　　定价：58.00 元
（明）叶云龙 撰

《医学脉灯》　　　　　　　　　定价：28.00 元
（清）常朝宣 著

《灵兰社稿》　　　　　　　　　定价：48.00 元
（清）佚名 撰

《太素心法便览》　　　　　　　定价：24.00 元
（明）宋培 撰

《医家赤帜益辨全书》　　　　　定价：86.00 元
（明）吴文炳 撰

《医学原始》　　　　　　　　　定价：38.00 元
（清）王宏翰 著

《名医选要》　　　　　　　　　定价：68.00 元
（明）沈应旸 著

《医林口谱六治秘书》　　　　　定价：46.00 元
（清）周笙 纂集

《敬修堂医源经旨》　　　　　　定价：68.00 元
（明）余世用 著 李日宣 编

六、方书

《神效集》　　　　　　　　　　定价：24.00 元
（清）无名氏 著

《新刻经验积玉单方》　　　　　定价：16.00 元
（明）艾应期 撰

《脉症治方》　　　　　　　　　定价：28.00 元
（明）吴正伦 著

《汇生集要》　　　　　　　　　　　定价：36.00 元

（清）陈廷瑞　著

《悬袖便方》　　　　　　　　　　　定价：28.00 元

（明）张延登　著

七、本草

《要药分剂补正》　　　　　　　　　定价：68.00 元

（清）刘鹗补正

八、医案医话医论

《婺源余先生医案·续貂集》　　　　定价：28.00 元

（清）余国佩　著 //（清）刘文正　著

《冰壑老人医案·东皋草堂医案》　　定价：26.00 元

（明）金九渊　撰 //（清）王式钰　撰

《鲁峰医案》　　　　　　　　　　　定价：16.00 元

（清）鲁峰　撰

《倚云轩医案医话医论》　　　　　　定价：48.00 元

（清）方耕霞　著

《续名医类案》　　　　　　　　定价：350.00 元/套

（清）许勉焕　辑著

《清代三家医案合编》　　　　　　　定价：36.00 元

（清）吴金寿　汇辑

《崇陵病案》　　　　　　　　　　　定价：18.00 元

（清）力钧　著

《奇效医述·两都医案》　　　　　　定价：28.00 元

（明）聂尚恒　著 //（明）倪士奇　著

《大方医验大成》　　　　　　　　　定价：28.00 元

（明）秦昌遇　撰

九、诊法

《太素脉要·脉荟》　　　　　　　　　定价：16.00 元
（明）程大中 著 // （明）程伊 著

十、伤寒金匮

《伤寒选录》　　　　　　　　　　　　定价：99.00 元
（明）汪机 辑

《金匮方论衍义》　　　　　　　　　　定价：36.00 元
（明）赵以德 著

《高注金匮要略》　　　　　　　　　　定价：68.00 元
（清）高学山 撰

十一、针灸

《铜人徐氏针灸合刻》　　　　　　　　定价：38.00 元
（明）徐凤 著

《罗遗编》　　　　　　　　　　　　　定价：18.00 元
（清）陈廷铨 撰

十二、养生

《卫生要诀》　　　　　　　　　　　　定价：18.00 元
（清）范在文 著

《张三丰医学三书》　　　　　　　　　定价：68.00 元
（明）孙天仁等 编辑

学苑出版社医药编辑室

陈　辉　付国英

2015.5